总主编 王承德

类风湿关节炎

分 册

主 编 姜泉

中国中医药出版社
·北京·

图书在版编目（CIP）数据

风湿病中医临床诊疗丛书 . 类风湿关节炎分册 / 王承德总主编；
姜泉主编 .—北京：中国中医药出版社，2020.10（2024.8 重印）
ISBN 978 - 7 - 5132 - 6091 - 6

Ⅰ . ①风…　Ⅱ . ①王… ②姜…　Ⅲ . ①风湿性疾病—中医诊断学
②风湿性疾病—中医治疗法 ③类风湿性关节炎—中医诊断学
④类风湿性关节炎—中医治疗法　Ⅳ . ① R259.932.1

中国版本图书馆 CIP 数据核字（2020）第 006329 号

中国中医药出版社出版

北京经济技术开发区科创十三街 31 号院二区 8 号楼
邮政编码　100176
传真　010-64405721
北京盛通印刷股份有限公司印刷
各地新华书店经销

开本 710×1000　1/16　印张 25.75　字数 364 千字
2020 年 10 月第 1 版　2024 年 8 月第 2 次印刷
书号　ISBN 978 - 7 - 5132 - 6091 - 6

定价　99.00 元
网址　www.cptcm.com

服 务 热 线　010-64405510
购 书 热 线　010-89535836
维 权 打 假　010-64405753

微信服务号　zgzyycbs
微商城网址　https://kdt.im/LIdUGr
官 方 微 博　http://e.weibo.com/cptcm
天猫旗舰店网址　https://zgzyycbs.tmall.com

如有印装质量问题请与本社出版部联系（010-64405510）

胡凡磊（北京大学人民医院）

曹　炜（中国中医科学院）

崔家康（中国中医科学院广安门医院）

韩　曼（中国中医科学院广安门医院）

葛　琳（中国中医科学院广安门医院）

焦　娟（中国中医科学院广安门医院）

母小真（中国中医科学院广安门医院）

刘宏潇（中国中医科学院广安门医院）

汤小虎（云南中医药大学第一附属医院）

许正锦（厦门市中医院）

李兆福（云南中医药大学）

吴沅皞（天津中医药大学第一附属医院）

何夏秀（中国中医科学院广安门医院）

邱明山（厦门市中医院）

沙正华（国家中医药管理局对台港澳中医药交流合作中心）

张可可（江苏卫生健康职业学院）

张沛然（中日友好医院）

陈薇薇（上海市中医医院）

林　海（中国中医科学院广安门医院）

郑新春（上海市光华中西医结合医院）

胡　艳（首都医科大学附属北京儿童医院）

顾冬梅（南通良春中医医院）

唐华燕（上海市中医医院）

唐晓颇（中国中医科学院广安门医院）

黄传兵（安徽中医药大学第一附属医院）

蒋　恬（南通良春中医医院）

程　鹏（上海中医药大学附属光华医院）

焦　娟（中国中医科学院广安门医院）

谢志军（浙江中医药大学）

谢冠群（浙江中医药大学）

甄小芳（首都医科大学附属北京儿童医院）

薛　斌（天津中医药大学第一附属医院）

魏淑风（北京市房山区中医医院）

编写办公室

主　任　马桂琴

工作人员　黄雪琪　黄兆甲　沙正华　黄莉敏　国雪丽

路 序

　　风湿病学是古老而年轻的学科，《黄帝内经》有"痹论"专篇，将风湿病进行了完整系统的论述和分类，奠定了风湿病的理论基石；《金匮要略》有风湿之名，风湿病名正而言顺。历代医家对风湿病的病因、病机、治则、方剂、治法循而揭之，多有发挥，独擅其长，各领风骚。

　　在党和国家的中医药政策的扶持下，中医药文化迎来了天时、地利、人和振兴发展的大好时机，这是中医药之幸、国家之幸、人民之幸也。中医风湿病学应乘势而上，顺势而为，也迎来发展的春天。

　　余业岐黄七十余年，对风湿痹病研究颇深，每遇因病致残者，深感回天乏力，幸近四十年科技进步，诊疗技术和医疗条件大为改善，中医风湿病诊疗的水平也在发展中得以提高，而对风湿病的全面继承和系统研究则始于20世纪80年代初期。1981年在我和赵金铎、谢海洲等老专家倡导下，中国中医科学院广安门医院成立了最早以研究中医风湿病为主要方向的科室即"内科研究室"，集广安门医院老、中、青中医之精英，开展深入系统的风湿病研究；1983年9月，在大同成立中华全国中医内科学会痹症学组；1989年在江西庐山成立全国痹病专业委员会；1995年11月在无锡成立中国中医药学会（现为中华中医药学会）风湿病分会。在我和焦树德先生的推动下，中医风湿病的研究距今已近四十载，期间，我相继创立了燥痹、产后痹、痛风等风湿病的病名，阐释了其理论渊源并示以辨证心法及有效方药；我还主持修订了风湿病二级病名如五脏痹、五体痹等诊疗规范，明确其概念、诊断及疗效评定标准，丰富了中医风湿病的理论内涵，为中医风湿病学的标准化、规范化奠定了基础。在我的参与和推动下，研发了风湿病系列的中成药，如尪痹冲剂、湿热痹冲剂、寒湿痹冲剂、瘀血痹冲剂、寒热错杂痹冲剂等，临床一直沿用至今，经多年临床观察，其疗效安全满意。我就任风湿病分会主任委员期间，主持、举办了多次国内外风湿病学术会议，并筹办了多期中医风湿病高研班，大大地促进了风湿病的学术交流和学科的进步与发展。

王承德是我招来的研究生，从工作分配到风湿病分会，一直在我门下且当我的秘书，我对其精心培养，并推荐他为风湿病分会主任委员。自王承德同志担任第二届、第三届中华中医药学会风湿病分会主任委员以来，风湿病学界学术氛围浓厚，学术活动丰富，全国同道在整理、继承的基础上不断进行探索和创新研究。"据经以洞其理，验病而司其义"，按尊崇经典、注重临床、传承创新的思路，参照标准化、规范化的要求，在"十一五""十二五""十三五"全国重点专科——风湿病专科建设成绩卓著，中西结合，融会新知，完善了中医风湿病学的学术体系。

承德同志授业于谢海洲先生门下，尽得其传，对焦树德先生、朱良春先生、王为兰先生的经验亦颇多继承，谦虚向学，勇于实践，精勤不倦。这次由他领导编撰的《风湿病中医临床诊疗丛书》囊括了最常见的风湿病中 17 个病种，每种病独立成册；各分册都循统一体例，谋篇布局，从中医的历史沿革、病因病机、治则方药，到西医的病因病理、诊断治疗，以及中西医康复护理、专家经验荟萃和现代研究，中西贯通，病证结合，反映了当今中医风湿病学界的最新学术进展；按照《黄帝内经》五脏痹－五体痹的方法论去认识各种西医诊断的风湿病，进行辨证施治。其立论严谨，条理分明，实用有效，体现了中医辨治风湿病的最高学术水平。《风湿病中医临床诊疗丛书》将付梓面世，这是我们中医药事业之幸事，风湿病患者之福音。

余九旬老叟，心乐之而为序。

国医大师　路志正

岁在戊戌，戊午秋月

王 序

风湿之病，由来已久，常见多发，缠顽难愈，医者棘手之世界难题。中医对风湿病的认识远远早于西医，如《黄帝内经》著有"痹论"和"周痹"专篇，对风湿病的病因病机、疾病分类、临床表现、治则方药、转归预后等都有系统、全面、深刻的阐述；明确地提出五体痹（皮、肉、筋、脉、骨）和五脏痹（肺、脾、肝、心、肾），详细地论述了五体痹久治不愈内舍其合，而引起五脏痹。中医学早就认识到风湿病引起的内脏损害，更了不起的是，中医的痹病包括了现代西医的绝大部分疾病。汉代张仲景《金匮要略》首立风湿之病，历代医家各有发挥，如丹溪湿热论，叶天士温热论，吴鞠通湿温论，路志正燥痹论，焦树德尪痹论，谢海洲扶正治痹，朱良春顽痹论等，他们各有发挥和论述，其医理之精道，治法之多样，方药之专宏，内容之翔实，真是精彩纷呈，各领风骚。

中医风湿病学是中医药宝库中一朵秀丽的奇葩，也是最具特色和优势的学科之一。

承德是我的学生，是谢海洲老师的高足，也是路志正老师、焦树德老师的门生。多年来我很关心和培养他，许多学术活动让他参加，如我是中华中医药学会急诊分会主任委员，他是秘书长，在我们的共同努力下，急诊分会从无到有，由小到大，从弱到强，队伍逐渐壮大，学术不断提高，影响越来越大，改变了中医慢郎中的形象。

多年来，承德跟随路老、焦老从事风湿病分会的工作，在二老的带领下，风湿病分会不论在学科建设、人才培养、学术研究、学术交流、国际交流等方面都取得了显著的成绩。承德又接路老的班，担任了风湿病分会主任委员。

承德近期组织全国中医风湿病著名专家学者，耗时 3 年之久，几经易稿，编辑了《风湿病中医临床诊疗丛书》，计17个病种，各病独立成册，编写体例新颖，汇集中西医，突出辨证治疗和各种治法，总结古今名家治疗经验是该书的重点所在。该丛书全面、系统地总结、归纳了中医风湿病历代医家和近年研究概况、学术进展，是风湿病集大成之巨著，资料翔实，内容丰富，经验宝贵。

丛书的面世正是中医风湿病各界砥砺前行的见证，可谓近代中医学发展的一簇苗壮新枝，是中医学之幸事，风湿病之福音，可喜可贺！欣慰之至，乐之为序。

中国工程院院士
王永炎
中国中医科学院名誉院长
戊戌年秋月

晁 序

昔人云，不为良相即为良医。相之良则安天下，医之良则救黎庶。庙堂之与江湖，虽上下有别，隐显各殊，然用心一也，视事深虑，不敢轻慢，医者当谨思之，慎审之，余深以为然。

《黄帝内经·素问》凡八十一篇，通天道，顺四时，理人事。其中有大论别论，法时全形，精微刺要，无所不至。而论及病，仅热、疟、咳、风；厥、痛、痹、痿概十一病，皆古今大众之苦楚也。病平而常，苦痛难当。尤痹论风寒湿三气合杂，病也顽，患也重，治更难，为医之苦也。

中医药学植根于中华传统文化之中，乃中华文化之奇葩。其提挈天地，把握阴阳，探理溯源，治病求本，辨证施治，大道至简，大理通明，深究之，细研之，发扬光大，诚不失我华夏后生之职守也。

承德是我的学生，也是我的助手，我是急诊分会主委，他是秘书长，多年来我们为中医急诊分会的组织建设、学科发展、学术交流、人才培养、成果推广进行了不懈努力，使中医急诊学科建设迅速发展壮大，成为全国有影响的学科，为我国中医急诊工作做出了应有的贡献。

承德及众贤达之士潜心风湿病数十年，继承焦树德、谢海洲、朱良春之遗风，兼秉路老重脾胃调五脏之枢机。在中华中医药学会风湿病分会及世中联中医风湿专业分会中继往开来，砥砺前行，统筹国内一流大家，重订《实用中医风湿病学》，在"十一五""十二五"全国中医重点专科——风湿病专科建设之后，再度筹措编纂《风湿病中医临床诊疗丛书》。以西医学主要风湿病名为分册，归纳类风湿关节炎、强直性脊柱炎、系统性红斑狼疮、白塞病、痛风、骨关节炎等十七分册。统一体例，独立成卷，纵论历史沿革、辨证要点、诊断标准、历代医家治则验案、文献索引；横及现代医学之病理、生化、检测方法。全书纲举目张，条分缕析，广搜博采，汇通中西，病证结合，立法严谨，选药精当，医案验证可采可信。书中引经据典，旁证参考，一应俱全，开合有度，紧束成篇，可通览亦可分检之。

《风湿病中医临床诊疗丛书》汇集国内著名中医风湿专家，通力合作，如此鸿篇巨制，乃风湿病诊疗之集大成者，蔚为壮观。此非高屋建瓴、统摄权衡者不敢为也，非苦心磨砺、独具慧眼者，不能为也。此书可为初学者张目，可为研究者提纲；读之则开卷有益，思之可激发灵光；医者以之楷模，病者可得生机。善哉，善哉。

览毕，余为之庆幸，愿以为序。

国医大师　晁恩祥

戊戌年冬月

自 序

  光阴似箭，岁月如梭，一晃吾已年逾古稀。回首五十多年走过的行医之路，艰辛而漫长，也坦然豁然。我从小酷爱中医，梦想长大能当一名郎中，为乡亲们解除病痛。初中毕业，我考上了甘肃省卫校，被分配到检验专业，自此决心自学医疗和中医知识。时逢"文革"动乱，我自己去甘肃省人民医院进修，如饥似渴地学习中西医知识。毕业后，我自愿报名去了卓尼疗养院（麻风病院），因医院正在建设之中，闲暇时间较多，我就背药性赋、汤头歌等。从1970年大学开始招收工农兵学员，我每年都报名，终于1976年考上了北京中医药大学，走上了学习中医之路，实现了学中医的梦想。入学时，我们又赶上粉碎"四人帮"的好时机，"文革"期间老教授们都未上台讲课，此时重上讲台，积极性很高，我们聆听了任应秋、刘渡舟、赵绍琴、王绵之、董建华、焦树德、程士德、施汉章等大师们的讲课，真是万分荣幸。

  我的毕业实习是在广安门医院，有幸跟谢海洲、路志正老师侍诊学习。毕业后我被分配到甘南州人民医院工作。1982年我报考了中国中医科学院广安门医院由赵金铎、谢海洲、路志正三位导师招收的痹病专业硕士研究生，这也是我国第一个中医风湿病专业的研究生，从此开始了我的风湿病研究工作。学习期间，除跟谢老临诊之外，我阅读了大量古今有关风湿病治疗的文献，总结了谢老治疗风湿病的经验和学术思想。我的毕业论文是《论扶正培本在痹病治疗中的重要意义》，后附100例病案分析。论文在总结谢老经验和学术思想的基础上提出了几个新的学术观点。如从病因病机方面，强调正虚是发病之本，提出"痹从内发"。风湿病的发病，不仅是内外合邪，更是内外同病，正虚为本，此乃发病之关键。脾虚外湿易侵，阳虚外寒易袭，阴虚外热易犯，血虚外风易入。此外，外未受邪，脾虚生内湿，久生痰浊，血虚生内风，阴虚生内热，阳虚生内寒，气虚生瘀血，风、寒、湿、热、痰浊、瘀血从内而生，留于肌肤筋脉，停滞关节，闭阻气血，内侵五脏，痹从内生。

我在论文中提出"痹必夹湿"的观点。我在查阅历代文献时发现，《说文解字》曰："痹，湿病也。"《汉书·艺文志》曰："痹，风湿之病。"《素问·痹论》曰："风寒湿三气杂至，合而为痹。"张仲景将该病放在《金匮要略·痉湿暍病脉证治》的湿病中论述，清·吴鞠通将该病放在《温病条辨·中焦篇·湿温》中论述，足见历代医家对风湿病从湿论治的重视。此外，发病的病因病机、临床表现、转归预后等都与湿有密不可分的关系。湿为阴邪，易伤阳气，其性重浊，黏滞隐袭，秽浊潮湿，其性趋下，阻遏气机，病多缠绵难愈。湿邪在风湿病的发生发展、转归预后等方面有重要影响，大凡风湿病者，多肌肉重着酸痛，关节肿胀，肌体浮肿，周身困倦，纳呆乏味，病程缠顽难愈。

湿为重浊之邪，必依附他物而为患，内蕴之湿，多可从化，非附寒热不能肆于人，感于寒则为寒湿，兼有热则为湿热，夹有风则为风湿。诸邪与湿相合，如油入面，胶着难化，难分难解，故风湿病一般病程较长，缠顽难愈。

我强调脾胃在风湿病中的重要地位。以往医家重视肝肾，因肾主骨，肝主筋，风湿病主要责之于肝肾，强调肝肾在风湿病中的地位。基于"痹必夹湿"的认识，脾属土，主运化水湿，湿之源在脾，土旺则胜湿；脾又主四肢和肌肉，阳明主润宗筋，主束骨而利关节，气血之源又在脾，故脾胃在风湿病中占有非常重要的地位。

在治疗方面，历代医家以祛邪为主，我提出扶正培本为基本大法。在扶正方面，滋阴以清热，温阳以散寒，养血以祛风，益气以化瘀。历代医家重视肝肾，我更强调脾胃，健脾益气、化湿通络是治疗风湿病的基本法则。因风湿病的病位多在中下二焦，病邪弥漫于关节与筋膜之间，故用药宜重，药量宜大。因痹必夹湿，湿多与他邪裹挟、胶着难解，故证型不易变化，治疗要守法守方。风湿病是世界之顽疾，非常之病必用非常之药，顽难之疾需用特殊之品。有毒之药也称虎狼之品、霸道之药，其效快而猛烈，能斩关夺隘，攻克顽疾，非一般药可比。我治风湿病善用有毒和效猛之品，如附子、川乌、草乌、细辛、马钱子、雷公藤、全虫、蚂蚁、水蛭、大黄、石膏等，只要辨证正确，配伍合理，是安全有效的。如雷公藤配附子之后，毒性大减，雷公藤性寒味苦治热证为宜，不宜寒证；附子大热，治寒证为宜，热证慎用。二者配伍，毒性大减。另附子大热，若配大黄或知母之类，能够制其热，减毒性，其疗效明显提高。

经过近四十年的临床验证，我以上关于风湿病的学术观点越来越被证明是正确的，对指导风湿病的临床还是有价值的。

我在攻读研究生期间就跟路志正和焦树德等老师从事风湿病分会工作，先后担任秘书、秘书长、副主委、主任委员。2000年我被路老推荐并选举为第二届风湿病分会主任委员，直至2015年卸任。几十年来，在路老和焦老的精心培养和正确指导下，风湿病分会从小到大、从弱到强，学术队伍从最初的二十余人发展至目前四百多人，发展迅速，学术水平逐年提高，规模逐年扩大，每年参会代表有五百多人，学术氛围浓厚。到目前为止，共举办全国性风湿病学术会议二十余次，召开国际中医风湿病学术研讨会十多次，举办全国中医风湿病高研班二十多期。2010年在北京成立了世界中医药学会联合会风湿病专业委员会，我担任会长。至今已在马来西亚、美国、俄罗斯、西班牙、葡萄牙、意大利、新西兰、泰国等国家及北京、台湾、香港等地举办世界中医药学会联合会的年会，并举办国际中医风湿病学术研讨会分会场。

多年来，风湿病分会重视规范化、标准化研究。鉴于该病病名混乱，如1983年学组刚成立时称为痹症学组；大家认为"症"是症状，不能称为痹症，于是更名为痹证专业委员会；大家又认为"证"是一个证候群，也代表不了疾病，于是又改为痹病专业委员会。西医学对此病的认识也在不断变化，20世纪60～70年代称胶原化疾病，70～80年代称混合结缔组织病，90年代称风湿类疾病。而风湿病之病名中医自古有之，我于1990年首先提出将痹病改为风湿病的建议，还风湿病的历史原貌。理由之一：历代中医文献里早有记载。如《汉书·艺文志》曰："痹，风湿之病。"《金匮要略》曰："病者一身尽痛，发热，日晡所剧者，名风湿。此病伤于汗出当风，或久伤取冷所致也……"《神农本草经》记载了26种治疗风湿病的药物，特别是下卷明确提出："疗风湿病，以风湿药，各随其所宜。"这是专病专药的记载。《诸病源候论》曰："风湿者，以风气与湿气共伤于人也……"《活人书》曰："肢体痛重，不可转侧，额上微汗，不欲去被或身微肿者何？曰：此名风湿也。"理由之二：痹病的名称不能囊括所有风湿疾病，"痹"的含义广泛。"痹"既是病机，指闭塞不通；又是病名，如肺痹、胸痹，极易混淆。许多带"痹"的并不是风湿病。

从病因、病机、分类、临床表现、证候等方面看，风湿病病名较痹病更科学、合理，更具有中医特色，更符合临床实际。我提出此建议后，也有反对者，但经多次讨论，路老、焦老同意，提交1993年第七届全国痹病学术研讨会讨论后，大家一致同意将痹病改为风湿病。这是我国中医风湿病学会对中医药学的一大贡献。我还在全国各学术会议上不断阐述将痹病改为风湿病的重要意义。学会还对五体痹（皮、肌、筋、脉、骨）和五脏痹（心、肝、脾、肺、肾）及尪痹、大偻、燥痹等二级病名的诊断标准和疗效评定进行了规范化和标准化研究。

近几十年现代免疫学的迅速兴起，使人们对风湿病的认识更加深入，诊断日益先进，加之病种的逐渐增加，新药研发和治疗手段不断涌现和更新。现代风湿病学的发展也非常迅速，成为一门新兴学科。为了提高风湿病诊断和治疗水平，突出中医药的特色和优势，总结中西医治疗风湿病的研究成果和宝贵经验，适应当前风湿病学科的发展，满足患者的需求和临床工作者的要求，世界中医药学会联合会风湿病专业委员会特邀请国内著名中西医专家和学者编写了《风湿病中医临床诊疗丛书》。我们选择以西医命名的最常见的17个病种（系统性红斑狼疮、强直性脊柱炎、类风湿关节炎、成人斯蒂尔病、反应性关节炎、干燥综合征、纤维肌痛综合征、骨关节炎、痛风、骨质疏松、白塞病、风湿性多肌痛、硬皮病、炎性肌病、银屑病关节炎、儿童常见风湿病、产后痹）作为丛书的17个分册，每分册分为九章，分别是历史沿革、病因与病机、诊断与鉴别诊断、中医治疗、西医治疗、常用中药与方剂、护理与调摄、医案医话、临床与实验研究。丛书以中医为主，西学为用，如中医治疗分辨证治疗、症状治疗及其他治疗，尽可能纵论古今全国对该病的治疗并加以总结；常用中药从性味归经、功能主治、临床应用、用法用量、古籍摘要、现代研究等方面论述；常用方剂从出处、组成、煎服方法、功能主治、方解、临床应用、各家论述等方面阐述；总结古今医案医话也是本丛书的重点，突出历代医家对该病的认识和经验，更突出作者本人的临床经验，将其辨证论治的心得融入其中，匠心独运，弥足珍贵。风湿病是世界顽难之疾，其治疗有许多不尽如人意之处，仍缺乏特效的药物和方法，尚需广大有志于风湿病研究的仁人志士勤于临床，刻苦钻研，不懈探索，总结经验，传承创新，攻克顽疾。

本丛书编写历时 3 年之久，召开编写会 6 次，数易其稿，可谓艰辛，终于付梓面市，又值中华人民共和国成立 70 周年之际，我们把它作为一份厚礼献给祖国。希望本丛书的出版，对中医风湿病诊疗研究的同仁们有所裨益，也借此缅怀和纪念焦树德、谢海洲、朱良春、王为兰、陈志才几位大师。

特别感谢路志正国医大师、王永炎院士、晁恩祥国医大师百忙之中为本丛书作序，给本丛书添彩。

本丛书编写过程中，各位专家及编写办公室工作人员辛勤努力，医药企业也给予了积极支持，同时得到了中国中医药出版社领导和编辑的大力支持，在此一并表示衷心感谢！

由于水平所限，本书若存在瑕疵和不足之处，恳求广大读者提出宝贵意见，以便再版时修订提高。

世界中医药学会联合会风湿病专业委员会会长
中华中医药学会风湿病分会名誉主任委员　　王承德

2019 年 3 月

总前言

　　《风湿病中医临床诊疗丛书》总主编王承德教授从事中医风湿病临床工作近四十年，担任中华中医药学会风湿病专业委员会第三届主任委员、第四届名誉主任委员，世界中医药学会联合会风湿病专业委员会会长。在他的领导下，中医风湿病学临床与研究队伍经历了初步发展到发展壮大的过程，中医风湿病学有了长足发展。王承德教授一直致力于提高中医诊治风湿病临床水平的工作，有感于西医治疗风湿病的诊疗技术及生物制剂等临床新药的使用，遂决定组织全国权威风湿病专家编写本套丛书，以进一步提高中医风湿病医生的诊疗水平。

　　《风湿病中医临床诊疗丛书》共收录17个病种，各病独立成册，每册共9章，分为历史沿革、病因与病机、诊断与鉴别诊断、中医治疗、西医治疗、常用中药与方剂、护理与调摄、医案医话、临床与实验研究，汇集了中医、西医对17种常见风湿病的认识，重点论述了疾病的中医病因病机和西医病因病理，介绍了疾病的诊断与鉴别诊断，特别突出中医辨证治疗和其他治法，总结了治疗疾病的常用中药和方剂。总结古今名家治疗经验是本丛书的一大亮点，临床与实验研究为临床科研提供了思路和参考。

　　本丛书由国内中医风湿病领域的权威学者和功底深厚的中医风湿病专家共同编撰。2016年3月丛书召开第一次编委会，经过讨论，拟定了丛书提纲，确立了编写内容。本着实用性及指导性的原则，重点反映西医发展前沿、中医辨证论治和古代及现代名家的医案医话。2016年10月和2017年10月，编委会两次会议审定了最终体例。会议就每一种疾病的特点与内容进行了仔细审定，如类风湿关节炎在辨证论治中就病证结合、分期论治进行了详细的阐述，白塞病增加了诊疗思路和临证勾要两部分，这些都是编著者多年的临床思考和心得体会。现代医案医话部分除了检索万方、知网、维普等数据库外，又委托中国中医科学院信息所就丛书中的病种进行了全面检索，提供了国家级、省部级、地市级名老中医工作室内部的、未发表过的医案供编著者选择。丛书最终经总主编王承德教授审定，内容翔实，易懂实用，既有深度又有广度，不仅汇集了西医风湿病最新的前沿动态，还摘录了古代名医名家的经验用药，同时又有当代风湿病学大家、名家的经验总结，是编著者多年风湿病临床经验的结晶。本丛书可作为各级医疗机构从事中医、中西医风湿病临床与科研工作者的案头参考书。

由于编撰者学识有限，书中若有疏漏与谬误之处，敬请广大读者提出修改意见，以便再版时修订提高。

《风湿病中医临床诊疗丛书》编委会

2019 年 4 月

编写说明

　　类风湿关节炎（rheumatoid arthritis，RA）是一种以侵蚀性关节炎为主要临床表现的自身免疫病，可发生于任何年龄。RA 的发病机制目前尚不明确，基本病理表现为滑膜炎、血管翳形成，并逐渐出现关节软骨和骨破坏，最终导致关节畸形和功能丧失，可并发肺部疾病、心血管疾病、恶性肿瘤及抑郁症等。该病属于中医风湿病（痹证、痹病）范畴，中医诊断为"尪痹"。

　　流行病学调查显示，RA 的全球发病率为 0.5% ～ 1%，中国大陆地区发病率为 0.42%，总患病人群约 500 万，男女患病比率约为 1∶4。我国RA 患者在病程 1 ～ 5 年、5 ～ 10 年、10 ～ 15 年及 ≥ 15 年的致残率分别为 18.6%、43.5%、48.1%、61.3%，随着病程的延长，残疾及功能受限发生率升高。RA 不仅造成患者身体机能、生活质量和社会参与度下降，也给患者家庭和社会带来巨大的经济负担。

　　本分册从 RA 的历史沿革、病因与病机、诊断与鉴别诊断、中医治疗、西医治疗、常用中药与方剂、护理与调摄、古今名家医案及临床与实验研究等方面进行系统的介绍。希望通过本分册能够让更多的临床工作者系统地认识 RA 疾病，提高临床诊疗水平。

　　本分册的编写人员主要来自中国中医科学院广安门医院及北京大学人民医院，均为长期从事 RA 临床、教学和科研工作的风湿病科专家，在国内风湿病学科中具有较大的学术影响及较高的诊疗技术。

　　由于水平、学识、经验所限，本分册若存在不足及疏漏之处，诚邀读者们提出宝贵的意见和建议，以便再版时修订提高。

《风湿病中医临床诊疗丛书·类风湿关节炎分册》编委会

2020 年 2 月

目录

第一章
类风湿关节炎的
历史沿革

第一节　中医对类风湿关节炎的认识

类风湿关节炎，中医学将其归属于"痹证"范畴，关于痹证的非医学文献已经语焉不详，最早出现"痹"字概念的医学文献，是 1973 年底长沙马王堆三号汉墓出土的帛书，在《足臂十一脉灸经》和《阴阳十一脉灸经》（据考证为中国周代的作品，即公元前 11 世纪中期到公元前 256 年）中有"疾畀（痹）""踝痹"，以及"足小指痹"等文字记载，其他与痹证相关的症状有"手痛""四末痛""膝肿""足大小指废"等。同时期出土的帛书《导引图》仅 44 个图像，其"39，引痹痛"这一图像是最早的关于痹证的图像记载。《五十二病方》中还收载了现今治疗痹证的常用药物，如"乌喙"（乌头）、续断根、防风、白芷、牛膝等。尽管在这珍贵的古医帛书中，没有形成较完整的疾病概念，也没有像现在一样的分门别类，但证明"痹"在夏商时期就已经作为病理名词或症状命名，见诸现存最古老的医著。

中医学对类风湿关节炎的症状及病因病机、治疗及预后的认识以我国现存最古老的医学专著《黄帝内经》中的《素问·痹论》和《灵枢·周痹》两部分为基础，据考证该书成书于战国至秦汉时期（前 5—前 3 世纪），距今约 2200 年历史。后世医家以东汉时期张仲景为代表，在此基础上进行了发挥和补充。

《黄帝内经》中提出的痹证是中医学对包括类风湿关节炎在内的风湿性疾病的最早归类。《素问·痹论》曰："风寒湿三气杂至，合而为痹也。其风气胜者为行痹，寒气胜者为痛痹，湿气胜者为著痹也。"一般认为，行痹的临床表现是以关节疼痛或肿胀、游走不定为主；痛痹的临床表现是以关节疼痛为主；着痹的临床表现是以关节重着、肿胀为主。这说明关节疼痛、肿胀或游走不定是痹证也即《黄帝内经》对类风湿关节炎等风湿性疾病主要临床表现的描述。《素问·痹论》还对肢体痹证的临床表现做了描述："痹在于骨则重，在于脉则血凝而不流，在于筋则屈不伸，在于肉则不仁，在于皮则寒。"这种筋骨疼痛，关节肿大、僵硬畸形的临床表现很类似于类风湿关节炎。《素问·痹论》认为，痹证不仅可以累及体表组织，而且也可以累及多个脏腑，如心、肝、脾、肺、肾、肠道、膀胱等，把痹证累及这些脏腑的疾病分别称为"心痹""肝痹""脾痹""肺痹""肾痹""肠痹"和"胞痹"等。《素问·痹论》中有"其风气胜者，其人易已也""其入脏者死，其留连筋骨间者疼久，其留皮肤间者易已"等对预后的描述，说明在早期时病情容易恢复，但是在出现脏器损害时说明病情已进入晚期，预后不好。这与西医对该病预后的认识是一致的。

历代主要医家对类风湿关节炎临床表现的认识：东汉时期，张仲景《伤寒论》记载："风湿相搏，骨节疼烦，掣痛不得屈伸，近之则痛剧，汗出短气，小便不利，恶风不欲去衣……"与类风湿关节炎的关节疼痛、活动不利很相似，并提出了风湿相搏的病因。张仲景的《金匮要略》则开始对类风湿关节炎有了较为详尽的症状描述，其中提到"诸肢节疼痛，身体尪羸，脚肿如脱，头眩短气，温温欲吐""自汗出，历节痛"等，已与类风湿关节炎特征十分相近，首次提出"历节"是痹证中以多个关节为患，以疼痛为主症的一个独特类型。

隋代巢元方《诸病源候论》也对历节风有专门的描述："历节风之状，短气自汗出，历节疼痛不可忍，屈伸不得是也。"唐代孙思邈《备急千金要方》中指出："热毒流于四肢，历节肿痛""历节风着人久不治者，令人骨节蹉跌……"是对本病晚期病邪深入骨骼，使骨节变形的明确记载。

宋代陈言《三因极一病证方论·痹叙论》中"凡人忽患胸背、手脚、颈项、腰胯隐痛不可忍，连筋骨，牵引灼痛，坐卧不宁，时时走易不定"等描述了痹证可侵犯胸背、手脚、颈项、腰胯等关节，这与类风湿关节炎侵犯关节部位是一致的。

金元时期，朱震亨《丹溪心法》又提出了白虎历节的命名，在《丹溪心法·痛风附肢节痛》中提到："四肢百节走痛是也，他方谓之白虎历节风证。"将白虎与历节统一起来，但是也有部分医家认为历节与白虎病不是简单的等同关系，而是从属关系，即白虎病属于历节中的一种。

明代楼英所著《医学纲目》记载："眼黑而行走呻吟，举动艰难者，入骨痰也，其证遍体关节疼痛。眼黑而面带土色，四肢痿痹屈伸不便者，风湿痰也。眼黑而气短晦暗，惊风痰也。"形象地描述了类风湿关节炎晚期全身关节疼痛、活动受限的表现。李梴《医学入门》中"骨节痛极，久则手足蜷挛……甚则身体块瘰"等具体描述了类风湿关节炎关节的表现。方隅《医林绳墨》第一次出现对类风湿关节炎皮下结节（或囊肿）的描写，书中记载："顽痹……如湿痰者，或走注有核，肿起有形，但色白而已……"此后明代对历节临床研究达到愈来愈精细的程度。1608 年，明代王肯堂等著的《证治准绳》明确指出历节病初起走注疼痛不定，久甚痛剧"如虎咬"，乃为一种病证的两个病理阶段，是类风湿关节炎分期的雏形，并在《证治准绳·杂病》中详细记载了类风湿关节炎小关节的症状："两手十指，一指疼了一指疼，疼后又肿，骨头里痛。膝痛，左膝痛了右膝痛……昼轻夜重，痛时沉热，行则痛轻肿却重。"

　　清代，中医学发展日臻完善成熟，各家学说也日益繁荣。清代初李用粹在刊于 1687 年的《证治汇补》中描述的"风流走不定，久则变成风毒，痛入骨髓，不移其处，或痛处肿热或浑身化热"与现代类风湿关节炎活动期关节肿痛是类似的。刊于 1700 年的《医学传灯》为清代陈德求撰，书中曾写到"有肿而不痛者，有肿而且痛者，或头生红点，指肿如锤者"，是对类风湿关节炎双手梭形肿胀的一个形象描述。温病学派的叶天士（1667—1746）在《临证指南医案》中描述："风温客邪，留于经络，上下四肢流走而痛，邪行触犯，不拘一处，古称周痹，且数十年之久。"很类似于类风湿关节炎的游走性疼痛，并提出对顽痹、久痹用虫类搜剔的用药方法。此后的吴鞠通、王清任等对痹证的辨证证候又有诸多发挥。刊于 1773 年沈金鳌所撰的《杂病源流犀烛》记述了类风湿关节炎发病症状："短气自汗，头眩欲吐，手指挛曲，身瘰瘰，其肿如脱，渐至摧落，其痛如掣，不得屈伸。"同样认识到了类风湿关节炎"日久不治，令人骨节蹉跌"。综观历代医家著作中有关痹证的论述和临床经验记载，可以认识到痹证的专科理论与实践发展到清代末期已趋向成熟，且愈加规范。

　　20 世纪 80 年代以来，我国中医界致力于痹证的中医文献规范化整理，痹证的三级诊断模式也逐渐确立，类风湿关节炎的中医一级病名也经历了痹证→痹病→风湿病的过渡。

1983 年 9 月，中华中医药学会内科分会率先成立全国痹证专业学组，并召开首届痹证学术研讨会。在 1985 年 5 月全国第三次学术研讨会上提出痹证的三级诊断模式，即病类（一级）→病名（二级）→证候（三级）诊断，制定了诊断标准和疗效评定标准，鉴于"痹病"名称古亦有之，为了避免痹证病名中的"证"与证候中的"证"混淆，并突出强调痹证的病名概念，故将"痹证"改称为"痹病"，并于 1989 年在痹证学组基础上成立了全国痹病专业委员会。进入 20 世纪 90 年代，中医药学术蓬勃发展，国内中医、西医学术交流和国际学术交流日益增多，中医、中西医结合的专家对痹病研究的新观点、新认识不断涌现，经专家们反复论证认为，"痹病"名称虽较传统的"痹证"命名更合理，但仍有不足之处，根据对历代文献的考证，为了防止"痹病"名称含义过于外延，改称为中医"风湿病"。至此确立了类风湿关节炎的中医一级病名为风湿病。

类风湿关节炎的中医二级命名，根据疾病阶段和临床表现的不同分别为历节、尪痹。历节为周身关节皆痛，故曰历节，其临床特点为关节肿痛，游走不定，昼轻夜重，疼痛难忍，甚则肿大变形，屈伸不利，活动受限。尪痹，历代古籍中并无此命名，是由名老中医焦树德于 1981 年在武汉"中华全国中医学会内科学会成立暨首届全国中医内科学术会议"上首次提出的，"尪"来于张仲景《金匮要略》"身体尪羸"一词，取其关节肿大，身瘦胫曲，甚至尻以代踵，脊以代头之意。焦树德认为尪痹比一般的风、寒、湿痹更为复杂，病情更重，主要指类风湿关节炎久则关节变形，而成尪羸之疾。1991 年在安徽芜湖召开的第六届中华中医药学会内科分会学术交流会上，进一步修订痹病二级病名的诊断标准、疗效评定标准。此后又经中华中医药学会风湿病分会专门多次对其进行研究讨论，统一了五体痹（皮痹、肉痹、筋痹、脉痹、骨痹）、五脏痹（心、肝、脾、肺、肾）的概念、诊断及疗效评定标准，并制定了证候的诊断标准和理法方药。至此中医学确立了诊断类风湿关节炎的三级诊断模式，即风湿病—尪痹—证候，为现代中医进行中西医病证结合研究奠定了基础。

（姜泉）

第二节　西医对类风湿关节炎认识的发展过程

一、病名的发展研究

近代考古学研究发现，在公元前 4500 年左右美国田纳西河流域的印第安人遗骨中存在典型的类风湿关节炎（rheumatoid arthritis，RA）改变，这一发现提示 RA 是一种古老的疾病，只是并不为人们所认识。

公元前 460～公元前 377 年，希波克拉底曾经报道一例手足关节变形的 35 岁患者，可能是最早的类风湿关节炎病例报道，但他并未对这种疾病命名。到公元 200 年左右，古罗马医生首次提出"风湿症"的病名，这种"风湿症"是指一种慢性致残性关节炎，其描述类似类风湿关节炎，但并不能和其他致残性关节炎区分开来，比如慢性多关节受累的痛风性关节炎。在 19 世纪以前，医学史料记载的慢性多关节炎的诊断非常混乱，有人诊断为"痛风"，有人称为"风湿症"，还有人称作"风湿性痛风"。类风湿关节炎和痛风的概念混淆了多年。

1857 年爱尔兰医生 Robert Adams 把伴晨僵的进展性致畸性"风湿症"称为"慢性风湿性关节炎"，并提出这种病主要累及贫民习艺所中的穷人。在英国，另一个与类风湿关节炎发展史密切相关的医生是 Alfred Baring Garrod 爵士（1819—1907），他在 1859 年首次提出"类风湿关节炎"的名称，而建议摒弃"风湿症"和"风湿性痛风"等名词。Garrod 清楚地把类风湿关节炎和痛风区分开来，这是重要的贡献。然而，与现在 RA 概念不同的是，其还包括了近端和远端指间关节受累的骨关节炎。1878 年，维也纳病理学家 Weichselbaum 第一次发现了滑膜血管翳，这种血管翳从外周进行性侵犯软骨甚至骨深层，造成类风湿关节炎的骨质破坏，而骨关节炎无滑膜血管翳形成，进而把类风湿关节炎和骨关节炎区分开来。虽然随着认识的发展，类风湿关节炎与其他关节炎已能鉴别开来，但各国对该病并无统一命名，法国、比利时、荷兰称之为慢性进展性多关节炎；德国、捷克和罗马尼亚等称之为原发性慢性多关节炎；苏联称之为传染性非特异性多关节炎；日本则称之为慢性关节风湿症。类风湿关节炎的命名由 1922 年英国卫生部批准正式使用。1941 年，美国风湿病协会（ARA）也采用了这一诊断名词，并于 1956 年和 1958 年先后两次提出类风湿关节的诊断标准。1987 年，美国风湿病学会（ACR，前身为 ARA）对该类风湿关节炎分类标准进行了修订。类风湿关节炎一词一直沿用至今。

二、病因的最初认识

20 世纪 20 年代，人们曾认为 RA 是一种感染性疾病，并给予抗感染治疗，但并不能控制其发展。随着研究的进一步深入，虽然陆续找到一系列 RA 发病相关的微生物因素，如奇异变形杆菌、EB 病毒、细小病毒 B19、牙龈卟啉单胞菌和肠道普氏菌等，但人们逐渐认识到 RA 并非感染性疾病。

20 世纪 30 年代，有学者认为肾上腺皮质功能不全是 RA 发病的病因，肾上腺皮质激素治疗取得了成功。

20 世纪 70 年代，研究者们发现 RA 患者中 77% 高表达 HLA-DR4，而对照组仅 38%，提示 HLA-DR 参与 RA 发病。到 80 年代，共同表位学说提出，使 RA 发病的遗传易感性认识上了一个台阶，随着人类基因组计划的完成以及高通量基因扫描和芯片技术的发展，陆续发现了 PTPN22 等一系列 RA 相关基因。遗传易感性在 RA 发病中发挥了重要作用。随后，表观遗传学和吸烟等环境因素在 RA 的作用得到证实。

20 世纪 70 年代，风湿病学者发现，RA 患者血中存在针对特定自身抗原（如 II 型胶原）的 T 细胞反应。此后，RA 相关自身抗原陆续发现，抗原特异性 T 细胞的分化研究不断进展，证实了自身抗原介导的自身反应性 T 细胞反应是 RA 发病机制中的中心环节。

三、临床表现的历史研究

在公元前4500年的印第安人骨骼中，考古学家发现了典型的RA改变：女性多见，关节病变呈对称性、侵袭性和多发性，掌指关节、近端指间关节和腕关节受累为主，远端指间关节和骶髂关节没有侵蚀现象，为RA临床表现的研究提供依据。

史料记载，古罗马时期普遍存在慢性致残性关节炎，其描述类似类风湿关节炎。1676年，Sydenham（1624—1689）提出类风湿关节炎典型的畸形表现天鹅颈样畸形。19世纪，法国医生Landré-Beauvais（1800年）报道了9例女性患者，以手指和腕关节肿胀疼痛和活动受限为主要临床表现，逐渐出现肘、膝和足等关节症状。Landré-Beauvais第一次对RA的临床和病理特点进行了比较系统的研究，认为这些患者的临床表现不同于痛风。他还对其中两例死亡患者进行了尸体解剖，首次证实类风湿关节炎的病理改变为软组织肿胀、软骨破坏和骨侵蚀。从此，人们开始把类风湿关节炎与痛风和其他关节炎区分开来。1819年Benjamin C. Brodie对RA滑膜炎、软骨和骨的侵蚀病变特点进行了较为详尽的描述。1857年Robert Adams提出RA常见的晨僵现象，并提出这种病主要累及贫民习艺所中的穷人，还发现了类风湿结节在RA中的意义。随着这些研究的展开，RA的临床特点逐渐清晰开来。

四、诊断学的最初研究

1896年，Gillaert A Bannatyne第一次对RA的放射学改变进行了报道。关于类风湿因子的发现，经历了一个曲折的过程。1912年，Frank Billings提出RA是针对各种慢性局灶感染的反应假说。受其影响，1927年，Russell L. Cecil等人发表文章，认为RA是由链球菌的特殊类型菌株感染引发的。但之后Martin H. Dawson的研究推翻了Russell L. Cecil的论点，并发现RA患者血清可以凝集细菌悬液。到20世纪40年代，Harry M. Rose和Charles A. Ragan无意中发现类风湿关节炎患者血清与绵羊红细胞发生高滴度凝集反应，从而促进了类风湿因子的发现。1956 年，Jacques M. Singer 和 Charles M. Plotz 建立了乳胶凝集法检测类风湿因子的诊断方法，至今仍广泛应用于 RA 的临床检验。

RA 首个分类标准产生于 1956 年，最终于 1958 年被美国风湿病协会采纳。1958 年分类标准及以后的纽约标准包括组织学项目，更适于流行病学研究，临床应用受到明显限制。1987 年美国风湿病协会对 RA 的分类标准进行重新修订，这一标准结合了类风湿关节炎的临床表现、实验室及影像学检查，简便易行，目前仍在临床上广泛应用，但对于早期类风湿关节炎的诊断效价不高。

随着研究的不断进展，一系列 RA 相关自身抗体被报道，1964 年发现抗核周因子；1979 年发现抗角蛋白抗体；1993 年，Simon M 等报道 RA 患者血清中可检测到抗聚丝蛋白抗体，且和抗核周因子、抗角蛋白抗体存在交叉反应。随后，研究者发现，这些抗体均可针对瓜氨酸表位产生反应。在此基础上，1999 年，根据聚丝蛋白序列设计合成了环瓜氨酸多肽（CCP），并证实其在 RA 患者血清中具有高度的敏感性和特异性。目前抗 CCP 抗体已广泛应用于 RA 的诊断。2010 年，美国风湿病学会和欧洲抗风湿病联盟联合推出了早期 RA 分类标准，把抗 CCP 抗体纳入早期诊断体系中。

随着对 RA 发病机制的深入研究，疾病特异性分子标志物不断发现，分子分型和精准诊断时代正在到来。

（李茹　苏茵）

第二章

类风湿关节炎的病因与病机

第一节　中医病因病机

不同疾病，其病因病机、疾病的转归有各自的特点，其治疗的基本原则随着病因病机的不同也有所差异。疾病的治疗方法，选方用药的选择取决于对疾病的病因病机、疾病转归特点的把握。古代并没有类风湿关节炎（RA）这一病名，中医学多将其归为"尪痹""历节病"等范畴，但 RA 有很多特点并不符合传统痹证的辨证规律，西医学对 RA 的病因、发病机制有较深入的研究，因此从中医理论出发，结合 RA 的发病特点以及西医学对 RA 的研究，能够更好地理解 RA 的病因病机。

RA 是以关节滑膜炎为主要病理变化的全身性慢性自身免疫性疾病，临床主要特点为关节肿胀、疼痛、晨僵，晚期关节破坏，关节僵直、畸形，甚至关节功能丧失而致残，并可累及全身多个系统。疾病是邪正交争的结果，痹病的发生一般认为是正气相对不足，感受邪气所致，而 RA 的发病同样是在正气相对不足的情况下，感受邪气所致。

RA 关节肿胀是由风、寒、湿、热、痰、瘀等邪气阻于关节所致，或因外感风、寒、湿、热之邪，或因"内生五邪"，或因疾病过程中产生"痰瘀"，如无内外诸邪侵袭关节，便不会出现关节的肿胀。正气亏虚是 RA 发生的原因之一，正虚可以生湿、生痰、生寒、生瘀、生热，如脾虚生湿生痰，湿热内生；气虚推动无力而致血瘀；肾阳亏虚，虚寒内生，水湿不化，寒湿凝滞等。只有在正气亏虚，形成痰湿、血瘀、寒凝，内生诸邪流注关节才会出现关节的肿胀。由此可见，邪气阻于关节是 RA 发生肿胀的基本原因。

"通则不痛，不通则痛"。RA 所表现的关节疼痛、晨僵均为邪阻于关节，经络痹阻，气血不畅所致。疾病晚期的关节破坏、关节屈伸不利，甚至僵直、畸形是由于邪气长期对筋骨关节侵蚀所致。

综上所述，RA 的主要临床表现关节肿胀、疼痛、晨僵，以及疾病晚期的关节破坏、关节屈伸不利，甚至僵直、畸形，均为邪气痹阻所致。邪气痹阻是 RA 发病的主要病机，用中医理论探讨其病因病机和疾病过程中的邪正关系，把握扶正与祛邪的意义以及两者的关系，对于临床治疗具有重要意义。

一、邪气太过是 RA 发病的关键

目前没有发现 RA 的明确病因，仍认为是遗传因素和环境因素共同作用而引起 RA 发病。国内多项病例对照研究显示，阳性家族史是导致 RA 的重要因素，另外中等以上体力劳动、居住环境潮湿、不良的生活方式及感染疾病史亦可导致 RA 的发生，这些因素相互作用、相互影响，共同促进 RA 的发生、发展。国外也有研究发现，多种环境因素，包括饮食因素、病原微生物感染和暴露于烟草、烟雾以及环境污染有增加 RA 的风险，这些因素均属于中医外邪的范畴。

《素问·痹论》开篇即曰："痹之安生？岐伯对曰：风寒湿三气杂至，合而为痹也。"又曰："所谓痹者，各以其时重感于风寒湿之气也。"后世医家治疗 RA 也多从风、寒、湿、热诸邪着手，对痰、瘀、燥、毒易于忽视，致使疗效不佳，病症时作时止。而 RA 缠绵难愈，容易复发，病程中存在痰、瘀、燥、毒的情况，必须佐入祛痰、活血、润燥、解毒之品，方能提高疗效，缩短病程。

痰与湿同出一源，但表现不同。湿未成痰时，关节多见漫肿，按之柔软。湿凝成痰者，按之较硬，关节局部可有痰核出现。瘀血内阻者，关节亦可肿硬，但皮肤局部黧暗，并可出现瘀斑，舌质紫暗。燥邪偏盛时，除见关节隐痛、屈伸不利等症外，并有口干咽燥、涎液减少、两目干涩等一派"燥胜则干"的症状。痹病之兼毒热者，关节多焮红、灼热、漫肿憋胀、疼痛剧烈，并有发热口渴、喜冷心烦等症。临床上，当运用一般疗法效果不佳，或反复发作时，应考虑痰、瘀、燥、毒的存在，当详审细辨，辨证施治。

1. 风邪

自然界中具有风之轻扬开泄、善动不居特性的外邪，称为风邪。风为春季的主气，但四季皆有，故风邪引起疾病虽以春季为多，但不限于春季，其他季节也可发生。针对 RA 发病诱因的流行病学研究发现，其突然发病和疾病加重往往在春季，风"善行数变"，与 RA 早期关节游走性疼痛相吻合，然鲜见单独针对风邪致病基础研究方面的报道。

风邪又分为外风、内风。外风致痹早在《素问·痹论》中就提到过，"其风气胜者为行痹"。《黄帝内经》（以下简称《内经》）认为风为百病之长，为六淫之首，风邪是外感病因的先导，寒、湿、燥、热等邪往往都依附于风而侵袭人体，故风邪在痹病的病程中也有自己的特点。风邪最易与他邪合病，故又可见风寒之痹、风湿之痹、风热之痹；临床表现有所区别，治当以祛风法为主，兼以散寒、除湿、清热等。内风亦可致痹，《内经》中提到："阳之气，以天地之疾风名之。"表明体内阳气亢盛则为内风。而阳气亢盛亦有不同机理，有肝阳亢而风动，有热极而生风，有阴虚所致虚阳亢逆而动风，亦有血虚不荣而动风。根据其致病的病因病机不尽相同，临床表现及治法亦各有所异。

（1）外风致痹　风性轻扬开泄，风为阳邪，易于伤人上部，易伤阳气，易犯肌表、腰部等阳位；阳气散耗，失于温煦，而生内寒。风性善行数变，致病有病位游移、行无定处的特性，故风痹又称行痹，表现为四肢关节游走性疼痛等。风邪"数变"，致病又发病急骤，变化无常；其性主动，则致肢体动摇不定。风为百病之长，易与他邪合病。

风邪与寒邪合而为风寒之痹。风送寒来，寒借风势，风与寒相长为病。表现为四肢关节疼痛或走或停，或痛有定处，且疼痛显著，受凉更甚，喜温喜近衣被。

风邪与湿邪合而为风湿之痹。风与湿关系密切，湿为阴邪，易伤阳气。湿性重浊，易困脾土，脾困不运，升降失常，清阳不升，浊阴不降，阻于中焦，伤人则倦怠困重。湿气留滞于关节经络，阳气伤而失布，则令关节酸痛、活动不利，关节肿胀畸形。湿性黏腻，致病情迁延时日，缠绵难愈，表现为四肢关节沉重肿胀，停走不定，屈伸不利，口黏纳差，便溏不爽。

热邪与风邪和而为风热之痹。热为阳邪，伤人则见热象，热毒不散，蕴于关节肌肉等处，则见红肿热痛。热邪蒸腾上炎，热动乘风，迫津外泄，日久气随津脱，伤津耗气，津伤则全身筋肉失于濡润，气虚则见少气懒言，动作迟缓。风性流动，热借风势，伤阴耗血，脉涩而瘀，伤及筋脉关节。表现为关节红、肿、痛，关节发热，红疹游发，关节内有积液，并发其他热性表现，如口渴喜冷饮、面红等。

（2）内风致痹　早在《内经》中就提到"内风"的概念，《素问·阴阳应象大论》中记载"阳之气，以天地之疾风名之"，表明体内阳气亢逆则动，以风动名之，是为内风。内风不属六淫外邪范畴，多指体内脏腑阴阳气血失调，致使阳气升发太过，阳亢则风动的病理状态，视为一个病机概念。《素问·至真要大论》中指出"诸风掉眩，皆属于肝"。临床所见，导致各种内风的原因虽不尽相同，但总归肝之阴血耗伤，或肝之阳气亢盛而热，阳气升发太过而动风。风动流窜于筋脉关节而致痹病，表现以抽搐、震颤为特点。叶天士在《临证指南医案》中指出："内风，乃身中阳气之变动。"同时认为内风多与肝有关，即肝阳化风。

肝喜条达而恶抑郁，女子以肝为先天，临床常见因情志变化导致 RA 发生或复发，且多见于女性患者。研究发现，比起正常家庭，高冲突、交流较少、索群寡居的家庭 RA 患病率更高，国内调查也发现情绪易激动是女性 RA 的危险因素。由于情志变化失常失和，过激过度，由理性的情志活动转化为致病因素。情志致痹首先影响气机运行，影响气机升降出入，导致气虚、气滞、气郁、气逆、气乱、气下，气机运行失畅导致血虚、血瘀、血逆等，气血的逆乱导致皮毛、经脉、肌肉、筋骨、脏腑的不通和不荣，从而致痹。

2. 寒邪

寒邪可致痹病。寒邪分为外寒、内寒。外寒致痹早在《素问·痹论》中就提到过，"风寒湿三气杂至，合而为痹也……寒气胜者为痛痹""痛者，寒气多也，有寒故痛也"。因此，痛为寒邪致痹的典型特征。张仲景在《金匮要略》中亦有提及，称其为历节风，或白虎历节，因其"所历之节，悉皆疼痛，或昼静夜发，痛彻骨髓"而为名，以其痛甚如虎咬，故曰白虎历节。寒邪常合风湿二邪发病，其治疗原则当以散寒为主，参以疏风燥湿补血，需用大辛大温之剂释其寒凝之害。

内寒亦可致痹，《内经》中提到"阳虚则外寒，阴盛则内寒"，"阳者卫外而为固也"，表明体内阳气不足，阴寒内盛，则为内寒。寒属阴邪，易伤阳气，正如《内经》所言，阳气不足不能固护卫表，阴气偏盛，阴寒内生，外邪乘虚内侵，发为痛痹。而其所牵涉的脏腑不同，临床表现及治法亦各有所异，如胸阳不足而发胸痹，肾阳虚衰而致肾痹，肝阳不足而发肝痹，脾阳不足而致脾痹等。

（1）**外寒致痹** 寒为阴邪，易伤阳气。其特点鲜明，主要以痛为著，因此寒邪胜的痹病通常又称为痛痹。寒邪所侵犯部位不同，其表现也各异，寒邪易犯肌表、腰部等阳位，卫阳受损，则恶寒；寒邪中里，直中脾胃或伤肺肾之阳，则出现畏寒肢冷、下利清谷等症。阳气散耗，失于温煦，而生内寒。寒性收引，气机收敛而牵引作痛。寒在皮毛腠理，毛窍收缩，卫阳郁闭，发热恶寒，无汗；寒在肌肉经络，则拘急不伸，冷厥不仁，脉浮紧。寒性凝滞，滞涩脉道，不通则痛，可发于机体多个部分。若寒客皮肤肌肉，则出现肉痛而麻木不仁的表现；若寒客关节经筋，则有四肢拘挛痛甚、关节浮肿的表现；若寒客骨骼，则出现周身骨重而痛的表现；若寒客血脉，则出现血凝泣而不留、脉缓的表现。

寒邪多与风、湿等邪合而侵犯人体。寒邪与风邪合而为风寒之痹。风为百病之长，其性轻扬，开泄腠理，耗散阳气，使卫表不固，寒邪更易侵入。风性善行数变，故常有明显的游走性疼痛。风送寒来，寒借风势，风与寒相长为病。表现为四肢关节疼痛或走或停，痛有定处，且疼痛异常，受凉更甚，喜温喜近衣被。

寒邪与湿邪合而为寒湿之痹。湿性趋下，易袭阴位，故疼痛易以下肢为著，多有小便浑浊、大便溏泄，在妇人可有白带增多。湿性重浊，易阻遏气机。湿气在表则头身困重，四肢酸楚。湿气留滞于关节经络，阳气伤而失布，则令关节酸痛、沉重、活动不利、痛处不移。湿性黏腻，致病情迁延时日，缠绵难愈。表现为四肢关节沉重肿胀，固定不移，屈伸不利，口黏纳差，便溏不爽。

（2）内寒致痹　早在《内经》中就提到"内寒"的概念，《素问·调经论》中提到"阳虚则外寒，阴盛则内寒"，表明体内阳气虚为表寒，阴气盛，是为里寒。《医述》："寒者阴之类，或为内寒，或为外寒，寒者多虚……虚者正气不足也，内出之病多不足。"由此看来，内寒不属六淫外邪范畴，多指体内脏腑阳气不足，致使阴气相对过剩的病理状态。《素问·至真要大论》中指出"诸寒收引，皆属于肾"。临床所见，导致各种内寒的原因虽不尽相同，但总归人之阳气不足，以其病变脏腑各异，又可分为胸阳不振、肾阳虚衰、脾阳不足、肝阳不足。

①胸阳不振：张仲景在《金匮要略》中指出："阳微阴弦，即胸痹而痛……今阳虚知在上焦，所以胸痹心痛者，以其阴弦故也。"胸中有心肺二脏，心为阳中之阳，肺为阳中之阴，胸阳不振责之心肺二脏，可见"喘息咳唾，胸背痛，短气，寸口脉沉而迟，关上小紧数"，寸口脉沉而迟，沉主骨、主肾，迟主寒，"其脉数而紧乃弦"，紧主寒，寒则痛，小紧数在此可主痛、主痰饮。同时可伴有手足不温而冷痛、心悸心痛、遇冷加重等。

②肾阳虚衰：《素问》曰："以冬遇此者为骨痹……骨痹不已，复感于邪，内舍于肾。""病在骨，骨重不可举，骨髓酸痛，寒气至，名曰骨痹。""肾痹者，善胀，尻以代踵，脊以代头。"肾阳不足，骨髓空虚，寒湿侵袭，内搏于骨，则骨酸痛而沉重。肾者胃之关，肾阳不足，关门不利，胃气不行，则善胀；筋骨拘急，上为蜷曲，下为挛急，则尻代踵，脊代头。故临床表现为四肢关节疼痛，或有肿胀，疼痛固定，痛如刀割，屈伸不利，昼轻夜重，怕风冷，阴雨天易加重，肢体酸胀沉重等症；久可见腰背偻曲不能伸，腰痛，遗精等。

③脾阳不足：《素问》曰："病在肌肤，肌肤尽痛，名曰肌痹，伤于寒湿。""脾痹者，四肢懈惰，发咳呕汁，上为大塞。"脾阳不足，运化失职，寒湿内生，闭阻脉络，气滞血瘀，肢体肌肉不得气血精微之濡养，导致肌肉疼痛麻木，甚至久则萎缩，疲软无力。临床表现为肌肉酸胀、疼痛、麻木不仁，四肢痿弱无力，每遇寒凉则肢端发凉变色疼痛，伴有晨寒身重，

关节肿痛；日久四肢倦怠，中焦痞塞不通，隐痛，大便溏泄，面黄足肿，不能饮食。

④肝阳不足：《素问·五脏生成》："青脉之至也，长而左右弹，有积气在心下，支肤，名曰肝痹，得之寒湿，与疝同法，腰痛足清头痛。"肝阳不足，寒气内生，随经流窜，表现为头痛、夜睡多惊梦、多饮、多尿、腹胀、腰痛胁痛、足冷等症状。

寒邪致病的相关现代研究多为其致病机理及与常见疾病发病关系的研究。寒邪与气象因子相关性分析的研究发现，寒邪外侵型 RA 与反映温度变化的指标相关性较大，寒邪主要与低温、寒冷有关。

3.湿邪

《说文解字·疒部》曰："痹，湿病也。"颜师古注曰："痹，风湿之病。"《玉篇·疒部》同。《汉书·艺文志》载有《五脏六腑痹十二病方》三十卷，颜师古曰："痹，风湿之病。"《内经》中早已明确提出湿邪是导致痹病发生的重要因素之一。《金匮要略·痉湿暍病脉证第二》中提出："太阳病，关节疼痛而烦，脉沉而细者，此名湿痹。"张子和《儒门事亲》亦提及"痹病以湿热为源，风寒为兼，三气合而为痹"。近现代医学家尤其注重湿邪在着痹发病中的作用，曾有无湿不成痹之说，认为痹病风、寒、湿诸外邪中，湿居其要，是阻滞经络气血的主要因素；且湿性黏滞，故湿又为痹病缠绵不愈的根本原因。

湿邪其性属阴，其性重浊、黏滞、趋下，易阻气机，损伤阳气。侵及人体时，外袭肌表，湿浊困遏清阳，使头目昏沉，状如裹束；留滞于经络关节，使阳气受阻，肌肤不仁，关节疼痛重着；内留滞于脏腑经络，使气机升降失常。病程往往反复发作或缠绵难愈，蕴蒸不化，胶着难解。

《圣济总录》用"湿者土性也，土性缓，荣卫之气与湿俱留"解释着痹之重着不移。《景岳全书》认为湿为阴邪，湿性濡滞，故湿痹见于肢体沉重顽麻。《医学入门》认为风湿多侵于上，寒湿多侵于下，湿多则关节重着。湿痹临证常见肢体关节肌肉酸痛、沉重，或肿胀、麻木不仁、屈伸不利，关节怕冷，皮色不变，以腰以下受累关节多见，遇阴雨天症状加重。除上述症状外，湿痹患者多伴有头身困重、精神萎靡不佳、汗出恶风、四肢欠温、胸闷腹胀、纳食减少、小便不利、大便稀溏等，充分体现了湿邪致痹的特点。

（1）外湿致痹

①风湿痹病：湿邪与风邪合而为风湿之痹。腠理不固，营卫不和，冒风淋雨或汗后当风，湿邪夹风侵袭人体，闭阻经络关节，形成着痹。《金匮要略》有云："风湿相搏，骨节疼痛，掣痛不得屈伸，近之则痛剧，汗出短气，小便不利，恶风不欲去衣，或身微肿者，甘草附子汤主之。"并指出其病因是"风水相搏"，以风湿之邪外侵为主，病位在太阳经、肌肤，治疗多用散风祛湿、健脾化湿、祛湿散寒诸法。风湿痹病常见肌肉关节重着、肿胀、疼痛，其痛游走不定，皮色不变，肌肤多麻木不仁，气候变化时发作或加重，或恶风汗出，头身困重，或身体微肿，舌淡红，苔薄腻，脉浮缓。

②寒湿痹病：寒为阴邪，易伤阳气。汗后冲凉，涉水冒雨，或长居寒湿之地，致寒湿之邪侵及肌肤体表关节，痹阻气血，遂成着痹。肌肉关节疼痛、重着、肿胀，肢体不利，以下肢关节多见，遇阴雨天症状加重，遇温热则痛减，逢寒加重。舌淡嫩，苔白腻，脉弦紧或弦缓。

③湿热痹病：气候炎热，湿夹热邪袭人，或素体阳虚，感受风寒湿邪后，郁而化热，湿热痹阻经络关节，气血不畅，发为本病。金元时期，张从正在《儒门事亲》中对痹病的病因提出痹病以湿热为源，风寒湿为兼，三气合而为痹说。《临证会要·痹证》说："今人则分为二大类，一为风湿扶寒邪为痹者，为风寒湿痹；二为以风湿夹热邪病痹者，为风湿热痹。"湿热致痹临证常见肢体关节疼痛、灼热、重着，局部红肿，疼痛拒按，口苦汗出，小便黄赤，大便不爽，舌黄，苔黄腻，脉数。湿热乃阴阳之邪相合，治疗当忌寒凉过度，伤脾助湿，应治热不避温，可少佐温热药以助祛湿。

（2）内湿致痹

①湿瘀互阻：水湿津液停聚而生痰浊，痰浊流注关节，形成痰瘀，则见关节肿胀，闭阻经络则见肢体顽麻疼痛。临床常见肌肉关节刺痛、重着、肿胀，疼痛位置固定，夜晚加重（本证将在痰瘀痹阻部分进行详细论述）。

②脾虚湿阻:《素问·至真要大论》云:"诸湿肿满,皆属于脾。"生活不节,如嗜食生冷酒醴肥甘,或饥饱不匀,损伤脾胃,脾胃运化失职,津液不得运化转输,停聚而生湿,又或素体脾虚,或饮食失节,脾失健运,或痹久湿邪困脾,均可致内外湿相合,痹阻肌肤关节,发为着痹。表现为肌肉关节酸楚疼痛,肢体重着,肌肤麻木不仁,肌肉痿软无力,面色苍黄,食欲减退,脘腹胀满,大便稀溏,舌淡胖,舌边有齿痕,苔白腻,脉沉缓。

③脾肾阳虚:着痹日久,湿邪困遏,由脾及肾,阳气受损,或先天不足后天失养,脾肾两虚,脾肾阳虚则水无所制,湿邪痹阻经络关节肌肤,气血运行不畅,遂成本病。表现为肌体关节酸痛、肿胀、重着,关节屈伸不利,畏寒喜暖,手足不温,腰膝酸软,口淡不渴,纳差腹胀,小便短少,大便稀溏,或男子阳痿,女子性冷,或面目浮肿,舌淡胖,苔白滑,脉沉细或沉伏。

湿邪致病的现代研究多见于湿邪致病的作用机制及动物模型等方面。相关研究显示,湿邪与人体水液代谢失调、病原微生物、肠道菌群、机体免疫功能紊乱及水通道蛋白、微量元素、激素、血脂代谢异常等具有相关性。但大体而言,其有关湿的研究系统性和连续性亦不够,仍需进行全面深入的研究和探讨,尤其在外湿致病机理的研究方面更是如此。

4. 热毒

《说文解字》载:"毒,厚也,害人之草,往往而生,从中从毒。"其本意是指毒草。《金匮要略心典》谓:"毒,邪气蕴结不解之谓。"外毒包括外感六淫之邪侵袭机体,蕴积不解,日久而化之"毒";外感毒疫之邪;接触虫兽药食之毒。内毒与饮食不节、七情内伤、劳逸失调、年老体衰有关,因脏腑气血阴阳失调,邪实蕴结体内,久而酝酿化生。毒邪致病最易与火(热)邪相兼为病,即所谓"无邪不有毒,热从毒化,变从毒起,瘀从毒结"。又谓:"热为火之渐,火为热之极,火甚成毒。"热毒内伏,不仅胶着壅滞,消灼气血津液,而且直伤脏腑、经络,使病势缠绵、迁延难愈,亦可随热毒损伤脏腑络脉的部位不同而使各种变证丛生。热毒在导致痹病的成因中也有重要的作用。

关于热毒与痹证的关系，古代医家对此已有论述。早在《素问》就有"其热者，阳气多，阴气少，病气胜，阳遭阴，故为痹热""厥阴……不足，病热痹"的记载，成为后世论述热痹的基础。《华氏中藏经·卷中·论痹》在痹病的类型方面，最早提出了热痹的病名，谓："有风痹，有寒痹，有湿痹，有热痹，有气痹。"唐·孙思邈首次提出了"热毒流于四肢，历节肿痛"这一病理机制，并以犀角汤施治。《类证治裁》认为外感邪热致痹，"风热攻注，筋脉迟缓"。《医衡》认为，热痹也可由风寒湿痹郁久"风变为火，寒变为热，湿变为痰"所化，治疗以"降火清热豁痰为主，参以通经活血，流散邪滞之邪"。汪蕴谷《杂症会心录》提出了"虚火乘于经络而红肿热痛"的阴虚热痹病机，指出本病是由于机体禀赋异常，或由五志化火，饮食不节，湿热内生，导致阴阳失调，脏腑蕴热；又或复感风寒湿热毒邪侵袭，内外相合，邪郁蕴毒，酿生热毒或湿热毒邪；邪毒伤正，气血津液运行失常，痰瘀内生，蕴结化毒。邪毒痹阻经脉肢节，流注骨骸经隧，气血不通而发病。

（1）阴阳失调，脏腑蕴热

①禀赋异常生热毒：一方面素体阳盛，脏腑积热，湿热内生。另一方面，素体阴血不足，或久病耗伤肝肾之阴，阴虚内热而为痹。正如《景岳全书》所言："诸痹皆在阴分，总因真阴衰弱，精血亏损，故三气得以乘之而为此诸证。"《杂症会心录》亦有"肝肾为病，筋脉失于荣养，虚火乘于经络而红肿热痹"者。

②五志化火生热毒：朱震亨说："五志之动，各有火起。""五脏各有火，五志激之，其火随起。"刘宗浓则说："大怒则火起于肝……悲哀动中则火起于肺，心为君主，自焚则死矣。"当今社会生活节奏加快，社会竞争激烈，人际关系紧张，往往超越了机体的承受能力，很多人因此而心生郁结、郁郁寡欢，或性情急躁易怒，这种不良的异常情绪积于体内，均会化火生毒，成为致痹的诱因。

③饮食失调生热毒：清代医家喻嘉言将"酒面无节，酷嗜炙煿"称之为"热毒"。随着现在人们生活水平的提高，饮食结构发生改变，长期嗜食

肥甘、醇酒厚味、腥腻辛辣之物，以致脾失运化，湿热蕴生，积久为毒，热毒互结，发为痹证。

（2）风寒湿邪郁而生热　《杂症会心录·下卷》"初因风寒湿郁闭阴分，久则化热攻痛"，说明素体阴虚阳盛，虽遇阴邪，阴不胜其阳，极易从阳化热。邪气稽留不解，久则致病之性愈强而蓄积成毒，如林珮琴《类证治裁》曰："风流走不定，久则变生风毒。"

（3）外感火热之邪　风为阳邪，善行而数变，感受风热则"风热成历节，攻于足指，作赤肿疼痛"，邪蕴不解则化毒，为诱因所扰则复发。例如许叔微《普济本事方》"遇暑热或大便秘即作"。又有叶天士《临证指南医案》所说"由于暑热外加之湿热，水谷内蕴之湿热，外来之邪，著于经络，内受之邪，著于腑络"者，内外合邪加重病情。

（4）失治误治，助火生毒　因某些医者拘泥"风寒湿三气杂至，合而为痹"之说，不分脏腑经络表里，"便作寒湿脚气，乌之附之乳之没之，种种燥热攻之……"结果形成湿热毒痹阻经络关节。更因此类患者多有大剂量应用激素史，起到促化热毒作用，轻则伤津耗气，重则灼阴炼液，形成热毒未除、阴虚内热复生并存的局面。

5. 燥邪

古人认为燥易生风、生热，在筋脉则表现为拘挛、筋缓不收。早在《内经》中就有"燥胜则干"的论述。金元时期著名医家刘完素在《素问玄机原病式》中补充燥邪致病的发病机制，概括其病理特点为"诸涩枯涸，干劲皴揭，皆属于燥"，成为今日燥邪辨证之总纲。结合现代发病特点，津液、阴血亏耗导致筋脉失养，痰瘀相结，阻滞经络，致气血不通，关节筋脉痹阻而疼痛之特点，根据"痹者，闭也，闭塞不通，不通则痛"，提出因燥致痹。

临床中可见 RA 合并干燥综合征或病程较长继发干燥综合征，此时燥邪不可忽视，燥邪总体可分为内燥和外燥两大部分。外燥（六淫致燥、疫情致燥、饮食致燥等）、内燥（气虚阴虚致燥、阴虚血虚致燥、瘀血痰浊湿热致燥等）影响机体形成燥痹，日久不愈，阴液不足，导致气阴两虚，或阴损及阳，阳气亏虚，进而导致气阴两虚；日久则阴阳俱虚，形成血瘀、痰浊、虚热，致经脉不通，关节、筋骨、络脉失养，形成关节痹证。

6. 痰饮

痰饮是指体内正常的水液输布、运化失常，致使津液结聚，停积于身体某些部位而导致相应病证的一类病理产物。痰饮因其重着黏滞之性，极易阻滞经脉，引发痹病。痰既是病理产物，又是继发性致病因素。《临证指南医案》指出："痹者，闭而不通之谓也，正气为邪所阻，脏腑经络不能畅达，皆由气血亏损，腠理疏豁，风寒湿三气得以乘虚外袭，留滞于内以致湿痰、浊血流注凝涩而得之。"痰也是病情加重的直接原因。朱良春认为先有阳虚，病邪遂乘虚袭踞经隧，气血被阻，壅滞经脉，深入骨髓，胶着不去，痰瘀互结，凝滞经脉而成顽痹。

痰饮形成与肺、脾、肾三脏相关性最大。《素问·经脉别论》中所述"饮入于胃，游溢精气，上输于脾，脾气散精，上归于肺，通调水道，下输膀胱，水精四布，五经并行"，论述了正常的水液代谢过程，指出人体正常的津液代谢是通过胃的摄入、脾的运化和转输、肺的宣发和肃降、肾的蒸腾和气化，以三焦为通道，输送到全身。

"肺为水之上源"，若肺气不宣，气行不畅，无力推动和运化水液的正常运行，则可发生水液停聚而出现水湿痰饮等病变。脾脏能够将人体所摄取的水液吸收，升清并转输至全身，以发挥其滋润、濡养的作用。《医学入门》中说："水升火降，脾胃调和，痰何从生？""脾为生痰之源"，中焦气机受阻，导致水谷和水液输布异常，痰饮成而致痹。人身脏腑形窍所产生的浊液，在肾脏的气化作用下，清者回吸收，再由脾气的转输，上达肺，而再次输布于全身；浊者则在肾阳的气化作用下形成尿液，下输膀胱，最终排出体外。明·王节斋认为："痰之本，水也，源于肾。"凡劳倦过度、久病体虚之人，肾脏气化功能失常，则极易导致痰浊水饮邪气内停，痹阻经脉而致痹。三焦司全身的气化，为内脏的外府，是通行元气运行水谷津液的通道，气化则水行，三焦将以上三脏联络贯通并协助其完成生理功能。若三焦失宣，水液失其运行之道，必然导致其所流溢之处出现水饮停痰。

痰饮客留经脉而致痹。

痹病，即是由各种原因所导致的气血凝滞、不通不荣，经络痹阻，进而导致肢体关节出现疼痛、重着、麻木、屈伸不利等为特征的一组临床症状。所谓痹者，闭也，主要因肺、脾、肾功能失调，产生痰饮这一病理产物，又可进而作为新的致病因素，引发其他疾病，痹病就是其中之一。而痰饮流于体内，随气升降，无处不到，或上阻于肺气，或中停于脾胃，或下郁于肾脏，或流窜经络、筋骨腠理，其症状表现各不相同。虽然其产生与多个脏腑密切相关，但临床表现有所不同，可因痰饮痹阻的部位不同，或表现为五脏痹，或表现为五体痹。虽然临床表现因所属五脏、五体的不同而表现各异，但总由病变局部经络气血的痹阻不通而引起，临床多见痰阻气机、痰阻血脉、痰阻经络、顽痰成结致畸四证。

（1）痰阻气机　痰饮之邪上犯肺卫，中阻脾胃都会引起人身之气机郁滞不畅，表现在四肢关节上，因四末气行不畅，会出现双手、双下肢自觉肿胀、僵硬不舒，以致屈伸不利。表现在肺部，肺主一身之气，气逆痰阻，会伴胸部满闷，咳逆上气，喉中痰鸣，咽中如有窝炙，吐之不出，咽之不下，如肺痹之证；痰饮停于中焦，邪犯脾胃，致使中焦气机升降失常，多会伴见脘腹胀满、呃逆嗳气、不欲饮食、恶心欲呕、痰涎壅盛等症状，甚则因脾主四肢肌肉，还会出现四肢沉重、酸困、倦怠乏力，如脾痹、肌痹之证。

（2）痰阻血脉　巢元方在《诸病源候论》中云："诸痰者，此由血脉壅塞，饮水积聚而不消散，故成痰也。"由此可知，血脉壅塞不通亦可导致痰邪内生。津液不得输布化而为痰，阴血不能运行凝而为瘀，津血同源，痰瘀互生，痰瘀在体内一旦形成，滞留局部，肌肉筋脉失养，气血运行不畅，而出现肢体发凉怕冷，屈伸不利，局部刺痛，固定不移，并且多以夜间加重；或可表现为皮肤甲错，肤色紫暗，并且散在瘀斑、瘀点。日久由于周身皮肤、肌肉、筋骨失去血脉的濡养，则会出现机体消瘦和皮肤干燥等症。

（3）痰阻经络　经络是运行气血、联系脏腑、沟通内外、贯穿上下的通道，《内经》说，经络具有"决死生，处百病，调虚实，不可不通"的特点。痰饮黏滞，留于周身上下内外，无处不到。痰阻经络，可表现为全身表里内外"百病"丛生的特点。在痹病中主要表现为局部、半身抑或周身麻木、痉挛、活动屈伸不利及肢体僵直感。经络作为气血运行的通道，痰阻经络常可致气血运行不畅，故病理上常常与血瘀致病的临床症状并见，治疗上要兼顾活血化瘀，痰瘀并治。

（4）顽痰成结致畸　痰饮之邪，重浊黏滞，致痹初期肢体形态并不会表现出明显变化，而仅仅以晨僵、肢体酸困乏力、肢体微肿并伴周身关节疼痛为主。痰饮日久不化，坚结胶固，即成顽痰，如《症因脉治》卷二所述："顽痰，坚结胶固，吐咯难出，脉见沉牢……痰在咽喉，咯不出，咽不下，即老痰、结痰也。"描述了痰饮郁久不化而形成胶着难解之态，其随经脉气血，附注筋骨，流注关节，皮里膜外无处不达，搏结筋肉，内蚀骨髓，从而造成四肢关节疼痛剧烈持久，肿胀变形，遇寒遇热皆感不适，多因天气变化而加重或诱发，甚则造成骨缩筋痿，而最终导致关节严重的畸形，并且缠绵难愈。

7. 瘀血

《杂病源流犀烛·诸痹源流》曰："痹者，闭也，三气杂至，壅蔽经络，血气不行，不能随时祛散，故久而为痹。"可见气血运行不畅，是痹病的主要病理环节。清代王清任《医林改错》中也明确指出"痹证中有瘀血"。

（1）瘀血形成原因　血瘀证通常是指气虚、气滞、寒凝、火热等原因，导致血瘀而血行，也有因外伤或各类急性、慢性病导致出血未能及时消散而引起者，以及产生"瘀血不去，新血不生"等不良后果。

清代何梦瑶提出了"瘀血致痹"的理论，扩展了内伤杂病、瘀血致痹的学说内容。王清任强调瘀血在痹证发病中起着重要的作用，特别强调气虚和血瘀为致病之源，临证治病之关键在于调理气血。在《医林改错·痹症有瘀血说》中，新拟以活血化瘀为主的身痛逐瘀汤，扩充了治疗痹证的方剂类型。其根据不同部位的瘀血，分出各类血瘀杂证，并拟出一系列以活血化瘀为主的方剂，以治疗久痹的身痛逐瘀汤为代表。《类证治裁·痹证》言："痹久必有瘀血。"在论述痹病日久不愈时更明确指出"必有湿痰瘀血瘀滞经络"。叶天士针对热痹的病理演变过程提出"初病湿热在经，久则瘀血入络"的观点，倡用活血化瘀及虫类药物，搜剔宣通经络。由于 RA 病程较长，初期以邪实为主，而中后期表现为正虚邪恋，虚实夹杂，可呈现出正虚、邪留、痰瘀互结，"不通""不荣"与疼痛并见的病理过程，并形成恶性循环，出现错综复杂的病机。其中血瘀为其重要的临床表现。血瘀的形成，又可以致关节畸形、关节僵硬。据吴启富等报道，对 160 例确诊为 RA 的患者，在临床体征、血液流变学、微循环等方面进行了分析研究，发现本组病例 78.1% 存在血瘀证。

（2）瘀血致痹的特点

①疼痛：清·唐容川说："凡是疼痛，皆瘀血凝滞之故也。"各种疼痛是痹证（RA）血阻络证最突出的临床表现之一。武先民对 RA、强直性脊柱炎（AS）110 例瘀血证辨证研究中发现，固定性疼痛的发生率达 100%。其病机属于气血瘀滞，不通则痛。疼痛特点是：痛有定处，多为刺痛，痛处拒按或有红肿；久痛不愈或反复发作；过劳或过逸均可加重，但轻加按摩或适宜活动可减轻。

②肿胀：多因瘀血阻滞、津液不布或痰湿瘀血胶结而成。武氏的调查结果显示，病理性肿块（包括关节肿胀）的发生率亦为 100%。吴启富对 160 例 RA 血瘀证的研究发现，关节肿胀者 113 例，占 70.6%。邓兆智分析了 82 例 RA 患者的症状后发现，关节肿胀的发生率 75.61%。《圣济总录》云："若因伤折内动经络，血行之道不得宣通，瘀积不散，则为肿为痛。"

③局部硬结或瘀斑：湿聚生痰，痰瘀互结而出现硬结；少量血液自孙络渗出为络溢肌衄，可成瘀斑瘀点。武先民的调查显示，110 例 RA、AS 血瘀患者出血及皮下瘀斑者 4 例（3.6%）。吴启富的调查发现，160 例 RA 患者皮肤、黏膜有瘀点、瘀斑，脉络异常者 20 例（12.5%）。在邓兆智的研究中，皮肤关节处有色素沉着者 5 例，占 30.4%。

④色泽异常：血行不畅，气血不能外达，肌肤失荣，故见皮肤干燥无光泽，或肌肤甲错，瘀血阻络日久，溢于脉道之外，故见面色暗黧。诚如《灵枢·经脉》所云："脉不通则血不流，血不流则髦色不泽，故其面黑如

漆柴者，血先死。"吴启富的统计显示，160 例 RA 患者中，口唇紫暗 31 例（19.4%），肌肤甲错 71 例（44.3%）。

⑤舌象：血瘀日久，溢于络外故见舌紫，或有瘀点、瘀斑。武先民调查的 110 例 RA、AS 血瘀证患者中，舌紫有瘀点、瘀斑者 38 例，占 34.5%。吴启富的研究中，160 例患者中，舌质紫暗者 59 例（36.9%），舌下静脉曲线者 37 例，占 23.1%。邓兆智的分析中,RA 患者以淡红舌 42 例（51.72%），有瘀点、瘀斑者 36 例（43%）为临床多见。

⑥脉象：《类证治裁·痹证论治》："脉涩又紧，为痹痛。"瘀血闭阻经脉，故见脉象为涩、结代或无脉。武先民在调查中，9.1% 为涩脉、结代或无脉。吴启富在调查中，典型涩脉者 10.6%，无脉者 5.6%。邓兆智的研究结果表明，痹证脉象以细、滑、弦、涩多见，概其调查包括 RA 各种证型，并非单独瘀血阻络证之故。

（3）痰瘀的现代研究　痰、瘀的病理变化，似乎各有其源，然而追溯其本，痰来自津，瘀本乎血，津血同源，津液是血液重要组成部分，而血的一部分渗出脉外，也成津液，二者均源于脾胃之水谷精微。二者皆属阴精，而阴精为病，必然表现为津血的亏耗和留滞，津灼为痰，血滞为瘀，说明痰瘀实为同源。

有学者从生物化学角度探讨了痰的化学本质、痰的成因和痰瘀相关的物质基础，认为痰是机体物质代谢过程失控生成并过量积累的各种病理性产物，且可以在一定条件下转化成新的致病因素的物质的总称。痰瘀虽是同源，但并非同物。从各自的理化性质来看，痰属于病理性生化物质在体内堆积的结果，存在一个量变过程，在其物理化学性质未发生变化之前尚不是主要的致病因子，而只是疾病的表现形式和物质基础。瘀则是病理性生化物质的物理化学性质和生物学功能发生了改变，或同时伴有相关细胞形态结构和功能改变的结果。

西医学认为，血瘀证与凝血－纤溶系统异常、血液黏稠度增高、血液微循环障碍、组织和细胞代谢异常、血管内皮受损、免疫功能障碍等多种病理生理改变有关。近年来有很多研究发现血小板、凝血－纤溶及与凝血有关的指标异常与血瘀证存在一定的相关性。王卫远等监测了活动期 RA 患者的血小板数量，发现处于活动期患者体内的血小板计数升高，并与反映疾病活动性的指标相联系。汪元等观察了 74 例 RA 的血小板参数，发现活动期 RA 患者血小板 PLT、PCT、MPV 升高，且活动期 PLT、PCT、MRV 与血瘀证有相关性。吴启富等分析 RA 不同阶段（早期、缓解期、晚期）甲襞微循环及血液流变学改变，发现 RA 患者的甲襞微循环均有不同程度的改变，尤以血管形态和血液流态显著，血管口径尤甚，血液流变学也有不同程度的改变，表现为全血黏度、血浆黏度、血小板黏附率增高，纤维蛋白原增加，体外血栓形成试验异常等，并且发现 RA 的病程越长，病变程度越深，范围越广。

将中医学对 RA 的宏观认识与西医学微观分析结合起来看，在 RA 发生早期，由于正虚邪侵，人体正常的气血津液动态平衡系统被打破，血行及水液代谢不畅，血停局部，水聚关节，故见滑膜充血水肿，甚者关节腔积液；水积日久，化为痰湿，痰水相激，血行不利，停而为瘀，痰瘀互阻，与水相携，凝结成团，故见纤维蛋白渗出。由于平衡的破坏，气血津液失去了原有的平衡基础，使所含的有形成分异常析出，故见局部淋巴细胞、多性核细胞和浆细胞浸润；正气虚导致气血津液循环乏力，加之病理产物的阻塞，循环运动更加无力，积聚日久化热，火性炎热，易耗血伤津，炼液为痰，痰阻脉道，血行不畅，停于脉内而成痰；痰瘀胶结，缠绵难解，积聚日久，火热内生，火又煎液，液又变痰，痰又化瘀，形成恶性循环，使得停于局部的代谢产物进一步增多，故滑膜变厚，并向关节腔内突出，病变不除，渗出物形成肉芽组织，从而导致关节面粘连，又因渗出物的大量增多，填塞关节腔，使关节畸形、强直，甚至功能丧失；若病理产物侵犯关节周围软骨组织，可导致脱钙和骨质疏松；若渗出物沉积于鹰嘴突、腕部和踝部等运动较多部位，由于关节的运动，使沉积于该部的渗出物向易于聚集的部位移动，日久形成皮下结节。由此可见，可以将 RA 发病过程中各个环节异常而出现的病理产物及代谢产物都宏观地认为是"痰瘀"，痰瘀贯穿疾病始终。而且从中西医对照、宏观微观结合角度也印证了这一认识，大量免疫复合物沉积、致病细胞因子释放、免疫反应介导的血管炎都是"痰瘀内生"的内涵反映。

二、正虚是 RA 发病的内在条件

在 RA 的发病机制中，正虚是内在因素。《素问·刺法论》曰："正气存内，邪不可干。"《灵枢·百病始生》亦云："风雨寒热不得虚，邪不能独伤人……此必因虚邪之风，与其身形，两虚相得，乃客其形。"当机体正气不足时，外来风寒湿热邪气才可乘虚侵袭肢体关节肌肉，使经脉闭阻不通，而发痹病。汉·张仲景在《金匮要略·中风历节病脉证并治》中谈及"历节病"病机时说："少阴脉浮而弱，浮则为风，风血相搏，即疼痛如掣。"

正气虚弱在 RA 发病机制中主要表现有四种情况。

1. 脏腑衰弱

《华氏中藏经》云："五脏六腑，感于邪气，乱于真气，闭而不仁，故曰痹也。"《金匮要略·中风历节病脉证并治》曰："寸口脉沉而弱，沉即主骨，弱即主筋，沉即为肾，弱即为肝。"明确指出肝肾不足是本病发生的主要内因。从中医学理论来看，肾虚不仅参与了 RA 的发病而且会影响 RA 的预后。由于肾主骨生髓的功能失调，因肝肾同源，共养筋骨，肾虚则髓不能满，真气虚衰，如寒湿气盛，则乘虚深侵入肾。肾为寒水之经，寒湿之邪与之同气相感，深袭入骨，痹阻经络，气血不行，关节闭涩，筋骨失养；或冬季寒盛，感受三邪，肾气应之，寒袭入肾；或为复感三邪，内舍肝肾而致。近年来的研究认为，神经、内分泌、免疫网络相关，彼此间互相影响，这三大系统中共有、共用的一些化学信号、分子和受体，共同协调着三大系统的活动，被称为神经、内分泌、免疫网络的共同语言。大量研究结果显示，部分细胞因子参与了 RA 发生、发展的免疫过程。有学者研究发现，肾虚的 RA 患者病情越重，肾虚的发生率越高，与肾虚患者正气不足、易致外邪侵袭有关。肾虚是 RA 患者出现高滴度 RF 阳性、ANA 阳性的危险因素。肾虚型比非肾虚型 RA 进展得更快，关节侵蚀更为严重，其机制可能与 B 细胞免疫失耐受密切相关。

2. 营卫不和

"荣者，水谷之精气也，和调于五脏，洒陈于六腑，乃能入于脉也"（《素问·痹论》）。"卫气者，所以温分肉、充皮肤、肥腠理、司开阖者也"（《灵枢·本脏》）。营卫之气乃水谷所化精微之气，均出于中焦，散于周表，以司营濡卫外之职。营与血和，携精微营养内则滋养五脏六腑，使脏腑调和，功能正常，升降有序，精气得以周而复生。在外一可濡养肌表，使腠理肌肉充实，正气不泄，邪气不入；二可为卫气之源，感邪时供给卫外精微，源源不断地充卫外之气。卫气行于脉外，温分肉，可助营气濡养肌表，司开阖以顾护营阴，防其外泄。营卫二气和谐，内养五脏，正气得以充实，外御淫邪，防贼伤人。正气充实，虽有邪侵，正盛邪退，亦可驱敌外出。营卫致病，或可因外邪所扰，二者失衡所致；亦可因二者虚损所致。

（1）营卫失和　若营卫失和，外不能攘，内不得安，虽有小邪亦可作乱。外邪犯表，卫气奋起御外，如过盛则发热，迫使营阴外泄，则成卫强营弱之势；如不足不能固摄营阴，使营阴外逸，则营卫皆亏，二者皆可致腠理疏松，肌肉不养，开门迎寇，邪气长驱直入，扰乱气血，气滞血凝，不通则痛。又"其不痛不仁者，病久入深，荣卫之行涩，经络时疏，故不通，皮肤不营，故为不仁"（《素问·痹论》）。若久病营卫皆亏，肢体肌表失荣，不荣则痛、不荣则不仁麻木，亦可成痹，此即为"逆其气则病"。营卫之气在表，外感六淫邪气，互扰于外，故疾病初始多在肌表筋肉之间，"其风气胜者为行痹，寒气胜者为痛痹，湿气胜者为着痹也"，或可见游走性疼痛，恶风恶寒，或可见关节重着，屈伸不利，或见疼痛难忍，遇寒加重；或见发热，关节红肿热痛等。又如《金匮要略》所言"荣气不通，卫不独行，荣卫俱微"所致之历节，《诸病源候论·风病诸候》所言因"荣气虚，卫气实，风寒入于肌肉，使血气行不宣流"所成之痹证，初期皆可出现发热、关节皮肤肿胀疼痛等症，概因营卫失和，邪气入侵而起。

（2）营虚卫弱　《素问·痹论》曰："荣者，水谷之精气也……卫者，水谷之悍气也……逆其气则病，从其气则愈，不与风寒湿气合，故不为痹。"《灵枢·五变》中记载："粗理而肉不坚者，善病痹。"营卫在表，肌肉之坚实，腠理之疏密开阖，皆有赖于营卫的濡养固摄。营卫不足，腠理不实，既不能御敌于外，亦无力驱敌外出，使邪气常客于经脉之中，扰乱气机运行，阻遏阴阳交互，气血运行不畅，乃至成痹。

营卫之气不固，风寒湿热之邪乘虚侵入，扰动卫气；或饮食、情志、外伤等所致产生的痰浊、瘀血持续作用扰动卫气，卫气内部之阴阳平衡协调状态由于内外之邪的作用而发生紊乱，卫阳受损，卫阴偏盛，偏盛之卫阴逆行而成为内生之邪气，流注于关节，凝津成痰，阻络为瘀，而发为本病。痰浊、瘀血及风寒湿热之余邪，胶着于关节，故关节肿胀；晨起阳气不旺，津液输布乏力，滞而行缓故晨僵。

营卫虚弱，各有侧重，临床所见亦有不同。卫虚者，固摄、温煦之力减弱，津液外泄，腠理失温，除关节肌肉疼痛、屈伸不利外，亦出现多汗、畏寒症状；或如合并肺纤维化者，可见乏力、疲劳、咳嗽气短、易感外邪获病等症，乃肺卫不实所致。营亏者，不能濡养周身，如患者关节烦痛或酸痛、周身干燥、肢体皮肤麻木俱见，即因此故。营卫互根互用，病久互累俱虚，又有外邪干扰，营卫不能集结而动，致使抗邪无力，邪气久滞于体内，气机受阻，气血凝滞，痰瘀互搏，故见风湿病患者病情缠绵不愈，关节疼痛持续或反复发作，甚则见关节僵直、变形。病久邪气入里，伤人之本。日久累及五脏六腑，可出现多系统并发症。究其因果，多由营虚卫弱，留寇不去为始。《素问·痹论》同时提出"病久入深，荣卫之行涩，经络时疏，故不通"。所谓营卫"行涩"，便提示了痰、瘀之邪形成，痰瘀既是该病发病的病理产物，又是该病的发病病因，其可与外感实邪同时为病，最终导致痹证迁延难愈。

3. 气血亏虚

气主煦之，血主濡之。气流行分布全身，推动脏腑功能，使精血生、藏有序，脏腑肌肉腠理得养，各司其职，邪不能犯。血可补充、营养、滋润机体各组织、器官的功能，在内则充补脏腑、填精髓，在外则滋养四肢百骸、筋骨、肌肉、皮毛，使脏腑得荣，形胜不衰。气为阳，血为阴，二者互根互用。气为血之帅，营血生化依赖于五脏气旺，气机畅通，又可推动津液营血通达周身，正气充足，亦可摄精、摄血、摄津，使精微营养不能外泄，故气旺通畅则能保证营血津液功能的正常。血为气之母，无形之气易于耗散，唯有以血载气，以血养气，使其安循于脉内。气血充和，运行无阻，如水之流，日月不休，内灌脏腑，外濡腠理，使脏腑得荣，经气得通，卫外得固，则人体形胜，病邪不侵，寿而不夭。《张氏医通·诸血门》说："盖气与血，两相维附。气不得血，则散而无统；血不得气，则凝而不流。"气血不和，在气可气虚无以生血，气虚不能行血，气滞不能运血；在血可血耗气散以致气血两虚，血瘀以致气行不畅，气血互为因果，阴阳失衡，虚则不能荣养五脏六腑、四肢百骸，瘀则不通则痛，发而为痹。

（1）气血亏虚　先天不足，后天失养，或大病、产后耗伤气血，均可致人气血亏虚，机能减退，内至脏腑，外至四肢百骸，皆不能得到濡养。脏腑功能失司，气机失调，精血不生，外可致脉空肉粗，或可扰乱营卫失和，此时若起居不慎，调摄不当，风寒湿热之邪乘虚而入，流注筋骨血脉，搏结于关节，经络痹阻则可生痹。如妇人产后关节疼痛，或肌肤麻木不仁，筋脉拘挛，恶风恶寒，神疲乏力，盖因气血不足，筋脉失养，又易感外邪所致。又如血气不足，脉内空虚，邪气有地可居，扰乱经气循行，阳气痹阻，血行不畅，即成血痹，气血不足，血瘀不显，失养则著，此乃虚多实少，或可不见疼痛，以麻木不仁为主。

气血亏虚，无力驱邪，则邪气久居脉中，益发耗伤正气。且"病久而不去者，内舍于其合也"（《素问·痹论》）。病久正气更伤，邪气深入中宫，侵袭脏腑，转为五脏之痹，或见烦满喘而呕者，或见心下鼓、暴上气而喘、嗌干善噫者，或见多饮、数小便者，动摇人之根本，使气血亏虚更甚，如此恶性循环，病情愈发复杂严重，捉摸不定。故在临床常见久病之风湿患者，多有累及消化、心血管、呼吸、泌尿系统之诸多症状，如RA合并肺纤维化所致喘满，RA所致血三系减低等。

久用、滥用药物易伤正气，或生痰、瘀、火毒，病邪内生，又或损伤脾胃绝生化之源，一不能驱邪外出，二不能充养五脏肌表，邪客于内，久滞经脉发而为痹。而西医学治疗所用免疫抑制剂，如甲氨蝶呤造成骨髓抑制所致血三系减低，多种药物导致肝肾功能受损、免疫力低下易发感染，糖皮质激素所致骨质疏松症等。此因大毒之品，虽有一定疗效，然久用耗伤气血，内损脏腑，正气亏虚，滋生内毒，患者或表现为体质下降之虚象，也可引发其他症状，影响患者生活质量，导致疾病更加复杂。

（2）气虚血瘀　气机运行不畅既是痹病发生的原因，也是痹病进展的结果。气为血之帅，营血可充盈全身需赖气行推动。外感邪气扰乱气机，气滞为实，乃致血瘀发痹。然气虚所致之痹，在临床亦不少见。气虚一则无以卫外，邪气内扰，经脉不通，营血不行；二则气虚无力推动血运，血凝不行，闭塞经脉，发而为痹。

张之澧报道 RA 患者男女之比为 1∶2.87，女子发病率何以较男子高出很多？盖由女子以其经、带、胎、产而不同于男子。女子经后多血虚，血虚气亦随之而虚，以致冲任空虚，风寒湿邪乘虚侵入，相合为病，是以受之如持虚，发为骨痹。隋·巢元方《诸病源候论》认为，痹由"气虚则受风湿，而成此病"。《济生方·痹》曰："皆因体虚腠理空疏，受风寒湿气而成此痹也。"

4. 阴阳失调

宋《圣济总录》中说："论曰：饮天和，食要德，皆阴阳也，然阳为气，阴为血，气为卫，血为荣，气卫血荣通贯一身，周而复会，如环无端，岂郁闭而不流哉。夫惟动静居处失其常，邪气乘间，曾不知觉，此风寒湿三气，所以杂至合而为痹。"正气亏虚、腠理疏松、卫表不固是风寒湿邪入侵的主要原因。《灵枢·百病始生》说："风雨寒热不得虚，邪不能独伤人……此必因虚邪之风，与其身形，两虚相得，乃客其形。"

三、湿热毒蕴、瘀血痹阻是 RA 活动期的病机关键

RA 的分期治疗得到越来越多医家的重视，尤其是活动期 RA 的辨证论治。许多医家根据目前临床上活动期 RA 的病机特点，结合活动期 RA 的证候分布特点，认为湿浊、热毒、瘀血等是 RA 致病的重要因素。谢海洲教授认为 RA 早期或活动期多因湿热为痹，或阴精亏损，或阳旺之体，内

有蕴热，则热邪易犯，感受寒湿之邪多从热化，而为湿热痹。赵绍琴教授主张在 RA 活动期大胆使用峻剂涤痰逐饮；晚期关节变形者以益气化瘀涤痰立法，或为丸剂，缓以图效。

对"热痹"的病因病机早在《内经》中就有论述。《素问·痹论》所说的"其热者，阳气多，阴气少，病气胜，阳遭阴，故为痹热"是对"热痹"基本病因病机的概括。患者素体阳盛阴虚，虽感偏盛的风寒湿之阴邪，阴不胜阳，邪从阳化热，故而"痹热"。宋代《圣济总录》中曰："盖腑脏壅热，复遇风寒湿三气至，客搏经络，留而不行，阳遭其阴，故痹爝然而热闷也。"这是对《内经》中"热痹"病因病机的详细阐述。阳盛体质之人或脏腑有热者，外感风寒湿邪搏于经络，外邪易从阳化热，发为热痹，但对"热痹"的病因还是注重外感风寒湿邪致病。至宋金元时期，"湿热为痹"的理论形成。金代张从正在其《儒门事亲》中曰："痹病以湿热为源，风寒为兼，三气合而为痹。"首先提出痹病发病以湿热为源，发前人所未发。"湿热痹"兴于清代温病，是风湿病病证研究的重大进展。叶天士《临证指南医案》："初病湿热在经，久则瘀热入络。""湿热流著，四肢痹痛。""有湿热伤气，及温热入血络而成痹者。"可见清代医家对痹证的病因已经从《内经》时代的"风寒湿三气杂至"发展到"湿热与风寒，乃痹证两大纲"，可谓对痹证病因病机理论的一大突破。后世越来越多的医家开始重视痹病"湿热为病"的病机，进一步丰富了《内经》的"风寒湿三气杂至，合而为痹也"理论。

随着对痹证研究的不断深入，对于痹证的认识也到了很高的层次。越来越多的医家开始重视瘀血在痹证中的地位，"瘀血为痹"也日臻完善。《医宗金鉴》曰："人之气血周流不息，稍有壅滞，即作肿矣。"沈金鳌在《杂病源流犀烛·诸痹源流》中说："痹者，闭也，三气杂至，壅蔽经络，血气不行，不能随时祛散，故久而为痹。"说明气血运行不畅，脉络痹阻是痹证的重要病理环节。尤以王清任为代表的《医林改错·痹症有瘀血说》明确提出了"痹有瘀血说"，这对于痹证理论的贡献不言而喻，书中身痛逐瘀汤现在仍广泛应用于临床，活血化瘀治疗痹证也开拓了后事医家的治疗思路。

近年来，许多医家越来越重视活动期类风湿关节炎的研究，提出湿热毒是活动期类风湿关节炎的病机关键，瘀血贯穿类风湿关节炎病程始终等辨证观点已成共识，更加重视类风湿关节炎的热毒、湿浊、瘀血等致病作用。湿热瘀阻证是活动期 RA 的常见证型，认为类风湿关节炎的性质为本虚标实，肝肾脾虚为本，热毒、湿滞、瘀血为标。《灵枢·刺节真邪》记载："……热胜其寒，则烂肉腐肌为脓，内伤骨，内伤骨为骨蚀。"《温病条辨》曰："湿聚热蒸，蕴于经络，寒战热炽，骨骱烦疼。"根据 RA 活动期的病机特点、证候分布规律，其主要病机为湿热毒邪凝滞血脉、痹阻经络，病邪深入骨骱，胶着不去，腐蚀筋骨气血，致关节肿痛僵硬，甚导致骨破坏，提出清热活血法是活动性 RA 的重要中医治法。

（王建　姜泉）

第二节　西医病因病理

一、病因

RA 的病因尚未完全阐述，遗传因素、环境因素及其相互作用均参与RA 的发病。

1. 遗传因素

遗传因素与 RA 的发病及预后密切相关，是决定 RA 易感性和严重程度的主要因素之一。目前研究最多而且对 RA 发病影响最大的危险因素是人Ⅱ类主要组织相容性复合物（MHC）分子单倍体型，其结构与 RA 易感性增加和疾病活动度相关，占遗传因素的 40%。除此之外，一些基因的罕见变异也参与 RA 的发病，作用甚至超过常见的基因多态性。

（1）MHC Ⅱ类分子　研究最多的与 RA 发病密切相关的 MHC Ⅱ类分子是 HLA-DR。早在 20 世纪 70 年代，研究人员就发现 70% 的 RA 患者存在 HLA-DR4，远高于健康对照组的 30%；具有 HLA-DR4 基因的个体罹患 RA 的危险性显著升高。HLA-DR 分子 b 链的第三高度可变区与 RA 易感性相关，其中最相关的易感表位（susceptibility epitope，SE）是 DRB*0401、DRB*0404、DRB*0101 和 DRB*1402。在一些种族中，高达 96% 的 RA 患者具有相似的 HLA-DR 位点；而在另外一些种族中，这种相关性不明显或不存在。一般而言，具有两个或多个易感基因等位基因的 RA 患者骨侵蚀和关节外表现的发生率较高。

有些 RA 患者并不符合上述的基因变化，一个可能原因是微嵌合现象。来源于母体的表达 SE 的细胞可在胎儿体内存活，并持续存在至成年，这些非遗传性母体抗原可显著增加孩子发生 RA 的概率。

HLA-DR 易感表位增加 RA 发病概率的确切机制并不明确，它可能通过改变细胞内 HLA-DR 运输和抗原负荷起作用。此外，由于其序列与 EB 病毒的异种蛋白 gp110 相似，其还可以通过分子模拟的方式成为一个自身抗原，从而引起 RA 的发病。

（2）细胞因子、瓜氨酸化酶、PTPN22 及其他基因　研究人员也对 MHC 以外的其他基因在遗传方面对 RA 的影响进行了探讨。研究较多的是基因的单核苷酸多态性（single-nucleotide polymorphisms，SNPs），包括启动子、编码区及一些未知功能区域。表 2-1 总结了一些与 RA 关系比较密切的基因 SNPs。

表 2-1　与 RA 相关的关键基因

基因	危险等位基因的比值比说明
HLA-DR	4～5 倍
PTPN22	≈ 2 倍亚洲人群中无
PADI4	≈ 2 倍主要在亚洲人群中
TRAF1-C5	> 1.2 倍；< 2 倍
STAT4	> 1.2 倍；< 2 倍
TNFAIP3	> 1.2 倍；< 2 倍
IL2/21	> 1.2 倍；< 2 倍

比值比 > 1.0 倍和 < 1.2 倍的其他基因有 CTLA4，CD40，CCL21，CD244，IL2Rb，TNFRSF14，PRKCQ，PIP4K2C，IL2RA，AFF3，REL，BLK，TAGAP，CD28，TRAF6，PTPRC，FCGR2A，PRDM1，CD2-CD58，IRF5，CCR6，CCL21，IL6ST，RBPJ。

鉴于细胞因子在 RA 发病中的重要作用，许多研究关注了细胞因子的多态性。研究证实，关键致炎细胞因子肿瘤坏死因子（tumor necrosis factor，TNF）-α 的多态性与 RA 发病密切相关。例如 TNF-α 启动子区域 -238 和 -308 位的两个基因多态性可以改变基因的转录；TNF-α 的多态性与 RA 的易感性和放射学进展存在相关性；另外也有报道指出，TNF-α 的多态性与不同的治疗反应相关，启动子区 -857 位 T 取代 C 可以显著增加对 TNF-α 生物制剂治疗的反应。

除了 MHC 分子和细胞因子外，与 RA 的易感性最相关的基因是肽基精氨酸脱亚氨基酶（PADI）和 PTPN22。瓜氨酸化是 RA 特异的一种现象，而 PADI 则负责将精氨酸修饰转化为瓜氨酸，是这一过程的关键酶。目前，已有 4 种异构体被发现，分别命名为 PADI1 至 PADI4。研究证实，PADI4 基因的扩展单倍体型与 RA 的发病存在相关性，它可以提高 mRNA 的稳定性从而增加 PADI4 蛋白的水平。一项日本人群的队列研究发现，PADI4 基因的 SNPs 可以使 RA 发病风险增加 2 倍。这一相关性在亚洲人群中得到了进一步的证实，但在西欧人群中却没有，提示该基因的多态性可能存在种族差异。PTPN22 基因的多态性也被证实与 RA 发病相关。PTPN22 是一种磷酸化酶，可以调节几个对 T 细胞激活起重要作用的激酶的磷酸化状态。其第 1858 位核苷酸的 SNPs 可导致氨基酸置换（R620W），进而影响相应激酶的磷酸化状态，改变 T 细胞受体（TCR）信号转导的阈值，使发生 RA 的风险增加两倍。非常有意思的是，与 PADI4 基因相反，PTPN22 基因的多态性在日本以及亚洲人群中比较罕见。

除了上述的 MHC 分子、细胞因子、PADI 和 PTPN22 外，一些免疫调节基因的多态性也被证实与 RA 易感性相关，包括共刺激分子 CTLA4、CD28 等；细胞因子受体 IL2R、TNFRSF14 等；B 细胞功能相关基因 BTLA（B 细胞和 T 细胞衰减因子）、Fc 受体和 CD40 等；趋化因子 CCL21 及趋化因子受体 CCR6 等；免疫功能调节相关的信号转导通路分子 TRAF1-C5、STAT4、REL 及 BLK、IRF5 等。

2.环境因素

环境因素与 RA 的易感性相关。虽然单一的主要环境因素还不明确，但吸烟、饮酒及感染等被证实与 RA 的发病相关。

（1）吸烟及饮酒　吸烟是最明确的血清阳性 RA 患者的环境危险因素，其可能通过激活呼吸道的天然免疫系统和 PADI，进而促进抗瓜氨酸肽抗体（ACPA）的产生而增加 RA 的易感性。吸烟的程度可以预测 RA 的易感概率，每年吸烟 20 包就可以使 RA 的风险显著增加；戒烟可以使这种风险下降，但是下降程度缓慢，需要至少 10 年的时间才能和非吸烟者相同。此外，少量饮酒，尤其是红酒可以降低 RA 的风险；暴露于硅尘等其他可吸入颗粒物中却可以增加 RA 的风险。

吸烟和 HLA-DR 间的相互作用很好地阐释了基因和环境因素可以联合增加 RA 的致病风险。吸烟和 SE 可以分别在一定程度上增加 RA 的易感性，但是如果两者联合则具有显著的协同作用。一个有两个 SE 基因拷贝的吸烟者，其患 RA 的概率比一般人群高出 40 倍。这一协同作用的具体机制尚不清楚，可能与吸烟者的瓜氨酸化水平升高以及包含 SE 的 HLA-DR 分子结合一些瓜氨酸化蛋白的能力增强有关。

（2）感染　长时间以来，一些临床现象均支持感染与 RA 的发病相关，研究者也试图在滑膜组织或者关节液中鉴定出一种或几种 RA 特异性的病原体，但一直未得到阳性结果。研究发现，RA 患者血清中某些病原体抗体的水平升高，例如变形杆菌，但是这是一种附带现象抑或非特异性 B 细胞活化的结果还需进一步明确。大部分 RA 患者的滑膜中可以检测出细菌 DNA 序列以及肽聚糖成分，但鉴定出的细菌并非特殊细菌，而是常见的皮肤和黏膜细菌感染，包括不动杆菌属和芽孢杆菌属感染。

EB 病毒（EBV）也与 RA 的发病相关。与正常人相比，RA 患者咽喉冲洗液中 EBV 水平更高；血液中抗病毒感染 B 细胞的数量更多，抗 EBV 抗体的滴度显著升高；EBV 特异性细胞毒 T 细胞应答也存在异常。EBV 糖蛋白 gp110 与 HLA-DR 的易感表位 SE 具有同源序列，RA 患者体内存在针对此表位的抗体。因此，在 SE 患者中，可以通过"分子模拟"引起周围 T 细胞的免疫活化。这一假说可以解释具有特殊 MHC 基因表型的 RA 患者为何在没有活动性感染的情况下疾病仍然进展。

在某些 RA 患者中可以查到前驱感染细小病毒 B19 的血清学证据。大约只有 5% 的 RA 患者在起病时有近期感染细小病毒 B19 的证据，有趣的是，75% 的 RA 患者滑膜标本中细小病毒 B19 的 DNA 为阳性，远高于非 RA 对照样本中 20% 的阳性率。此外，免疫组化法在 RA 患者中可以检测到 B19 蛋白 VP-1，而在其他类型的关节炎中没有发现。细小病毒 B19 可能通过增强滑膜成纤维细胞（RASF）的致病功能，加重滑膜炎的进展。

此外，一些证据提示人类风疹病毒、巨细胞病毒、单纯疱疹病毒以及某些反转录病毒均可能是 RA 的诱发因素，但尚需进一步的研究证实。

3. 性别

女性更容易发生 RA，女性与男性的发病比为 2∶1 ～ 3∶1。这一性别差异的具体原因及机制尚不清楚，目前认为，以下三种因素可能参与该差异过程。

（1）性激素　雌激素被认为是 RA 发病的危险因素，其可以促进自身反应性 B 细胞的扩增及活化，从而加重自身抗体的产生；可以促进滑膜成纤维细胞中基质金属蛋白酶的产生；可以促进单核 / 巨噬细胞分泌 TNF 等。雌激素的作用十分复杂，造成女性易感 RA 的确切机制目前还不清楚。与雌激素相反，孕激素则起到保护作用。75% 以上怀孕的 RA 患者在妊娠前 3 个月内或 6 个月内出现病情改善，但是 90% 以上的患者在分娩后数周或数月出现病情复发，并常伴 RF 滴度增高。孕激素发挥保护作用的机制还不清楚，可能是通过促进抑制性细胞因子如 IL-10 分泌增多、甲胎蛋白产生增加或负调控免疫细胞的功能。

（2）X 染色体　女性比男性多一条 X 染色体，这种染色体的差异也参与了 RA 发病的性别偏倚。在基因表达过程中，为了保证与男性的水平相同，女性两条 X 染色体中的一条会被灭活，只有一条 X 染色体上的基因得以表达，这一过程被称为"去莱昂化"（lyonization）。然而这一 X 染色体灭活过程往往会不完全，从而会导致一些 X 相关基因的过表达，进而引起女性的高发病率。最明确的一个例子就是 X 染色体相关基因 TLR7 在女性中高表达，且与 RA 发病密切相关。

（3）免疫因素　除了上面提到的自身反应性 B 细胞外，Treg 及 age-associated B cells（ABCs）也参与 RA 发病的性别偏倚。雌激素可以促进 IL-6 的产生，而 IL-6 在调控 Treg/Th17 平衡中至关重要，其可以促进该平衡向 Th17 偏倚，从而导致 RA 的发病。ABCs 是新近发现的一群 B 细胞，其在老年雌性小鼠以及老年女性中比例明显升高；在具有自发自身免疫病倾向的年轻小鼠中也显著升高；但在老年雄性小鼠和老年男性中并不升高。这群细胞可以产生大量自身抗体，参与 RA 的女性高发过程，但其他机制仍在探索中。

二、发病机制

RA 是一种发病机制复杂的自身免疫病，其不但包括天然免疫反应的大量活化，还涉及适应性免疫应答的过度激活。

1. 天然免疫反应

（1）单核 / 巨噬细胞　在 RA 中，单核 / 巨噬细胞发挥了重要的致病作用。在 RA 患者的滑膜、滑液血管翳中都存在着大量活化的巨噬细胞。巨噬细胞的浸润程度与关节疼痛以及骨侵蚀呈相关性。滑膜中的巨噬细胞主要来源于血液循环中的单核细胞，单核细胞在核因子 κB 受体活化因子配体（receptor activator of NF-κB ligand, RANKL）、整合素和 M-CSF 等分子的调节下可分化为破骨细胞，而从 RA 滑液中分离的巨噬细胞在 TNF-α 和 IL-1 的刺激下也可以转化为破骨细胞。破骨细胞在 RA 软骨下骨破坏过程中发挥重要作用。在滑膜组织中少量巨噬细胞的活化就可以募集并活化其他炎症细胞，其所产生的 TNF-α 和 IL-1 是启动炎症瀑布信号转导的关键因子。TNF-α 在 RA 发病机制中占主导作用，主要是由滑膜和软骨血管翳的巨噬细胞产生，是炎症瀑布上游分子，具有多效性，可上调滑膜细胞表达黏附分子、细胞因子、前列腺素 E2、胶原酶和胶原。TNF-α 刺激巨噬细胞产生 IL-6、IL-8、MCP-1 和 MIP-1a 以及氧化自由基，参与局部炎症，而滑膜巨噬细胞产生大量的一氧化氮又能诱导滑膜细胞产生 TNF-α。滑液中 TNF-α 的水平与滑膜内层巨噬细胞数目以及放射学骨侵蚀程度相关。RA 巨噬细胞还高表达 MHC Ⅱ 类分子等活化标记，抗凋亡因子 Mcl-1 表达增加，产生趋化因子 CXCL13 趋化 B 细胞参与滑膜异位生发中心的形成；可合成多种趋化因子扩大免疫应答，例如 TNF-α、IL-1、IL-8、IL-15、IL-18、CM-CSF、迁移抑制性因子（MIF）等多种促炎因子，以及巨噬细胞炎症多肽（MIP-1）和单核细胞趋化蛋白等；并能释放白细胞弹性蛋白酶和基质金属蛋白酶（MMPs）参与关节破坏。

（2）滑膜成纤维细胞（RASF）　滑膜成纤维细胞包括 B 型滑膜细胞和成纤维细胞样滑膜细胞，在关节功能成熟和维护中起着关键作用。在 RA 病变关节中，RASF 构成了一种独特的细胞类型。许多研究证实，RASF 在形态学及生物活性发生了转变，包括信号级联和凋亡反应分子的变化以及黏附分子和基质降解酶表达的变化等，使之在不需要外加不断刺激条件下就处于稳定活化状态。其不仅直接和间接参与骨和软骨的侵蚀，而且参与调节 RA 关节中炎症的散播、血管翳结构的维持等病理过程，在 RA 的发生发展及病情迁延均具有重要的作用。因此，在 RA 复杂的细胞网络中，RASF 已不再是一个被动的参与者，而是一个活跃的主动参与者。

细胞、细胞因子和其他因子对 RASF 的激活在 RA 发病中非常重要。白细胞来源的细胞因子对于 RASF 的活化影响很大，其中 IL-1 和 TNF-α 能够刺激 RASF 增生。TNF-α 在培养的 RASF 中大量产生，能进一步刺激 RASF 增生和 MMP、前列腺素的产生。RASF 即使经过长时间的体外培养仍能保持对这些细胞因子的应答。生长因子在炎性滑膜中有很高的浓度，能促进 RASF 的有丝分裂。例如 TGF-β 能够刺激培养的 RASF 细胞增生和胶原的产生；将 TGF-β 直接注射入实验动物的关节中，导致滑膜的严重增生，且远远超过了与之伴随的炎症浸润的程度。滑膜成纤维细胞表达血小板衍生生长因子（PDGF）受体，而 PDGF 是迄今为止所知刺激 RASF 增生作用最强的因子之一。

RASF 可以表达多种 toll 样受体（TLR），其中以 TLR2、TLR3、TLR4、

TLR9 等表达量最高。其可以识别细菌或病毒来源的 DNA、RNA 以及胞壁等成分，以及凋亡细胞释放的核酸等胞内成分，导致大量炎性细胞因子以及基质金属蛋白酶 MMPs 和血管内皮生长因子等的产生。RA 关节腔内的缺氧环境可以进一步协同活化 TLR 信号通路，加重 RA 的炎症进展。

此外，RASF 和 T 细胞以及 B 细胞存在着密切的相互作用和联系。RASF 可以促进 T 细胞的存活，并诱导其向 Th1 和 Th17 分化；其还可以促进 B 细胞的增殖以及自身抗体的产生。细胞因子以及细胞 – 细胞相互接触在该过程中发挥重要作用；缺氧诱导因子 HIF-1α 可进一步促进 RASF–T/B 细胞的相互作用和联系。

（3）中性粒细胞　中性粒细胞来源于造血干细胞，在骨髓中分化成熟后进入血液或者组织中，之后即可以行使吞噬和杀灭病原微生物的功能。中性粒细胞在先天免疫中发挥重要作用，过去一直认为中性粒细胞杀灭病原体的主要方式通过其吞噬作用，近来的研究证明粒细胞也可以通过外周诱捕网来消灭病原体。中性粒细胞外周诱捕网的形成是通过一种新的细胞死亡途径 NETosis 形成的。NETs 在很多疾病，尤其是 RA 的发病中扮演着重要的角色。RA 关节液中存在大量聚集的中性粒细胞，发生剧烈的 NETosis，进而引起胞内抗原的大量释放以及免疫细胞的进一步活化。研究表明，NETs 的形成依赖于 PAD4，PAD4 是一种肽酰基精氨酸脱亚胺酶，参与蛋白的瓜氨酸化，而 PAD4 在中性粒细胞中高表达。

（4）树突状细胞（dendritic cells，DC）　大量研究表明，DC 在 RA 的发病过程中扮演着重要的角色。在 RA 患者的关节组织中，DC 的数目与 CCP 抗体的滴度呈正相关。抑制树突状细胞成熟对于 RA 发病具有一定的保护作用。

（5）髓系来源的抑制性细胞（myeloid-derived suppressor cells，MDSC）MDSC 是一群抑制性细胞，由不成熟的粒细胞、巨噬细胞以及树突状细胞组成，其可以分为粒细胞来源（G-MDSC）和单核细胞来源（M-MDSC）两群。在小鼠中，可以通过 CD49/CD11b 来区分这两个亚群，CD11b$^+$Ly6G$^+$Ly6C$^{low/-}$CD49d$^-$ 为 G-MDSCs，而 CD11b$^+$Ly6G$^+$Ly6C^{hi}CD49d$^+$

为 M–MDSCs。人类 MDSC 则可根据 CD33、CD11b 和 CD14 分为两个亚群，CD33⁺CD11b⁺CD14⁻ 为 G–MDSCs，而 CD33⁺CD11b⁺CD14⁺ 为 M–MDSCs。目前的观点认为 MDSCs 的不同亚群对于 RA 的疾病发展具有不同的调节作用，G–MDSCs 更倾向于保护性作用，M–MDSCs 倾向于促进疾病的发展。

2. 适应性免疫反应

（1）T 细胞 在 RA 患者的外周血中，CD4⁺ Th 细胞的数量轻度上升，且伴有 CD8⁺ T 淋巴细胞减少（CD4⁺/CD8⁺ 比例增加）。RA 患者的 T 细胞存在分化和成熟障碍。正常情况下，胸腺 T 细胞输出量随着年龄的增大而减少，但在 RA 患者中似乎减少更快。RA 患者的 T 细胞端粒长度比正常人短，更接近老年人的水平，提示异常的 T 细胞"老化"。这可能是由于外周血 T 细胞稳态的原发性缺陷，或是由于慢性炎症刺激继发胸腺功能受损，使 T 细胞更新加快。

RA 是一种 Th1/Th2 偏倚性疾病，Th1 细胞明显扩增，而 Th2 细胞却相对缺乏。Th1 细胞主要表达 IL–2 和 IFN–γ 等细胞因子，并表达细胞因子受体 CXCR3 和 CCR5。作为经典的 Th1 细胞因子，IFN–γ 在 RA 中的作用存在分歧。部分研究显示，应用小剂量 IFN–γ 后不但不会使 RA 疾病恶化，反而会使部分患者得到好转。在 IFN–γ 基因敲除小鼠或 IFN–γ 受体缺陷小鼠中，胶原诱导关节炎进展迅速。部分研究却支持 IFN–γ 的致病作用，新近的研究更是证实，异位表达的 B 细胞来源的 IFN–γ 对于 RA 发病至关重要。这些发现提示，细胞因子的作用会随着动物模型的不同及细胞因子表达时相的不同而发生变化。

新近，新型 T 细胞亚群 Th17 细胞受到越来越多的关注，该细胞亚群可以表达致炎细胞因子 IL–17，包含 6 个亚型（IL–17A 至 F）。IL–17 能够模拟 IL–1 和 TNF 的生物学效应并与之协同促进滑膜成纤维细胞产生炎性细胞因子以及 MMPs。此外，IL–17 还能够增强破骨细胞活性从而参与骨质破坏过程。IL–1、IL–23 和 / 或 TGF–β1 都具有促进 Th17 细胞分化的潜能，而这些细胞因子都在 RA 滑膜中有表达。IL–17 家族在关节炎动物模型中的作用已比较明确，特异性阻断 IL–17A 对炎症及骨破坏疗效显著。目前，临床试验正在进行中，并显示了令人鼓舞的结果。

滤泡辅助性 Th 细胞（Tfh）在 RA 发病中的作用也逐步被认识。Tfh 是一群表达 PD-1 和 CCR7 的 Th 细胞，对于维持 B 细胞生物学功能和抗体产生至关重要。在 RA 中，这群细胞发生明显的扩增，并与病情正相关。新进的研究进一步揭示了外周血 Tfh 的前体细胞 pTfh，表达 PD-1 和 CXCR5，其作用类似于记忆性 Tfh，在 RA 发病中发挥重要的作用。

调节 T 细胞 Treg 失衡也是 RA 发病的关键环节之一。Treg 是一群具有免疫负调节功能的 Th 细胞，通过分泌 IL-10 和 TGF-β1 发挥作用，核心转录因子是 Foxp3。RA 疾病状态下，Treg 发生功能缺陷，TNF-α 是该过程的关键致病细胞因子，抗 TNF-α 生物制剂治疗可逆转该过程。RA 疾病情况下，Treg 稳定性也下降，展现较大的可塑性，其可以丢失 Foxp3 的表达，转变为 IL-17-producing Treg。这群细胞是一群功能较强的破骨细胞前体细胞，可进一步转变为破骨细胞，从而加重 RA 骨破坏的进展。增强 Treg 活性 / 稳定性或过继转移 Treg 有望成为 RA 新的治疗策略。

（2）B 细胞　B 淋巴细胞在 RA 的发生、发展中发挥重要作用。传统认为，B 细胞主要通过产生自身抗体参与 RA 的发病，新近研究表明 B 细胞也可以通过非抗体依赖途径参与 RA 的发生和维持。目前认为，B 细胞参与 RA 的主要途径有产生自身抗体、介导抗原提呈、分泌炎性细胞因子、免疫调节功能异常及促进骨侵蚀。

自身抗体是 RA 的特征性也是重要的致病因素，主要由 B 细胞产生。类风湿因子（RF）是由 Waaler 于 1940 年首先描述的第一个 RA 自身抗体，其特异性识别变性 IgG。除 RF 外，在 RA 中还存在许多其他自身抗体，包括抗软骨成分抗体（如抗 II 型胶原抗体、抗软骨细胞抗原 65 抗体、抗人软骨细胞糖蛋白 39 抗体）、抗酶抗体（抗葡萄糖 -6- 磷酸异构酶抗体、抗 α 烯醇化酶相关抗体）、抗核蛋白抗体（抗 RA33 抗体）、抗应激蛋白抗体和抗环瓜氨酸化蛋白抗体（ACPA）[如抗环瓜氨酸肽（抗 CCP）抗体、抗核周因子（APF）、抗角蛋白抗体（AKA）等]。RF 和 ACPA 已得到深入研究，具有重要的临床诊断价值。但 RF 存在于许多其他自身免疫病包括系统性红斑狼疮、干燥综合征等以及非自身免疫性疾病和正常人中，而 ACPA 则很少出现在除 RA 外的其他疾病中，疾病特异性达 90% ~ 95%。研究发现，ACPA 与预测 RA 的发生、疾病的严重性和关节骨破坏等密切相关。

B 细胞也可以作为有效的抗原提呈细胞（antigen-presenting cell，APC）参与 RA 的发病。自身反应性 B 细胞通过其表面受体 BCR 摄取自身抗原，刺激 T 细胞活化并促进 CD4$^+$ T 细胞向记忆性 T 细胞发展，激活自身免疫反应。与其他 APC 相比，抗原特异性 B 细胞在选择性地摄取抗原中具有显著优势，以其高亲和力受体使抗原浓集于 B 细胞表面后摄入胞内，故在抗原浓度非常低的情况下也能有效摄取和提呈抗原，其效率是非特异性 APC 的 100 倍以上。RF$^+$ B 细胞在抗原提呈中尤其发挥重要作用，它能通过 RF 特异性的膜 Ig 受体结合 Ig 的 Fc 段进而提取抗原抗体复合物，然后对抗原肽进行加工提呈，诱导 T 细胞活化。

新近研究发现，B 细胞也可以分泌多种炎性细胞因子参与 RA 的发生发展。在 RA 的慢性病程中，B 细胞是 IL-6 相对主要的来源。IL-6 是维持 Th17 细胞和 Treg 平衡的主要调节因子，RA 中升高的 IL-6 可以打破 Th17/Treg 平衡，加重疾病的进展。关节液 B 细胞可以高表达炎性细胞因子，包括 IL-21、IL-23、IL-1α 和 TNF-α。最近一项研究证实，在 RA 患者中，B 细胞也能产生高水平 IL-17，而 IL-17 是一个与免疫炎症和骨破坏相关的多效性细胞因子，提示 B 细胞分泌的 IL-17 可能促进疾病的发展和加重关节骨破坏。实验性关节炎小鼠中的研究进一步证实，B 细胞产生的 IFN-γ 在关节炎发展过程中至关重要。然而，RA 患者 B 细胞产生的 IFN-γ 是否参与了疾病的发生发展需要进一步研究证实。

近年来，调节性 B 细胞（regulatory B cells，Breg）在 RA 发病中的作用受到越来越多的关注。Breg 是一类发挥负性调控功能并维持机体免疫耐受的 B 细胞。其中分泌 IL-10 的 Breg 被称为 B10 细胞，是目前研究最多的一群 Breg。小鼠 B10 细胞的表型已比较明确，长期以来，人类 B10 细胞的表面标志物存在争议。目前一般认为，CD19$^+$CD24^{hi}CD27$^+$ 或 CD19$^+$CD24^{hi}CD38^{hi} 细胞具有人调节性 B10 细胞的表型。多项研究证实，

RA 患者外周血中 B10 细胞发生数量缺失,并与疾病活动度评分(DAS28)呈负相关;而且其功能也发生缺陷,不能有效地促进 Treg 的分化。目前,B10 细胞在 RA 患者中数量和功能改变的具体机制仍不清楚,仍需进一步研究。

B 细胞在 RA 骨侵蚀中也发挥重要作用。关节骨侵蚀是 RA 放射学的主要特征,其与疾病的严重性和关节功能密切相关。破骨细胞是骨侵蚀和关节破坏的主要效应细胞,其中 RANKL 是其分化的关键因子。之前的观点认为,滑膜成纤维细胞及活化的 T 细胞是 RANKL 的主要来源。但近年来,越来越多的研究提示 B 细胞,尤其是转换后记忆性 B 细胞(CD19$^+$CD27$^+$IgD$^-$)也可以产生较高水平的 RANKL,并促进破骨细胞的分化,从而加重 RA 的骨破坏进程。此外,B 细胞分泌的 ACPA 能识别破骨细胞前体细胞表面的瓜氨酸化波形蛋白,并促进破骨前体细胞向成熟的破骨细胞分化。利妥昔单抗清除 B 细胞治疗不仅可以改善 RA 患者的临床症状和炎症指标,而且还可以通过增加骨形成和降低骨吸收抑制关节骨破坏的进程。

(胡凡磊)

参考文献

[1] Ruizesquide V,Sanmartí R. Tobacco and other environmental risk factors in rheumatoid arthritis[J].Reumatol Clin,2012,8(6):342-350.

[2] Iikuni N,Nakajima A,Inoue E,et al. What's in season for rheumatoid arthritis patients? Seasonal fluctuations in disease activity[J]. Rheumatology,2007,46(5):846-848.

[3] 吴启富,肖长虹,许文学,等.类风湿关节炎不同阶段甲襞微循环及血液流变学改变的临床研究 [J].中国微循环,2003,7(4):236-237.

[4] 武先民.类风湿性关节炎强直性脊柱炎 110 例血瘀证辨证研究 [J]. 中国中西医结合风湿病杂志,1993,2(1):44.

[5] 李建婷,邓兆智.类风湿性关节炎(RA)的中医证候研究 [J]. 实用

中医内科杂志, 2002（4）: 180-181.

[6] 丘裕元, 李巨奇, 贾晓林, 等. 痰本质及其物质基础探讨 [J]. 实用中医药杂志, 2002（7）: 47-48.

[7] 马瑞莲, 李玉幸, 杜秦川. 血瘀证的血液流变学研究 [J]. 中国中西医结合杂志, 1994（S1）: 173-174.

[8] 刘军莲, 宋剑南. 中医血瘀证本质研究概况 [J]. 辽宁中医杂志, 2006（9）: 1091-1093.

[9] 王卫远, 李志军, 陈静, 等. 活动期类风湿关节炎患者血小板增高的临床意义 [J]. 蚌埠医学院学报, 2009（6）: 478-480.

[10] 汪元, 刘健, 余学芳, 等. 血小板参数与类风湿关节炎病情活动指标及临床症状相关性分析 [J]. 辽宁中医药大学学报, 2008（6）: 5-7.

[11] 汪元, 刘健. 类风湿关节炎神经内分泌免疫网络的变化及中医药干预研究进展 [J]. 辽宁中医药大学学报, 2010（4）: 71-73.

[12] 谢庆云, 魏萌, 张波, 等. 外周血炎性细胞因子与类风湿关节炎 [J]. 中国组织工程研究, 2012, 16（42）: 7945-7950.

[13] 张楠, 高芳堃. 类风湿关节炎与免疫应答系统及其相关因子 [J]. 中国临床康复, 2005（27）: 144-147.

[14] 郭林凯, 罗十之, 廖黔华, 等. 自身抗体与肾虚型类风湿关节炎的相关性研究 [J]. 中国中西医结合杂志, 2013（5）: 619-622.

[15] 廖黔华, 郭林凯, 罗十之, 等. 肾虚型类风湿关节炎与B淋巴细胞人免疫球蛋白GFc段受体Ⅱb的相关性研究 [J]. 中国中西医结合杂志, 2013, 9: 1203-1207.

[16] 谢海洲. 痹证研究的回顾与展望 [J]. 新疆中医药, 1993（2）: 49-52.

[17] 彭建中, 杨连柱. 赵绍琴教授从痰辨治类风湿性关节炎的经验 [J]. 中国医药学报, 1994, 5: 57-58.

[18] 姜泉, 蒋红, 曹炜, 等. 475例类风湿关节炎患者中医临床证候分析 [J]. 中医杂志, 2007, 3: 253-255.

[19]黄雪琪，林海，王承德．类风湿关节炎活动期中医治疗思路 [J]．中华中医药学刊，2010，7：1550-1551．

[20]侯雷，马武开．类风湿关节炎中医证候分类临床文献研究 [J]．中国中西医结合杂志，2014，3：279-283．

[21]屈静，邹忆怀，支楠．毒邪学说的现代研究进展 [J]．中国中医急症，2012，10：1629-1631．

[22] Weyand CM，Hicok KC，Conn DL，et al. The influence of HLA-DRB1 genes on disease severity in rheumatoid arthritis[J]. Ann Intern Med，1992，117（10）：801-806．

[23] Rak JM，Maestroni L，Balandraud N，et al.Transfer of the shared epitope through microchimerism in women with rheumatoid arthritis[J]. Arthritis Rheum，2009，60（1）：73-80．

[24] Suzuki A，Yamada R，Chang X，et al. Functional haplotypes of PADI4，encoding citrullinating enzyme peptidylarginine deiminase 4，are associated with rheumatoid arthritis[J]. Nat Genet，2003，34（4）：395-402．

[25] Kallberg H，Ding B，Padyukov L，et al. Smoking is a major preventable risk factor for rheumatoid arthritis: estimations of risks after various exposures to cigarette smoke[J]. Ann Rheum Dis，2011，70（3）：508-511．

[26] Pisitkun P，Deane JA，Difilippantonio MJ，et al.Autoreactive B cell responses to RNA-related antigens due to TLR7 gene duplication[J]. Science，2006，312（5780）：1669-1672．

[27] Isnardi I，Ng YS，Menard L，et al. Complement receptor 2/CD21-human naive B cells contain mostly autoreactive unresponsive clones[J]. Blood，2010，115（24）：5026-5036．

[28] Mulherin D，Fitzgerald O，Bresnihan B. Synovial tissue macrophage populations and articular damage in rheumatoid arthritis[J]. Arthritis Rheum，1996，39（1）：115-124．

[29] Hu F, Mu R, Zhu J, et al. Hypoxia and hypoxia-inducible factor-1alpha provoke toll-like receptor signalling-induced inflammation in rheumatoid arthritis[J]. Ann Rheum Dis, 2014, 73 (5): 928-936.

[30] Hu F, Liu H, Xu L, et al. Hypoxia-inducible factor-1alpha perpetuates synovial fibroblast interactions with T cells and B cells in rheumatoid arthritis[J].Eur J Immunol, 2016, 46 (3): 742-751.

[31] Brinkmann V, Reichard U, Goosmann C, et al. Neutrophil extracellular traps kill bacteria[J]. Science, 2004, 303 (5663): 1532-1535.

[32] Miossec P. Dynamic interactions between T cells and dendritic cells and their derived cytokines/chemokines in the rheumatoid synovium[J]. Arthritis Res Ther, 2008, 10: S2.

[33] Geissmann F, Jung S, Littman D R. Blood monocytes consist of two principal subsets with distinct migratory properties[J]. Immunity,2003,19 (1): 71-82.

[34] Forghani P, Khorramizadeh M R, Waller E K. Natural suppressor cells: past, present and future[J]. Front Biosci (Elite Ed), 2012, 4: 1237-1245.

[35] Olalekan S A, Cao Y, Hamel K M, et al. B cells expressing IFN-gamma suppress Treg-cell differentiation and promote autoimmune experimental arthritis[J]. Eur J Immunol, 2015, 45 (4): 988-998.

[36] He J, Tsai L M, Leong Y A, et al. Circulating precursor CCR7[lo]PD-1[hi] CXCR5[+] CD4[+] T cells indicate Tfh cell activity and promote antibody responses upon antigen reexposure[J]. Immunity, 2013, 39 (4): 770-781.

[37] Ehrenstein M R, Evans J G, Singh A, et al. Compromised function of regulatory T cells in rheumatoid arthritis and reversal by anti-TNF alpha therapy[J]. J Exp Med, 2004, 200 (3): 277-285.

[38] Komatsu N, Okamoto K, Sawa S, et al. Pathogenic conversion of Foxp3+ T cells into TH17 cells in autoimmune arthritis[J]. Nat Med, 2014,

20（1）：62-68.

[39] Waaler E. On the occurrence of a factor in human serum activating the specific agglutintion of sheep blood corpuscles. 1939[J]. APMIS, 2007, 115（5）：422-438，439.

[40] Lanzavecchia A. Antigen uptake and accumulation in antigen-specific B cells[J]. Immunol Rev, 1987, 99：39-51.

[41] Lanzavecchia A，Bove S. Specific B lymphocytes efficiently pick up, process and present antigen to T cells[J]. Behring Inst Mitt, 1985（77）：82-87.

[42] Schlegel P M，Steiert I，Kotter I，et al. B cells contribute to heterogeneity of IL-17 producing cells in rheumatoid arthritis and healthy controls[J]. PLoS One, 2013, 8（12）：e82580.

[43] Daien C I，Gailhac S，Mura T，et al. Regulatory B10 cells are decreased in patients with rheumatoid arthritis and are inversely correlated with disease activity[J].Arthritis Rheumatol, 2014, 66（8）：2037-2046.

[44] Meednu N，Zhang H，Owen T，et al. Production of RANKL by Memory B Cells：A Link Between B Cells and Bone Erosion in Rheumatoid Arthritis[J]. Arthritis Rheumatol, 2016, 68（4）：805-816.

[45] Wheater G，Hogan V E，Teng Y K，et al. Suppression of bone turnover by B-cell depletion in patients with rheumatoid arthritis[J]. Osteoporos Int, 2011, 22（12）：3067-3072.

第三章

类风湿关节炎的诊断与鉴别诊断

第一节　诊断要点

一、临床表现

1. 关节表现

RA 所侵犯的关节多为有滑膜组织的可动关节，最常被侵犯的关节依次为腕、掌指及近端指间关节，脊柱关节中除颈椎有滑膜可以受侵犯，其余胸、腰及骶椎关节均极少受累。本病的发病形式可分为快速型和隐匿型，两者分别占 45% 和 55% 左右。快速型患者起病急骤，于数日或数周内出现显著的关节症状；隐匿型患者起病则较缓慢。发病初期小关节和大关节均可受累，各占 1/3 左右；有时各类型关节可以同时受累，这类患者占 1/4 左右；少数患者表现为中等大小关节受累。起病时被侵犯的关节数目可以是一个关节（单一关节，约占 20%）、少数关节（寡关节，约占 44%）和多个关节（约占 35%）。RA 的病程大致可分为 3 类：第一类为间歇型，即病情呈间歇性发作，两次发作之间可有数个月的缓解期，占 15% ～ 20%；第二类为长期临床缓解，两次急性发作之间病情缓解可长达数年甚至数十年之久，约占 10%；第三类则为进展型，占 65% ～ 80%，自发病以后，临床没有明显的缓解征象，病情持续发展。RA 常见的关节表现如下：

（1）晨僵　病变关节或周围软组织在夜间静止不动后出现较长时间的僵硬，如胶黏着样的感觉。晨僵出现在 95% 以上的 RA 患者。晨僵可出现在关节疼痛之前，是炎症性关节炎的重要表现，晨僵持续时间和程度与关节炎症的程度呈正比，可作为评价病情活动和观察病情变化的指标之一，时间太短则临床意义不大。其他病因的关节炎也可出现晨僵，但不如本病明显和持久。

（2）关节疼痛　关节疼痛往往是最早的关节症状。最常出现的部位为腕、掌指关节、近端指间关节，其次是趾、膝、踝、肘、肩等关节，多呈对称性。疼痛关节往往伴有压痛，受累关节的皮肤出现褐色色素沉着。

（3）关节肿胀 凡受累关节均可肿胀，多因关节腔滑膜炎症或周围软组织炎症引起，病程较长者可因滑膜慢性炎症后的肥厚而引起肿胀。凡受累的关节均可肿胀，最常出现的部位为腕、掌指关节、近端指间关节及膝、踝等关节，亦多呈对称性、持续性，但时轻时重。如图 3-1 所示。

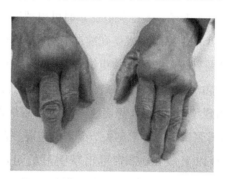

图 3-1 MCP 关节肿胀伴多发性结节

（4）关节畸形 多见于较晚期患者。因关节软骨或软骨下骨质结构破坏造成关节纤维性或骨性强直，又因关节周围的肌腱、韧带受损，使关节不能保持在正常位置，出现手指关节的半脱位，如尺侧偏斜、"天鹅颈"畸形、"纽扣花"畸形等。重症患者往往失去关节功能，致使生活不能自理。如图 3-2 所示。

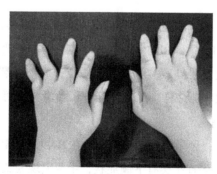

图 3-2 尺侧偏斜和半脱位

（5）关节功能障碍 分为 4 级。

I 级：能正常地进行各项日常工作、活动。

Ⅱ级：能正常地进行各项日常活动以及某种特定工作，其他工作时受限。

Ⅲ级：能正常地进行各项日常活动，进行工作时受限。

Ⅳ级：不能正常地进行各项日常活动及各种工作。

（6）特殊关节受累表现　颈椎关节受累时可出现后颈枕部持续性疼痛，颈和四肢无力，甚者在头部活动或受到震动时可出现全身电击样感觉等症状；肩、髋关节周围有较多肌腱等软组织包围，由此很难发现肿胀。最常见的症状是局部痛和活动受限，髋关节受累时可出现臀部及下腰部疼痛；颞颌关节受累可出现于 1/4 的 RA 患者，早期可出现局部疼痛，讲话或咀嚼时加重，严重者有张口受限。常见关节受累的主要表现为：

①踝关节：1/3 以上的 RA 患者可出现明显的足部症状。跖趾关节（MTP）常易累及，由于疼痛，行走步态将发生改变。MTP 一旦受累，趾骨头将发生向下半脱位，造成近端趾间关节的畸形。病情持续发展，则出现拇外翻（图 3-3）、拇囊炎和胼胝体。踝关节破坏常见于疾病的严重进展型，临床上表现为踝前、踝后的囊性肿胀。踝关节的稳定主要取决于将腓骨固定在胫骨上及将胫腓骨固定于距骨上韧带的完整性。进行性的滑膜炎性和增殖性病变可以导致骨侵蚀和关节结构的不协调，最终进展形成足内旋和外翻畸形。

②肩关节：RA 肩部受累不仅影响盂肱关节的滑膜，还涉及锁骨远端 1/3、滑膜囊和肩袖、颈部和胸壁的各种肌肉。肩袖病变是 RA 致残的主要原因之一，肩袖松弛可导致关节向上半脱位，肩袖撕裂可导致肌腱磨损，引起关节活动受限和撕裂样疼痛。肩峰下慢性滑囊炎可引起 RA 前外侧肩部软组织的显著肿胀。

③颞下颌关节：颞下颌关节（TMJ）在 RA 中受累常见。询问病史可发现 55% 的患者在病程中会有下颌症状，主要表现为急性疼痛和张闭口困难，主要由下颌髁的囊肿形成和侵蚀性病变所引起。

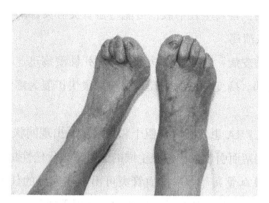

图 3-3　MTP 关节受累引起的拇外翻

2. 关节外表现／系统损害

（1）一般症状　该病起病方式可隐匿，也可急骤。3/4 为隐匿起病，时间从数周到数月不等。患者先有疲劳、倦怠感、体力下降、食欲减退、低热、手足麻木、雷诺现象等。于病情活动期常有不明原因的低热表现，不伴寒战，体温达 38～39℃，可呈弛张热、间歇热、稽留热等热型，热程可持续数周或数月不等。发热提示一个感染的过程，可作为突出的征象。此外，还有乏力、全身不适、体重下降等全身症状。抑郁、过度关注和非特异性焦虑则会影响患者并加重症状。

（2）皮肤表现

①类风湿结节：是本病较特殊的皮肤表现，也是本病常见的关节外表现，可见于 20%～30% 的患者，是 RA 活动的标志。多位于关节隆突部及受压部位的皮下，如前臂伸面、肘鹰嘴突附近、枕、跟腱等处。其大小不一，结节直径由数毫米至数厘米，质硬，无压痛，对称性分布。此外，几乎所有脏器如心、肺、眼等均可累及。

②类风湿皮肤血管炎：多数为小或中等大小的血管受损，其皮肤表面常有紫癜，躯干非特异红斑，血管梗死，大疱和溃疡，20% 患者发生指（趾）坏疽。甲皱襞发生毛细血管扩张、梗死性丘疹和结节。皮肤活检标本组织学检查时，显示血管壁有中性粒细胞浸润、纤维素样坏死和出血。

③皮肤溃疡：常发生在下肢，可能与血管炎有关。幼年类风湿关节炎患者常出现皮肤溃疡。

④坏疽性脓皮病：特点是发病急骤，坏死性溃疡迅速增大。病变常发生在下肢和腹部。病变开始时为丘疹脓疱，很快扩展为疼痛性溃疡，愈合后遗留瘢痕。

⑤网状青斑：RA 患者有时在躯干和四肢皮肤出现网状青斑，主要由于局部血管远端闭塞而引起供应皮肤上层的血管呈现代偿性扩张所致。

（3）类风湿血管炎　类风湿血管炎可出现在患者的任何系统。RA 患者的系统性血管炎少见，体格检查能观察到指甲下或指端出现的小血管炎，其表现和滑膜炎的活动性无直接相关性，少数引起局部组织缺血性坏死。在眼造成巩膜炎，严重者因巩膜软化而影响视力。下肢血管炎表现如小腿红肿热痛甚至小腿溃疡等。神经血管病可以是血管炎的唯一表现，常见的两种模式为轻度的末梢感觉神经病和严重的感觉运动神经病（多发性单神经炎），较轻的症状可为与末梢触觉和刺痛觉降低相关的感觉麻木或"足部灼热感"。有多发性单神经炎的患者除了感觉异常外，还表现为乏力（如足下垂），症状和体征类似于多发性动脉炎。RF 阳性患者可出现亚临床型的血管炎，如无临床表现的皮肤和唇腺活检可有血管壁免疫物质的沉积，亚临床型血管炎的长期预后尚不明确。

（4）呼吸系统损害症状

①肺间质病变：肺间质病变是最常见的肺部病变，见于约30%的患者，逐渐出现气短和肺功能不全，少数出现慢性纤维性肺泡炎则预后较差。有时虽有肺功能或 X 线片的异常，但临床常无症状，晚期可出现肺间质纤维化（临床表现为细小的干性啰音，X 线下可见肺内有弥散性结节，呈网状结构甚至呈蜂窝状结构，严重者可影响小气道和肺泡之间的气体交换，进而影响呼吸）。

②结节样改变：可出现肺内类风湿结节的表现。可出现单个或多个结节，结节有时可液化，咳出后可形成空洞，引起支气管胸膜瘘。这些结节有时可与肺癌同时出现，诊断时应当小心。

③ Caplan 综合征：尘肺患者合并 RA 时易出现大量肺结节，称之为 Caplan 综合征，也称类风湿性尘肺病。临床和胸部 X 线表现均类似肺内的类风湿结节，数量多，较大，可突然出现并伴关节症状加重。病理检查结节中心坏死区内含有粉尘。

④胸膜炎：见于 10% 的患者。为双侧或单侧性的少量胸腔积液，偶为大量胸腔积液。胸水呈渗出性，糖含量很低，多不引起临床症状。

⑤肺动脉高压：一部分是肺内动脉病变所致，另一部分为肺间质病变引起。患者大多数无明显临床症状。

（5）心血管系统损害症状　RA 患者都可以出现心脏受累，其中心包炎最常见，多见于 RF 阳性、有类风湿结节的患者，但多数患者无相关临床表现。尽管疾病的任何时期均有可能发生心包炎，但是通常发生在疾病的进展期。偶尔会有患者出现慢性缩窄性心包炎、外周水肿以及右心衰竭的征象。极少数患者会出现心包填塞，需要紧急手术治疗。心肌炎可表现为肉芽肿性和间质性两种形式。肉芽肿性病变类似于皮下结节，具有特异性。另外，单核细胞弥漫性浸润心肌，但即使整个心肌全受累，也可以没有临床表现。类风湿关节炎还可造成瓣膜病变，主要是主动脉瓣关闭不全，造成主动脉关闭不全的原因是主动脉根部扩张以及动脉瘤破裂。风湿性肉芽肿改变还可引起房室传导阻滞或其他心脏传导系统疾患。严重的 RA 伴有血管炎活跃时可出现心肌梗死，其基本病变为冠状动脉炎。

（6）肾脏损害症状　与系统性红斑狼疮不同，RA 很少出血肾小球疾病。由于原发性血管炎或继发于使用 NSAIDs、金制剂后，可出现膜性肾病、肾小球肾炎、肾病综合征的临床表现。淀粉样变是慢性 RA 尤其是 Still 病的并发症。罕见的情况下，在因 RA 和播散性血管炎死亡的患者中可见到局灶性坏死性肾小球肾炎。

（7）血液系统损害症状　患者的贫血程度通常和病情活动度相关，尤其是和关节的炎症程度相关。RA 患者的贫血一般是正细胞正色素性贫血，出现小细胞低色素性贫血时，可因病变本身或因服用非甾体抗炎药而造成胃肠道长期少量出血所致。此外，与慢性疾病性贫血（ACD）的发病机制有关。患者的炎症得以控制后，贫血也能得到改善。在活动期，RA 患者常见血小板增多，增高程度与滑膜炎活动的关节数呈正相关，并受关节外表现的影响。血小板增高的机制还不很明确。部分患者血中含嗜天青颗粒的大颗粒淋巴细胞增多。有些患者可出现脾大或白细胞减少，如两者同时出现，则为 Felty 综合征（见后）。副蛋白血症（paraproteinemia）即单克隆 γ-球蛋白血症是 RA 预后不佳的指标。B 细胞单克隆增生，提示 RA 向淋巴瘤或骨髓瘤恶性转化的频率增高。

（8）神经系统损害症状　末指神经损害在指（趾）远端重，通常呈手套、袜套样分布。有时为手指（趾）麻木感，感觉减退，振动感觉丧失，多见于类风湿因子阳性伴皮下结节，病程达 10～15 年的老年患者。复合性单神经炎可见于 10% 的患者，以尺神经、桡神经、正中神经和胫后神经易受侵犯。急性者可出现一侧上肢或下肢感觉和运动神经麻痹，多表现感觉障碍比运动障碍明显。有时在短时期内可相继侵犯上下肢引起四肢麻痹，多见于长期接受激素治疗伴有皮下结节、类风湿因子滴度高的病例。脊髓病变多继发于颈椎滑膜关节病，有时可继发于神经炎性肌萎缩。多发性周围神经病如尺、桡、胫神经分布区域感觉异常，正中神经受压可引起腕管综合征，中枢神经受累少见。

（9）消化系统损害症状　RA 患者可伴有胃肠道症状，如上腹部不适、食欲减退、恶心等。出现胃肠道症状的原因可能有：①RA 患者常有血管炎病变，血管炎也可损伤胃肠道组织。少数患者可发生缺血性肠炎或引起胃肠道运动功能障碍。极少数患者由于小肠黏膜明显损害后，继发小肠吸收不良，或因黏膜下血管通透性增加而出现蛋白质丢失性肠病。少数患者还可以并发胰腺炎。②因有并发症，如干燥综合征可影响循环系统的外分泌功能。③少数患者与用药有关，其中最常见的是因服用非甾体抗炎药而引起胃肠道副作用，可出现慢性胃炎，严重者可并发溃疡病和上消化道出血。

3.特殊表现

除了以上严格按照类风湿关节炎诊断规范的标准类型，尚存在多种特殊 RA 类型，它们有的 RF 呈阴性但是关节表现却很典型，有的 RF 高效价还伴有血液系统异常，有的症状速发速止，下面将介绍 RA 的常见特殊类型。

（1）缓解性血清阴性对称性滑膜炎伴凹陷性水肿综合征（RS$_3$PE）　缓解性血清阴性对称性滑膜炎伴凹陷性水肿综合征是一种特殊类型的以关节炎为主要表现的风湿性疾病，多见于老年男性。临床表现为对称性腕关节滑囊炎、手指屈肌腱鞘炎及手关节的急性炎症，伴手背明显的凹陷性水肿，表现为关节的疼痛和僵硬，双侧肘、肩、髋、膝、踝及足关节均可受累，RF 阴性，70% 患者 HLA–B7 阳性，且对多种非甾体类抗炎药反应差，小剂量糖皮质激素（泼尼松 10mg/d）有显效，但仍可留有后遗症，包括腕和手指的屈曲挛缩。

（2）Felty 综合征　1924 年，Felty 描述了慢性关节炎、脾大和粒细胞减少三联征。Felty 综合征是一种发生于具有严重关节外病变和免疫异常的血清阳性类风湿关节炎患者的系统性并发症。诊断 Felty 综合征必须有持续性粒细胞减少（< 2000/mm^3），由于没有脾大的患者与完全型 Felty 综合征患者在大多数临床、血清学和免疫遗传特征上相似，因此诊断 Felty 综合征并不需要三联征同时出现。除此之外，多伴有淋巴结肿大、贫血、血小板减少、皮肤色素沉着、下肢溃疡、体重减轻等症状。大部分患者 RF 高效价阳性，与 HLA–DR4 关系密切。实验室检查还可出现抗核抗体或抗组蛋白抗体阳性、抗中性粒细胞浆抗体阳性等。骨髓检查多显示骨髓增生活跃，伴少量幼稚细胞及三系相对成熟障碍；外周血中除粒细胞减少外，可有红细胞及血小板减少。口服糖皮质激素泼尼松 30mg/d，服至白细胞恢复正常及症状缓解后开始减量，如症状反复发作则需加用免疫抑制剂。

（3）复发性风湿症　表现为急性关节炎的反复发作，数小时内迅速波及多个关节，好发于手指、腕、肩及膝关节，出现红肿征象，所有症状在数小时或数天内完全消退。发作间期关节完全正常，故称为复发性起病，此间实验室检查和 X 线均属正常，滑膜液及滑膜组织也无 RA 急性期的特征性改变。这类患者在静止期易被误诊为精神症状，发作期由于关节明显红肿而被误诊为痛风。有50%患者在初次发作的多年之后发展为持续性滑膜炎，并出现RA的其他特征性表现。

二、相关检查

RA临床表现比较典型，通过体格检查观察其症状和体征，可做出初步判断；结合实验室相关检查项目，尤其重视特异性较强的抗体及炎症指标，将有助于做出诊断的同时排除阴性者或其他疾病；X线检查尤其是腕指部的影像，对诊断RA具有特异性，MRI从另外一个角度对RA患者关节腔内软组织病变、骨髓水肿等分辨清晰，而近几年来逐渐兴起的关节超声则对滑膜炎、腱鞘炎、软骨病变等具有特殊的诊断价值。

1.体格检查

RA的特点是多关节肿胀、疼痛和僵硬，伴显著而持续的晨僵。关节肿胀包括软组织肿胀和关节积液。这些关节有压痛，特别是手、足小关节，休息时通常无疼痛，远端指间关节很少受累。受累关节（除髋关节）常有皮温升高，但通常皮色正常。存在炎症的受累关节活动范围受限，周围肌肉力量和关节功能减退。在前臂伸侧经常可发现软的、轮廓不清的皮下结节。在某些患者，常规体格检查除发现低热（38℃）、脉搏比正常人快外，偶尔在肱骨内上髁、腋窝、颈部可触及柔软的小淋巴结，还可能存在心脏杂音、肺部爆裂音等关节外异常体征。晚期关节畸形是掌指关节的半脱位和手指向尺侧偏斜。近端指间关节过伸、远端指间关节屈曲呈"天鹅颈"畸形，近端指间关节屈曲、远端指间关节过伸形成"纽扣花"畸形。重症患者关节呈纤维性或骨性强直，关节活动受限直至完全丧失功能，生活不能自理。

2.实验室检查

（1）相关检验项目

①血常规：血红蛋白：RA患者的贫血一般是正细胞正色素性贫血，与RA的慢性病过程及药物治疗有关，其程度与RA的病情活动度相关。如果RA患者出现低色素贫血，则提示患者存在慢性失血的可能性，尤其是使用

NSAIDs 的患者需警惕有无消化道慢性失血，可伴有铁蛋白浓度增加而血清游离铁正常或降低。若患者叶酸缺乏，则可能出现巨幼细胞性贫血。血小板：RA 患者血小板可升高，且血小板增多与疾病的活动相关。Felty 综合征时血小板往往降低。白细胞：RA 白细胞计数及分类多正常。1%～2% 的患者中性粒细胞减少，常伴脾肿大（Felty 综合征）。白细胞大多正常，在活动期可略有升高，偶见嗜酸性粒细胞增多。嗜酸性粒细胞增多是 RA 伴严重全身性并发症的象征。

②急性期反应物：ESR 及 CRP 可用于 RA 预后的判断和活动程度的监测。虽然在这些方面 ESR 的应用更广泛，但很多研究表明 CRP 浓度能更好地反映疾病的活动程度。患有中度活动性 RA 的成人患者 CRP 浓度平均在 2～3mg/dL，但也有许多例外，5%～10% 患者 CRP 浓度正常，而一些病情严重活动的患者 CRP 浓度可高于 10mg/dL。ESR 和 CRF 是长期被用作观察疗效的指标。一般而言，有效的改善病情抗风湿药治疗可以使 CRP 浓度降低约 40%，这些药物在抑制关节破坏的同时，伴有急性期反应物浓度的显著降低。ESR 和 CRP 还具有判断 RA 预后的价值，可以预测疾病的放射学进展，如急性期反应物浓度的升高与 MRI 检出的早期滑膜炎和侵蚀、滑膜的炎症细胞浸润、破骨细胞激活和骨密度降低有关。

③血清免疫球蛋白：RA 患者可出现免疫球蛋白多克隆性增高，即 IgG、IgM、IgA 均增高。蛋白电泳或采用免疫比浊法定量检测免疫球蛋白均显示 IgG、IgM、IgA 增多。

④补体：RA 患者补体大多正常。在急性期和活动期，血清补体可升高，但伴有明显的血管炎患者 C3 可降低。

（2）相关抗体

①类风湿因子（rheumatoid factor, RF）：RF 是 RA 患者重要的检验指标，但该指标的特异性不强，许多结缔组织病及非结缔组织病也可出现低滴度阳性，正常人群也可出现低阳性率，且随年龄增大而阳性率增高。

RA 的 RF 效价往往都很高，常在 1∶80 以上，阳性率达 70%～80%，效价的高低与疾病严重程度并不呈比例关系，但高效价则说明病情处于活动期，血清高滴度的 RF 是 RA 患者预后不良因素之一。RF 是 RA 诊断标准之一，但阴性并不能排除 RA，必须结合临床综合考虑。IgG 类的 RF 与 RA 患者的滑膜炎、血管炎等有关，IgA 类的 RF 与 RA 患者病程快速进展、病情严重程度和骨侵蚀相关。

②抗环瓜氨酸肽抗体（anti-cyclic citrullinated peptide antibodies，抗 CCP 抗体）：抗 CCP 抗体是一种对 RA 有较高特异性的新诊断指标，其阳性预测值高，有利于 RA 早期诊断。同时，联合其他 RA 的血清标志物如抗 Sa 抗体、RF 等，可提高诊断的灵敏性和特异性。

就疾病严重度和侵蚀性而言，抗 CCP 自身抗体（及滴度）与关节的侵蚀及畸形相关。有临床表现或确诊为 RA 的 RF 阴性但抗 CCP 抗体阳性的患者，放射学进展快并且关节功能预后差。相反，与 RF 相比，单纯抗 CCP 抗体阳性患者关节外表现较少，这提示抗 CCP 抗体和 RF 阳性患者更易出现关节外病变。抗 CCP 抗体在其他风湿病中的发生率很低（即其诊断 RA 的特异性高），其中最常见于复发性风湿症。

③抗 Sa 抗体：该抗体在 RA 中诊断敏感性约为 47.9%，特异性约为 95.2%，它可在疾病的早期检出，且其滴度随疾病活动性变化而消长。因此，该抗体既可用于 RA 早期诊断，还可以作为 RA 活动的检测指标。

④抗核周因子抗体（anti-perinuclear factor，APF）：约 50% 的 RA 患者该抗体阳性，在 RF 阴性的 RA 患者中仍有较高阳性率，故对 RA 的辅助诊断有一定价值。APF 对 RA 的诊断特异性随抗体滴度升高而增加。APF 可以在 RA 发病前出现，所以有早期诊断价值。

⑤抗角蛋白抗体（anti keratin antibody，AKA）：抗角化上皮抗体 IgG 型对 RA 特异性很高，30% ～ 60% 的 RA 患者该抗体可出现阳性，特异性达 95% ～ 100%。另外，类风湿因子阴性的 RA 患者约有 30% 本抗体阳性，故该抗体有助于 RA 诊断。该抗体可以在 RA 发病以前若干年出现，所以有早期诊断价值。

⑥抗类风湿关节炎相关核抗原抗体（human rheumatoid arthritis associated nuclear artigen，抗 RANA 抗体）：抗 RANA 抗体在 RA 患者中的阳性率

（62%～95%）显著高于其他风湿病及正常人，该抗体阳性的患者多有关节损害，对诊断 RA 和伴有口眼干燥的患者有参考意义。抗 RANA 抗体在 RF 阴性的 RA 患者中有 38.5% 的阳性率。

⑦抗Ⅱ型胶原抗体（anti collagen type-Ⅱ）：抗Ⅱ型胶原抗体是关节软骨的主要成分，目前该抗体对 RA 的特异性及敏感性尚有争议。30%～42% 的 RA 患者血清及滑液均可检测出该抗体，抗Ⅱ型胶原抗体可能在诱发 RA 的发生和病理演变中发挥了作用。因此，该抗体不仅有助于 RA 的诊断，而且对研究 RA 的发病机理及治疗很有意义。

⑧基质金属蛋白酶（matrix metalloproteinase，MMPs）：基质金属蛋白酶是一类含锌原子的蛋白酶，在 RA 发病中起到重要的作用，该酶可引起细胞外基质降解以致软骨、韧带及骨的破坏。RA 患者血清中 MMPs 水平显著增高，并且与关节指征密切相关，故可作为 RA 患者滑膜损害和预后的指标。因此，对 MMPs 的研究有助于 RA 的早期诊断及活动性监测。

⑨葡萄糖 -6- 磷酸异构酶（glucose-6-phosphateisomerase，GPI）：相关研究表明，与 RA 相似的小鼠炎症性关节炎模型可持续产生抗 GPI 抗体。虽然抗 GPI 抗体反应性与人类 RA 相关程度存在争议，但也有研究结果证实了 64% 的 RA 患者血清中含有抗 GPI 抗体，可溶性 GPI 在 RA 患者血清及滑液中增高，并检测到了抗 GPI/GPI 免疫复合物。

⑩抗异质性胞核核糖核蛋白（RA33）抗体：约 30%RA 患者有该抗体。最初报告其对 RA 诊断具有高度特异性，但以后发现系统性红斑狼疮亦可阳性。RA33/36 可以出现在疾病的起病阶段，所以有早期诊断价值。血清抗 RA33 可通过非特异性方式间接参与 RA 的病理过程，但是对疾病的严重程度或进程无预测价值。

3. 影像学检查

（1）X 线　RA 的 X 光片具有特征性，早期为关节周围软组织肿胀，关节附近轻度骨质疏松，继而有关节面破坏、关节间隙变窄、关节面不规则、关节边缘骨质破坏和囊性透光区，骨质疏松明显，晚期可有关节脱位或骨性强直。根据关节破坏程度，将 X 线改变分为 4 期。Ⅰ 期：正常或关节端骨质疏松。Ⅱ期：关节端骨质疏松，偶有关节软骨下囊性破坏或骨侵蚀改变。Ⅲ期：明显的关节软骨下囊性破坏，关节间隙狭窄，关节半脱位等畸形。Ⅳ期：除Ⅱ、Ⅲ期改变外，有纤维性或骨性强直。

主要特征如下：

骨质疏松：早期 RA 骨质疏松局限于外周小关节的关节周围，之后广泛性骨质疏松可累及中轴骨和四肢骨。

软组织改变：手足受累关节周围对称性软组织肿胀是放射学早期改变之一，由关节积液、滑膜增生和关节周围软组织水肿所致。

类风湿结节：表现为非钙化的、偏心性分叶状皮下肿物。典型部位包括鹰嘴、足跟、跟腱区、股骨粗隆和坐骨结节等易受压区。

骨侵蚀：好发于关节软骨缺失或最薄处，关节边缘骨轻微侵蚀首先表现为骨皮质线的不连续。

关节间隙狭窄：进行性关节软骨破坏可导致关节间隙变窄，RA 的关节间隙变窄通常广泛存在。随着关节软骨继续破坏，关节间隙可部分或完全消失而致纤维性骨强直。

骨囊性变：软骨下囊性变是公认的 RA 影像特征，表现为软骨下 X 线透光区囊肿、淋巴腔或假性囊肿，可能是血管翳侵犯、骨的营养代谢损伤或骨内类风湿结节所致。

畸形和关节不稳：关节囊、韧带和肌腱的松弛断裂及所附着肌肉牵拉可致关节结构紊乱和畸形。

（2）MRI

①MRI 在早期 RA 诊断中主要见于以下病变：滑膜病变（滑膜渗出、增厚及炎性血管翳形成）；骨髓水肿；关节间隙变窄；关节面边缘骨侵蚀及关节面下骨质小囊状破坏等。MRI 比 X 线检查对骨侵蚀更敏感。

②典型部位 MRI 征象：

腕关节：RA 早期表现为双手对称性滑膜炎症，常发生于腕关节、掌指关节及近端指间关节，表现为滑膜增生，随后形成血管翳。随着病变的进展，血管翳自关节边缘部向表面蔓延，侵蚀关节面边缘及软骨下骨质。骨质侵蚀较多发生于桡侧副韧带在舟状骨附着处。

膝关节：MRI 可清楚显示患者的股骨和胫骨内侧髁、外侧髁及髌骨关节的改变，可见这些部位关节表面透明软骨的缺失，边缘和软骨下的骨侵蚀常可见关节积液和腘窝囊肿，在 T2W1 上表现为均一高信号。在活动性病变有时还可见到关节腔内不规则的脂肪垫。

（3）超声检查　RA 的基本病理特征是滑膜炎、血管翳形成，逐渐导致骨质破坏、关节畸形及功能丧失。X 线、CT、MRI、超声是风湿科临床医生常用的影像学手段。近年来，随着超声技术的逐步发展，肌肉骨骼超声已经可以清晰显示关节滑膜、关节积液、关节周围软组织（肌腱、韧带、滑囊）及关节骨面等结构的早期病变，其敏感性与可靠性优于临床医生的物理检查，准确性与 MRI 相类似。因此，在 2010 年美国和欧洲风湿病学会均将超声所明确的滑膜炎纳入其公布的最新 RA 分类诊断标准中。肌骨超声除可用于 RA 的诊断外，还可评价临床治疗疗效及疾病的进展，有助于临床风湿科医生调整治疗方案。

2005 年，类风湿关节炎和结缔组织病预后评估组织（the outcome measurement in rheumatoid arthritis and connective tissue，OMERACT）的超声组就炎性关节病中滑膜炎、滑膜增生、关节积液、骨侵蚀等主要病变的超声表现定义发表了专家共识。此后，世界各国研究者针对关节病变的超声表现提出了多种分级评价标准，并被广泛应用于 RA 的临床及科研中。

①滑膜炎的超声表现定义与分级（彩色多普勒）

滑膜炎的超声表现定义：关节腔内异常低回声影，不可移动，难以压缩；伴见多普勒信号（OMERACT 2005）。

滑膜炎的彩色多普勒分级：目前常用的分级标准为 2001 年的 Stone 标准和 Sukudlarek 标准以及 2010 年 Larche 标准。其中，Sukudlarek 标准因其可操作性强，得到了更为广泛的应用。

应用 Sukudlarek 标准，RA 患者滑膜炎分级为 0 ～ 3 级的肱桡关节超声图像见图 3-4A ～ D。

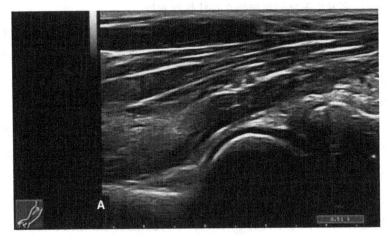

图 3-4A　0 级（正常，无血流信号）

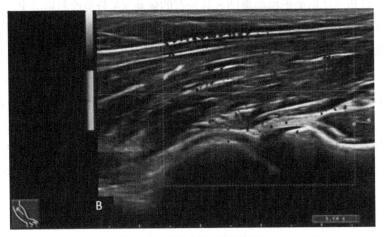

图 3-4B　1 级（单一血流信号）

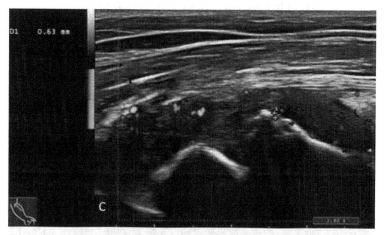

图 3-4C　2 级（融合的血流信号＜ 1/2 关节区域）

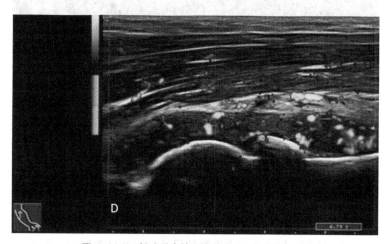

图 3-4D　3 级（融合的血流信号＞ 1/2 关节区域）

②滑膜肥厚 / 增生的超声表现定义与分级

滑膜肥厚 / 增生的超声表现定义：关节腔内异常低回声影，不可移动，难以压缩；可能伴见多普勒信号（OMERACT 2005）。

滑膜肥厚 / 增生的超声表现分级：目前使用的分级标准有 2003 年的 Szkudlarek 标准、2008 年的 McNally 标准及 2010 年的 Dougados 标准。其中 Szkudlarek 标准因其实用性强，得到了更为广泛的应用。

应用 Szkudlarek 2003 标准，类风湿关节炎患者滑膜肥厚 / 增生分级超声图像见图 3-5。

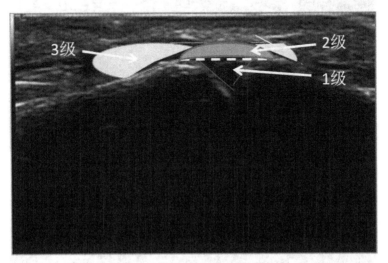

图 3-5　滑膜肥厚 / 增生的分级

1 级：滑膜轻度增生，不超过骨面最高点连线。

2 级：滑膜增生超过骨面最高点连线，但未延伸至骨干。

3 级：滑膜增生超过骨面最高点连线，并至少延伸至一侧骨干。

③关节腔积液的超声表现定义与分级

关节腔积液的超声表现定义：关节腔内异常低回声或无回声物质，可以移动，可被压缩；但不显示多普勒信号（OMERACT 2005，图 3-6）。

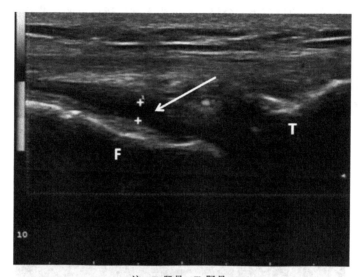

注：F. 股骨；T. 胫骨。

图 3-6 膝关节外侧积液（箭头所示无回声区）

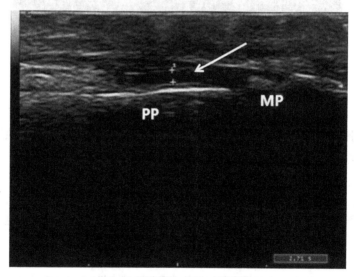

注：PP. 近节指骨；MP. 中节指骨。

图 3-7 近端指间关节关节积液（箭头）

关节腔积液的超声表现分级：目前尚无被广泛认可的关节腔积液定量分级标准。常用的为定性评价，即定义为有或无关节腔积液。

④骨侵蚀的超声表现定义与分级

骨侵蚀的超声表现定义：在两个互相垂直的切面均可显示的关节腔内强回声骨皮质的不连续（OMERACT 2005，图3-8）。

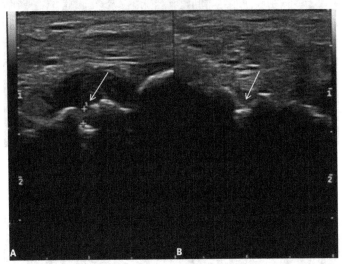

腕关节组成骨骨面不连续，在A（纵向扫描）、B（横向扫描）两个相互垂直切面均可见细小缺损（箭头）。

图3-8 类风湿关节炎腕关节骨侵蚀性病变（箭头）

骨侵蚀的超声表现分级：除可以定性评价外，还可以对骨侵蚀进行半定量评价。2008年，Malattia C 将骨侵蚀分为3级（表3-1）。

表3-1 骨侵蚀的分级（Malattia C 2008）

分级	超声表现
0级	骨面光整，表面回声平滑
Ⅰ级	骨表面不平滑
Ⅱ级	骨表面可见边界清楚的不规则缺损，应在两个相互垂直的切面均可显示
Ⅱ-1级	缺损长度<2mm
Ⅱ-2级	缺损长度2～3mm
Ⅱ-3级	缺损长度>3mm，或见多个缺损

⑤腱鞘炎、肌腱炎的超声表现定义

腱鞘炎的超声表现定义：在两个互相垂直的切面可见腱鞘内组织增厚，低或无回声区，伴或不伴积液，可见或不见多普勒信号（图3-9、图3-10）。

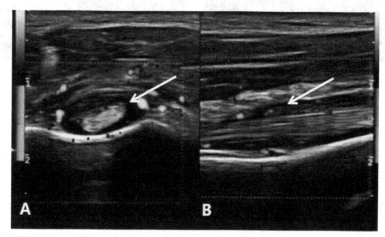

注：A.横向扫描；B.纵向扫描。

图3-9　肱二头肌长头腱腱鞘炎（箭头所示）

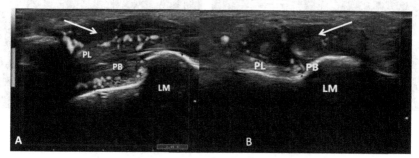

注：A.纵向扫描；B.横向扫描；PL.腓骨长肌腱；PB.腓骨短肌腱；LM.外踝。

图3-10　外踝腓骨长肌腱、短肌腱腱鞘炎（箭头所示）

肌腱炎的超声表现定义：两个垂直平面可见肌腱增粗、回声不均，可伴有多普勒血流信号（图3-11）。

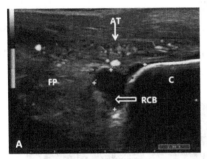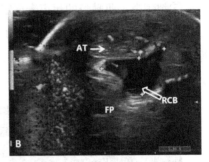

注：A.纵向扫描；B.横向扫描；AT.跟腱；FP.脂肪垫；RCB.足跟后滑囊；C.跟骨。

图 3-11　跟腱炎（实心箭头）

⑥滑囊炎的超声表现

滑囊炎的超声表现：滑囊增大，其内可见多少不等的积液，可见或不见沉积物或纤维回声带；部分囊内可见低回声的滑膜增生，囊内壁可见不规则增厚，能量多普勒可见血流信号（图 3-12、图 3-13）。

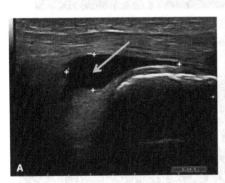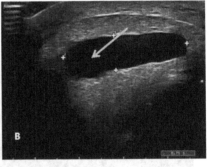

注：A.纵向扫描；B.横向扫描。

图 3-12　髌下深囊滑囊炎（箭头）

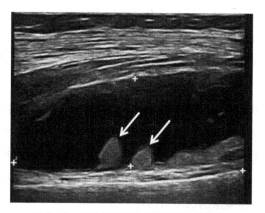

图 3-13 膝关节髌上囊内滑膜增生（箭头）

⑦肌肉骨骼超声在 RA 的临床应用价值

有助于 RA 的早期诊断：RA 是一种慢性炎性关节病，除关节受累外，尚可出现呼吸系统、循环系统及肾脏、血液、神经等多系统损害。早期诊断并早期规范治疗是延缓 RA 进展，减少致残，改善 RA 预后的重要前提。近年来，肌肉骨骼超声在发现无症状滑膜炎及早期骨侵蚀方面的优势日益凸显。研究证实，肌肉骨骼超声有助于 RA 的早期诊断。

有助于评价临床随访类风湿关节炎患者的疾病活动度及治疗效果：随着医学进展，RA 的治疗日益规范，达标治疗已经逐渐成为风湿科医生的治疗目标。ACR/EULAR 缓解标准、DAS-28 评分标准、最小的疾病活动（MDA）标准被广泛应用于临床及科研。近年来，MRI、肌肉骨骼超声都被用于对关节滑膜、软骨、关节周围软组织及骨面病变的评估。其中肌肉骨骼超声因其简便、价廉、无辐射、无检查禁忌及可直接观察滑膜、骨面等优势，成为多项随访 RA 治疗药物疗效及 RA 患者疾病活动度研究中的影像学方法，在评价骨侵蚀进展及滑膜炎严重程度等方面与 MRI 具有相似作用，关节超声的 PDUS 参数与 DAS28 评分标准正相关。

有助于提高介入性治疗的成功率：在治疗 RA 患者的关节积液、滑囊炎、肌腱炎等症状时，介入性关节、滑囊、肌腱周围穿刺注射是常用的治疗方法。由于超声引导下的介入性操作可先期设定穿刺入路，动态显示穿刺过程中穿刺目标及其周围重要组织、针尖位置，在注射后可显示药物分布，因此显著提高了操作的准确性，降低了医源性损伤的可能，提高了治疗的成功率。

肌肉骨骼超声的局限性：超声由于其技术特性，与 X 线、CT、MRI 相比，更容易出现声像图伪像。因此超声较其他影像学方法更依赖于操作者的操作手法。需要操作者在详尽掌握局部解剖学知识的同时，对常见临床病变的发病机制、临床表现有深入的了解，才能对超声图像表现进行准确的解读，进而指导临床的诊断与治疗。

4. 其他检查

（1）关节腔穿刺液检查　RA 患者的关节滑液为不透明草黄色渗出液，白细胞（2～7.5）×10⁹/L，50%～70% 为中性粒细胞，在急性 RA 时，WBC 可达 $20×10^9/L$，补体水平多有下降。疾病活动可见白细胞浆中含有 RF 和 IgG 补体复合物形成的包涵体吞噬细胞，称类风湿细胞。滑液中葡萄糖水平正常；细菌培养阴性。黏蛋白凝固试验凝块松散。RF 一般为阳性。

（2）滑膜组织活检　一般来说，滑膜病理对 RA 诊断无特异性。但是，滑膜是 RA 的主要靶器官，滑膜组织活检在临床及科研方面都有广泛应用，在诊断、鉴别诊断、判断预后、疗效评价等方面有重要意义。

对于尚不符合临床诊断标准的早期关节炎患者，滑膜组织活检具有重要意义。如果活检提示滑膜炎症，从组织病理学上可以见到滑膜衬里下层大量浆细胞和巨噬细胞的浸润，将对 RA 诊断提供依据。近年来采用 PCR 方法检测滑膜组织有无细菌 DNA 存在的方法可以与化脓性关节炎相鉴别，另外，还可与其他少见关节炎如色素沉着绒毛性结节性滑膜炎、多中心性网状细胞增多症、淀粉样变等鉴别。一项纵向研究表明，滑膜组织中巨噬细胞的数量可以预示患者 1 年后关节破坏进展的程度，滑膜组织的病理学研究对于早期发现持续性、破坏性 RA 患者具有一定的预测价值。近年来，滑膜组织标本的系列分析在早期评价靶向治疗以及药物研发中的应用越来越广泛，在临床试验中包括对滑膜的研究也变得更为重要，通过活检监测滑膜生物学标记变化可以作为筛选新药的一种方法。

（葛琳　赵亚云　李波　姜泉）

第二节　诊断标准

一、临床诊断参考

1. 临床表现

RA 是一种以关节病变为主要表现的疾病，诊断时应以关节症状和体征为主要依据，结合实验室检查，并除外其他疾病。典型病例的临床表现为 30 岁以上患者，女性多见，常以手和足部的小关节（MCP 和 PIP 最多见）、腕关节的肿胀和疼痛为首发症状，可逐渐发展至中、大关节受累。最开始的关节炎可能不完全对称，但随着病情进展，这种对称性越来越明显。RA 患者的关节疼痛通常在休息后可有所缓解，可伴有晨僵，通常可达 1 小时以上。研究显示晨僵时间超过 30 分钟，对早期 RA 的诊断敏感性更高。随着病情进展，由于骨侵蚀和破坏，以及肌腱和韧带的炎症，造成关节脱位或畸形，产生严重的功能障碍。

2. 体格检查

早期患者可表现为受累关节肿胀、积液，可伴有低热；中晚期关节可有明显的特征性改变，如掌指关节尺侧偏斜、天鹅颈和纽扣花样畸形等。部分患者由于其他系统受累可出现相应体征。

3. 实验室检查

临床怀疑 RA 患者通常需要做以下检查以明确诊断。

（1）血常规　病情活动时常有轻度贫血和血小板升高，白细胞分类通常不高。

（2）尿常规　通常无异常。

（3）红细胞沉降率（ESR）和 C 反应蛋白（CRP）　ESR 和 CRP 升高常提示疾病活动，但要注意这些非特异炎性指标在感染、肿瘤和其他自身免疫病时均可能升高。

（4）生化　肝肾功能和尿酸通常正常。此项化验的目的是为了除外其他疾病，同时在 RA 用药前常规需要了解患者的肝肾功能是否正常。

（5）类风湿因子（rheumatoid factor，RF）　RF 是抗人 IgG Fc 段的抗体，常见的有 IgG、IgA 和 IgM 型。RA 中 70% ～ 80% 患者阳性，其中 IgM 型最常见，通常以五聚体形式存在。RF 滴度越高，患者出现关节外病变和重症 RA 的可能性越大，但 RF 并非 RA 的特异性指标，在 SLE、SS 等其他自身免疫病或某些感染情况下可出现阳性，在正常人群中也有 5% ～ 10% 的阳性率，但一般滴度较低。

（6）抗瓜氨酸多肽抗体（anti-citrullinated peptides antibodies，ACPA）为最早发现的抗角蛋白抗体（AKA）、抗核周因子（APF）等抗体因识别含有瓜氨酸残基的丝聚蛋白原片段而得名。而后研究人员发现，人工合成的环形瓜氨酸多肽结构的抗原较线性抗原具有更高的敏感性和特异性，因此目前临床检测最广泛的是抗环状瓜氨酸多肽（CCP）抗体。据报道，抗 CCP 抗体在 RA 中的敏感性最高可达 80% ～ 90%，特异性更是高达 90% 以上，因此对 RA 的诊断具有很高的价值。在此后的研究中还发现了抗瓜氨酸化波形蛋白抗体（抗 MCV）、抗瓜氨酸化的纤维蛋白原抗体（抗 ACF）等一系列抗瓜氨酸化蛋白抗体，统称 ACPA。目前发现 ACPA 可在 RA 发病前数年出现，是早期诊断 RA 的良好标志物；同时，ACPA 有助于预测影像学进展情况，抗体阳性者的进展率显著快于阴性者。

（7）其他自身抗体　通常诊断 RA 前需要行 ANA 和 ENA 抗体检测，目的是除外以关节炎为主要表现的其他风湿性疾病。

（8）免疫球蛋白和补体　一般表现为多克隆免疫球蛋白升高，补体正常甚至升高。

（9）关节液检查　对于临床可疑病例，必要时需留取关节液，除外感染性关节炎和晶体性关节炎等。

4.影像学检查

（1）X 线　由于 RA 手关节受累最常见，因此手部也是进行 X 线检查的首选部位。疾病早期表现为软组织肿胀，关节周围脱钙，逐渐出现侵蚀性病变和关节间隙狭窄。骨侵蚀是 RA 特征性改变，通常首先发生在关节边缘，因此处无软骨覆盖，增生的滑膜可以直接侵蚀骨表面，这种边缘性骨侵蚀表现最容易在掌骨头处被发现。而对大关节而言，通常滑膜增生非常严重之后，在 X 线片上才能发现骨侵蚀，因此病变早期行膝关节平片往往发现不了骨破坏。虽然 X 线检查普及率高，且经济便捷，但其无法分辨软骨、肌腱、韧带和肌肉等关节周围软组织，且对早期微小的骨侵蚀病变的敏感性不及 MRI 和超声，因此，对于早期 RA 的诊断存在一定局限性。

（2）MRI　最常检查部位仍然是手部。MRI 能很好地分辨关节和关节周围软组织病变，包括滑膜炎、肌腱炎、关节周围炎症，并可发现早期炎性浸润所致的骨髓水肿和微小骨侵蚀，适用于早期发现和监测炎性病变。在 2010 年 ACR/EULAR 对 RA 的分类标准中也将 MRI 或超声发现的滑膜炎纳入关节受累范围，也就是说 MRI 或超声可在患者出现临床症状之前就可发现关节炎性病变。但 MRI 检查需要特殊设备，且费用昂贵，不适合反复检查。

（3）超声　目前，彩色多普勒超声在 RA 的应用进展迅速，可检测关节间隙大小，早期发现滑膜炎、软骨损伤、腱鞘炎症和骨侵蚀等，可帮助早期诊断和进行病情监测。超声检查操作方便，费用低，较 MRI 相比，更适合在疾病监测复查时使用，但需要培养有经验的操作人员。

二、诊断标准

RA 典型病例按照 1987 年美国风湿病学会（ARA）分类标准（表 3-2）诊断并不困难。此标准强调滑膜炎持续时间至少 6 周以上，主要是要避免一过性关节肿胀的情况。该分类标准制定时选取的是病程较长的患者，因此其诊断特异性较高，但对早期 RA 的敏感性较低。诊断标准中部分条目在早期 RA 中不多见，譬如类风湿结节的发生率仅为 15% ～ 20%，且一般出现在病程较长的患者中；出现 X 线典型的骨侵蚀改变至少也需要 1 ～ 2 年的时间；部分 RA 在发病初期，可能仅有 1 个或数个关节受累，对称性也不明显。因此，1987 年分类标准很难分辨早期 RA 患者。然而，RA 一且发生骨侵蚀破坏，病变不可逆，如果能尽早治疗可能阻止或延缓病情进展，甚至可以使患者获得长期缓解。因此，目前风湿科医生最关心的问题之一就是 RA 的早期诊断。

表 3-2　1987 年美国风湿病学会的 RA 分类标准

条件	定义
1. 晨僵	关节及其周围僵硬感至少持续 1 小时
2. ≥ 3 个以上关节区关节炎	医生观察到下列 14 个关节区（双侧的近端指间关节、掌指关节、腕、肘、膝、踝及跖趾关节）中至少 3 个有软组织肿胀或积液
3. 手关节炎	腕、掌指或近端指间关节区中，至少有一个关节区肿胀
4. 对称性关节炎	左右两侧关节同时受累（近端指间关节、掌指关节及跖趾关节受累时不一定绝对对称）
5. 类风湿结节	医生观察到在骨突部位、伸肌表面或关节周围有皮下结节
6. RF 阳性	RF 含量升高（所用检测方法在健康人群中阳性率＜ 5%）
7. 影像学表现	手和腕的后前位相上有典型 RA 改变：必须包括骨质侵蚀或受累关节及其邻近部位有明确的骨质脱钙

注：以上 7 条满足 4 条或 4 条以上并排除其他关节炎可诊断 RA，条件 1 ~ 4 必须持续至少 6 周。

随着关于早期 RA 研究的进展，目前普遍认为关节受累多、晨僵时间长和自身抗体阳性的早期滑膜炎患者更容易发展成 RA。在这些预测因素中，血清中的自身抗体可能是最有用的预测因子。RF 或 ACPA 可以在 RA 症状出现前数年即可出现，血清抗 CCP 抗体阳性与发展成 RA 有很强的相关性。因此 2010 年 ACR 和欧洲抗风湿病联盟（EULAR）联合推出了新的 RA 分类标准（表 3-3）。新的标准更注重血清学证据，结合 RF、抗 CCP 抗体以及 ESR 和 CRP 等血清学指标，在患者仅有一个或数个关节炎的情况下也可能做出 RA 的早期诊断。需要强调的是，新标准的适用条件是除外其他常见病因的关节炎（要求至少有一个小关节受累），同时在新标准中，取消了对称性、X 线的典型改变和类风湿结节等这些对早期 RA 不敏感的条目。如果患者出现高滴度 RF 或 ACPA，ESR 和 /CRP 升高，建议行

MRI 或关节超声，出现典型的滑膜炎表现通常有助于早期 RA 的诊断。

表 3-3　ACR/EULAR 2010 年 RA 分类标准和评分系统
（总得分 6 分以上可考虑诊断 RA）

关节受累		
受累关节情况	受累关节数	得分（0～5分）
中大关节	1	0
	2～10	1
小关节	1～3	2
	4～10	3
至少 1 个为小关节	＞10	5
血清学		得分（0～3分）
RF 或抗 CCP 抗体均阴性		0
RF 或抗 CCP 抗体至少 1 项低滴度阳性		2
RF 或抗 CCP 抗体至少 1 项高滴度阳性（＞正常上限 3 倍）		3
滑膜炎持续时间		得分（0～1分）
＜6 周		0
≥6 周		1
急性时相反应物		得分（0～1分）
ESR 或 CRP 均正常		0
ESR 或 CRP 增高		1

注：关节受累是指有肿胀或压痛的关节，或有 MRI/ 超声显示的滑膜炎。远端指间关节、第一腕掌关节和第一跖趾关节不纳入评估。要求至少有一个小关节受累。
中大关节：肩、肘、髋、膝和踝关节。
小关节：掌指关节、近端指间关节、跖趾关节 2-5、拇指指间关节和腕关节。

笔者联合国内多家中心对 765 例早期滑膜炎患者进行了研究，并提出了中国人群早期 RA（ERA）分类标准，敏感性和特异性与 2010 年 ACR/EULAR 标准相当，但更简单实用（表 3-4）。

表 3-4　早期 RA（ERA）分类标准

1. 晨僵时间 ≥ 30 分钟
2. 多关节炎（14 个关节区中至少 3 个以上部位关节炎）
3. 手关节炎（腕或掌指或近端指间关节至少 1 处关节炎）
4. 抗 CCP 抗体阳性
5. 类风湿因子阳性

注：以上 5 条满足 3 条或 3 条以上并排除其他关节炎可诊断 RA，敏感性 84.4%，特异性 87.4%。

三、病情活动指标和预后相关因素

RA 诊断后，要对患者的病情活动性和预后进行判断。由于 RA 病情的复杂性，判断病情活动性需要综合患者的症状、体征、实验室指标和关节功能，以及医生和患者对病情的总体评估等。常用的疾病活动性评估指标包括 28 个关节疾病活动性评分（disease activity score in 28 joints，DAS28）、简化的疾病活动性指数（simplified disease activity index，SDAI）以及临床疾病活动性指数（clinical disease activity index，CDAI）等，分值对应的疾病活动程度见表 3-5。每种评估方式均有其优劣，但临床医生可能并无时间去记录所有的肿胀和压痛关节，因此这些评估方式主要在临床研究中使用。对于风湿科医生和患者而言，RA 治疗的共同目标是希望达到疾病的缓解，因此病情缓解的判断更具有实用性。ACR 和 EULAR 共同推出了关于疾病缓解的定义（表 3-6），这个定义相对简单，却是基于严格的放射学随访结果得出的，因此，对于各种临床试验之间结果的比较和判断是非常有意义的。当然，随着检查手段敏感性的提高，即便患者达到这个病情缓解标准，也只能说是达到临床缓解，因为如果利用 MRI 或超声，依然能发现部分疾病活动的证据，但至少它为 RA 的治疗设置了一个统一的可操作目标。

表 3-5 常用的 RA 病情活动评估指标

项目	分值范围	疾病活动度			
		高	中	低	临床缓解
DAS28	0～9.4	＞5.1	≤5.1，且＞3.2	≤3.2	≤2.6
SDAI	0.1～86	＞26	≤26，且＞11	≤11	≤3.3
CDAI	0～76	＞22	≤22，且＞10	≤10	≤2.8

表 3-6 ACR/EULAR 对在 RA 临床试验中病情缓解的定义

Boolean定义

任何时间点，必须满足以下条件：
　压痛关节数≤1（评估的关节与 DAS28 相同）
　肿胀关节数≤1
　C 反应蛋白≤1mg/dL
　患者对病情的总体评估≤1（0～×10 视觉标尺法）

基于指数分值的定义

任何时间点，患者的 SDAI≤3.3

　　随着越来越多治疗 RA 的有效药物问世，风湿科医生和患者共同关心的另一个问题是哪些患者的预后差，需要采取更积极的治疗措施。目前的研究表明基线期就出现关节侵蚀者更容易出现关节破坏；此外，高滴度的 RF 和 ACPA，特别是 ACPA，均与放射学进展相关。当然对患者而言，关节侵蚀和畸形有时并不是预后的决定因素。已有数个研究发现健康问卷评分（HAQ）能更好地预测劳动能力丧失和死亡率。

四、疾病活动度评价

　　RA 作为慢性可致残的自身免疫性疾病，达标治疗作为有效改善预后、降低致残率的治疗新理念日益得到广泛认可。疾病活动度评估是达标治疗的基础，目前在临床及科研中，既有采用多维指标的评价方法，如 28 关节疾病活动指数（disease activity score 28，DAS28）、简化疾病活动指数（simplified disease activity index，SDAI）、临床疾病活动指数（clinical disease activity indext，CDAI）及 EULAR 反应标准，也有利用放射线、核磁或肌骨超声作为疾病活动度的评价工具，还有基于患者自我生活质量评价的量表。

1. 疾病活动指数（DAS28）

DAS28 是 1996 年 由 欧 洲 抗 风 湿 联 盟（European Leagueagainst Rheumatism，EULAR）正式推荐用于 RA 的活动性评估。即以 28 个关节肿胀数（SJC）和关节压痛数（TJC）、ESR（或 CRP）、基于疼痛视觉模拟标尺（VAS）对于整体健康状况（GH）的评估。28 个关节包含双侧肩关节、肘关节、腕关节、掌指关节、近端指间关节和膝关节，公式如下：

$$DAS28=0.56\times\sqrt{(TJC28)}+0.28\times\sqrt{(SJC28)}+0.70\times In（ESR）+0.014\times GH$$

（目前有多种 DAS28 手机版计算软件可供下载使用）。

在 DAS28 中，2.6 作为缓解与否的分界点 [DAS28：缓解（≤ 2.6）、低度活动（> 2.6 ～ 3.2）、中度活动（> 3.2 ～ 5.1）、高度活动（> 5.1）]。

2. 简化疾病活动指数（SDAI）和临床疾病活动指数（CDAI）

SDAI 是传统的 5 个核心变量的数值总和：SJC、TJC（同 DAS28 的 28 个关节数）、患者对疾病活动性的整体评估（PGA）、评价者对疾病活动性的整体评估（EGA）、CRP 水平。除缺少 CRP 外，其余指数与 CDAI 指数均相同，作为临床判断标准更简便实用，更适用于 RA 的 日 常 评 估。二 者 计 算 公 式：SDAI=SJC28+TJC28+EGA+PGA+CRP；CDAI=SJC28+TJC28+EGA+PGA。

CDAI 和 SDAI 均与 DAS28 高度相关，且两者均划分了疾病活动分期的截止点 [SDAI：缓解（≤ 3.3）、低度活动（> 3.3 ～ 11）、中度活动（> 11 ～ 26）、高度活动（> 26）；CDAI：缓解（≤ 2.8）、低度活动（> 2.8 ～ 10）、中度活动（> 10 ～ 22）、高度活动（> 22），其与关节破坏程度密切相关。

3. EULAR 反应标准

EULAR 反应标准以 DAS28 为基础，分为目前 DAS28 为 ≤ 2.4，较前评分降低 > 1.2 视为效果好；目前 2.4 < DAS28 ≤ 3.7，较前评分降低介于

0.6 与 1.2 之间视为效果一般；目前 DAS28 > 3.7，较前评分降低 ≤ 0.6 视为效果差。

4. 患者自我评估

表 3-7 健康评价调查表（Health Assessment Questionnaire，HAQ）

在过去的一周内您进行下述活动	0= 无困难　1= 有些困难　2= 很困难　3= 不能进行

1. 穿衣（系鞋带 / 纽扣）？

2. 梳头？

3. 从椅子上不用手支撑自己站起来？

4. 上床 / 下床？

5. 举杯饮水？

6. 切菜？

7. 开瓶塞？

8. 在户外平地上行走？

9. 上五个楼梯台阶？

10. 洗澡后能自己擦干？

11. 从马桶座上自己起来或坐下？

12. 弯腰拾起地上的东西？

13. 伸手摘下衣架上的衣帽？

14. 开 / 关水龙头？

15. 上下车（包括公共汽车 / 小轿车）？

16. 逛商店？

17. 做家务事如扫地？

18. 步行二华里？

19. 参加所喜爱的活动？

20. 晚上睡好觉？

在过去的一月里，您有下列感觉	0= 从不　　1= 有时　　2= 常常　　3= 总是

21. 喜爱您从事的事情？

22. 紧张或焦虑？
23. 烦躁不安 / 难以镇静？
24. 伤心或情绪低落 / 难以兴奋？

5. Sharp 评分（X 线）

表 3-8　双手 X 线关节间隙狭窄评分标准
Standard of evaluation for joint space narrowing in Sharp

0 分	正常
1 分	部分狭窄
2 分	普遍狭窄，有 > 50% 原有关节间隙留存
3 分	普遍狭窄，< 50% 原有关节间隙留存或关节半脱位
4 分	关节强直或关节脱位

表 3-9　双手 X 线关节骨侵蚀评分标准
Standard of evaluation for bone erosion in Sharp

0 分	正常
1 分	散在的骨皮质破坏侵蚀
2 分	< 50% 的任何一侧关节面的侵蚀
3 分	> 50% 的任何一侧关节面的侵蚀
5 分	关节完全侵蚀破坏

意义：主要评价 RA 患者近端指间关节、掌指关节及腕关节的侵蚀和关节间隙情况。特征性的侵蚀破坏或对称性关节间隙变窄常提示病灶所在部位，这种征象的假阳性率很低。

6. MRI 评分系统

应用国际类风湿磁共振评分系统（OMERACT RAMRIS）进行评分，并参照 EULAR-OMERACT 腕关节、掌指关节 MRI 图谱校准评分。

（1）滑膜炎　腕关节滑膜炎评价部位包括远端桡尺关节、桡腕关节、腕骨间及腕掌关节（第一腕掌关节除外），掌指关节滑膜炎包括2～5掌指关节。根据滑膜增生强化程度进行半定量分级，3处腕关节最高计9分，4处掌指关节最高计12分，具体评分方法如下：

0分：不强化，无明显强化。

1分：轻度滑膜炎，滑膜总体积或厚度的1/3强化。

2分：中度滑膜炎，滑膜总体积或厚度的2/3强化。

3分：重度滑膜炎，滑膜总体积或厚度的全层均强化。

（2）骨侵蚀　腕和掌指关节共计23处：腕15处，即桡骨远端、尺骨远端、掌骨近端5处和腕8处；掌指关节8处，即2～5掌骨远端和近节指骨近端。根据骨侵蚀占被评价骨的容积进行评分，腕骨被评价骨容积为其整块骨头，其他长骨，被评价骨容积从其关节面（如关节面缺失，取其估计的最佳位置）至深1cm处。具体评分标准见表3-10。

表3-10　骨侵蚀评分标准

评分	侵蚀程度	评分	侵蚀程度
0分	无侵蚀	6分	51～60%
1分	1～10%	7分	61～70%
2分	11～20%	8分	71～80%
3分	21～30%	9分	81～90%
4分	31～40%	10分	91～100%
5分	41～50%		

（3）骨髓水肿　根据骨髓水肿占骨体积的比例评价每块骨，共23处，腕15处，即桡骨远端、尺骨远端、掌骨近端5处和腕骨8处；掌指关节8处，即2～5掌骨远端和近节指骨近端。腕骨评价整块骨骼，长骨评价从关节面至深度1cm处。0分：无骨髓水肿；1分：水肿体积为1%～33%；2分：水肿体积为34%～66%；3分：水肿体积为67%～100%。

7. 7 个关节半定量超声评分标准

对 RA 最常累及的 7 个关节（表 3-11）采用半定量评分法，评估内容包括四个方面：关节渗出、滑膜炎症、骨侵蚀及滑膜层的血流（采用能量多普勒评估）。根据病变的严重程度不同，上述每项都分为 4 级（0～3）。具体内容如下：

表 3-11　7 个具体关节分布（specific distribution of seven joints）

关节部位	关节个数（n）	包含关节名称
手指	4	MCP2、MCP3、PIP2、PIP3
脚趾	2	MTP2、MTP5
腕关节	1	腕关节

（1）滑膜增厚的分级　0 级未见增生滑膜；Ⅰ级为可辨认的最小滑膜组织，即填充关节周围骨之间，不超过骨面最高点连线；Ⅱ级为滑膜组织增厚并超过骨面最高点连线，但不超过骨干；Ⅲ级：增厚的滑膜组织超过骨面最高点连线，并延伸超过一侧骨干。

（2）滑膜内血流信号分级　0 级滑膜内无血流信号；Ⅰ级为增生的滑膜内见点状彩色血流信号；Ⅱ级为增生的滑膜内见充盈面积不到滑膜面积一半的条状彩色血流信号；Ⅲ级为增生的滑膜内见条状丰富彩色血流信号，充盈面积为滑膜面积一半以上甚至被彩色血流信号充填。

（3）骨侵蚀分级　0 级骨表面光滑、平整、未见骨质破坏；Ⅰ级为骨表面毛糙、欠平整，未见明显骨质连续性中断或缺失，骨质轻度破坏；Ⅱ级为两平面探及骨表面连续性中断或缺失，骨质中度破坏；Ⅲ级为骨表面凹凸不平，骨质严重受损，骨质广泛破坏。

（4）关节积液分级　0 级无积液；Ⅰ级为微量积液；Ⅱ级为较多量积液，关节囊无肿胀；Ⅲ级为大量积液，范围广泛，可见关节囊肿胀。

（葛琳）

第三节　鉴别诊断

诊断 RA 前需要鉴别的主要疾病如下：

一、骨关节炎

骨关节炎是一种软骨退行性改变同时伴有新骨形成的疾病，有时可出现反应性滑膜炎。中老年人多发。主要累及膝、髋等负重关节，活动时关节痛加重，可有关节肿胀和积液。部分患者远端指间关节出现特征性赫伯登（Heberden）结节，近端指间关节出现布夏尔（Bouchard）结节。与 RA 的鉴别点为：骨关节炎患者 DIP 和第一腕掌关节受累多见，MCP 和腕关节受累少见。骨关节的滑膜炎无 RA 典型的滑膜增生，ESR 一般正常或轻度增快，RF 阴性。部分 RA 合并骨关节炎时较难诊断。

二、痛风

痛风是一种嘌呤代谢紊乱导致尿酸盐结晶沉积于关节和软组织所致的疾病，多发于青壮年男性。慢性痛风患者可以表现为多关节受累、关节肿胀和皮下结节等，且部分 RA 患者存在高尿酸血症，因此临床需要注意鉴别。但痛风多以下肢寡关节炎起病，多发生于第一跖趾关节，如病情控制不佳，可发展至上肢小关节。皮下结节成分为尿酸盐结晶可助鉴别。

三、血清阴性脊柱关节病

血清阴性脊柱关节病主要包括强直性脊柱炎、银屑病关节炎、炎性肠病性关节炎及反应性关节炎等，以脊柱关节受累为主，可出现周围关节病变；与 HLA-B27 有一定相关性，RF 阴性。这组疾病关节病变的特点多为非对称性、寡关节炎，下肢关节炎多见，大关节受累多见，可伴有肌腱端炎、腊肠指（趾）、眼炎等表现。强直性脊柱炎多有炎性下腰痛表现；反应性关节炎发病前多有泌尿系、生殖系或消化道感染表现；银屑病关节炎一般发病前或同时有银屑病皮疹，DIP 关节受累较 RA 明显；炎性肠病患者约有 20% 出现周围关节炎，踝、膝和肘关节是常见受累关节，也可以出现 PIP 和腕关节受累，但通常每次受累关节个数不多，多为非对称性的非侵蚀性关节炎。

四、系统性红斑狼疮

典型 SLE 患者，尤其是早期出现蝶形红斑的患者，诊断较为容易；但该病可有关节受累，甚至以关节炎为主要表现，如果类风湿因子检查阳性时，容易被误诊为 RA。但 SLE 多有多系统损害，如皮疹、光过敏、口腔溃疡及血液、肾脏等表现，因此需要详细问病史并做必要的检查。如 ANA 阳性，可出现抗 Sm 抗体、抗 dsDNA 等特征性抗体，Coombs 试验阳性，补体降低等；部分 SLE 患者可出现 RF 阳性，因此要认识到 RF 并不是 RA 的特异指标。此外，SLE 也可能与 RA 重叠存在，称为 Rhupus 综合征。

五、干燥综合征

典型 SS 有口眼干燥、多发龋齿和腮腺肿大等表现，ANA 多阳性，可出现抗 SSA、抗 SSB 等抗体和高球蛋白血症。由于多数 SS 患者有关节痛表现，部分也可以表现为关节炎，且 SS 患者有较高的 RF 阳性率，故容易误诊为 RA。要注意的是 SS 关节症状较轻，罕见关节畸形，RA 常有特征性关节侵蚀和畸形改变。长病程的 RA 患者可合并继发性干燥综合征，可出现抗 SSA、抗 SSB 等抗体阳性，但与原发性 SS 相比，少见严重的内脏损害。

六、缓解性血清阴性对称性滑膜炎伴凹陷性水肿综合征（RS3PE）

有人认为 RS3PE 是 RA 的一种特殊类型，目前意见尚未统一，部分 RS3PE 最终发展为类风湿关节炎，但部分患者与肿瘤的发生发展密切相关，因此需要密切随访。此病好发于老年人，起病急，主要表现为对称性指屈肌腱鞘急性炎症伴有手背和足背的可凹性水肿，可累及外周关节，出现滑膜炎。类风湿因子阴性或低滴度，小剂量激素可明显减轻水肿。多数患者可在 1 年内完全缓解。典型的 RA 较少出现对称性弥漫性可凹性水肿，单独应用小剂量激素难以控制病情。

（叶华　苏茵）

参考文献

[1] Cohick C B, Furst D E, Quagliata S, et al. Analysis of elevated serum interleukin-6 levels in rheumatoid arthritis: correlation with erythrocyte sedimentation rate or C-reactive protein[J]. J Lab Clin Med, 1994, 123（5）: 721-727.

[2] Aletaha, D. The rheumatoid arthritis patient in the clinic: comparing more than 1300 consecutive DMARD courses[J]. Rheumatology,2002,41（12）: 1367-1374.

[3] Graudal N, Tarp U, Jurik A G, et al. Inflammatory patterns in rheumatoid arthritis estimated by the number of swollen and tender joints, the erythrocyte sedimentation rate, and hemoglobin: longterm course and association to radiographic progression[J]. Journal of Rheumatology, 2000, 27（1）: 47-57.

[4] Fujinami M, Sato K, Kashiwazaki S, et al. Comparable histological appearance of synovitis in seropositive and seronegative rheumatoid arthritis.[J]. Clinical & Experimental Rheumatology, 1997, 15（1）: 11.

[5] Gough A, Sambrook P, Devlin J, et al. Osteoclastic activation is the principal mechanism leading to secondary osteoporosis in rheumatoid arthritis.[J]. Journal of Rheumatology, 1998, 25（7）: 1282.

[6] Masi A T, Maldonado-Cocco J A, Kaplan S B, et al. Prospective study of the early course of rheumatoid arthritis in young adults: Comparison of patients with and without rheumatoid factor positivity at entry and identification of variables correlating with outcome [J]. Semin Arthritis Rheum,

1976, 5（4）: 299-326.

[7] Scott D G, Bacon P A, Allen C, et al. IgG rheumatoid factor, complement and immune complexes in rheumatoid synovitis and vasculitis: comparative and serial studies during cytotoxic therapy.[J]. Clinical & Experimental Immunology, 1981, 43（1）: 54-63.

[8] Houssien D A, T. Jónsson, Davi E . Rheumatoid factor isotypes, disease activity and the outcome of rheumatoid arthritis: Comparative effects of different antigens[J]. Scandinavian Journal of Rheumatology, 1998, 27（1）: 46-53.

[9] Quinn M A, Gough A K S, Green M J, et al. Anti-CCP antibodies measured at disease onset help identify seronegative rheumatoid arthritis and predict radiological and functional outcome[J]. Rheumatology, 2006, 45（4）: 478-480.

[10] Rycke D, L. Rheumatoid factor and anticitrullinated protein antibodies in rheumatoid arthritis: diagnostic value, associations with radiological progression rate, and extra-articular manifestations[J]. Annals of the Rheumatic Diseases, 2004, 63（12）: 1587-1593.

[11] Salvador, G. Prevalence and clinical significance of anti-cyclic citrullinated peptide and antikeratin antibodies in palindromic rheumatism. An abortive form of rheumatoid arthritis?[J]. Rheumatology, 2003, 42（8）: 972-975.

[12] 陈华, 姚志建, 唐福林 . Sa 抗原相关蛋白质的研究 [J]. 中华医学杂志, 2006, 86（27）: 1896-1900.

[13] Matsumoto, I. Arthritis Provoked by Linked T and B Cell Recognition of a Glycolytic Enzyme[J]. Science, 1999, 286（5445）: 1732-1735.

[14] Schaller M, Burton D R, Ditzel H J . Autoantibodies to GPI in rheumatoid arthritis: linkage between an animal model and human disease[J]. Nature Immunology, 2001, 2（8）: 746.

[15] Gary S.Firestein,Ralph C.Budd,Edward D.Harris. 凯利风湿病学 [M]. 北京：北京大学医学出版社，2011.

[16] Rubens D J, Blebea J S, Totterman S M S, et al. Rheumatoid arthritis：Evaluation of wrist extensor tendons with clinical examination versus MR imaging-A preliminary report[J]. Radiology, 1993, 187（3）：831-838.

[17] Backhaus M, Kamradt T, Sandrock D, et al. Arthritis of the finger joints：a comprehensive approach comparing conventional radiography, scintigraphy, ultrasound, and contrast-enhanced magnetic resonance imaging.[J]. Arthritis & Rheumatology, 1999, 42（6）：1232–1245.

[18] Backhaus, M. Prospective two year follow up study comparing novel and conventional imaging procedures in patients with arthritic finger joints[J]. Annals of the Rheumatic Diseases, 2002, 61（10）：895-904.

[19] Wakefield R J, Gibbon W W, Conaghan P G, et al. The value of sonography in the detection of bone erosions in patients with rheumatoid arthritis：a comparison with conventional radiography.[J]. Arthritis & Rheumatology, 2010, 43（12）：2762-2770.

[20] Szkudlarek M, Courtpayen M, Strandberg C, et al. Power Doppler ultrasonography for assessment of synovitis in the metacarpophalangeal joints of patients with rheumatoid arthritis：a comparison with dynamic magnetic resonance imaging.[J]. Arthritis & Rheumatism, 2010, 44（9）：2018-2023.

[21] Baillet A, Gaujoux-Viala C, Mouterde G, et al. Comparison of the efficacy of sonography, magnetic resonance imaging and conventional radiography for the detection of bone erosions in rheumatoid arthritis patients：a systematic review and meta-analysis[J]. Rheumatology, 2011, 50（6）：1137-1147.

[22] Wakefield R J, Balint P V, Szkudlarek M, et al. Musculoskeletal ultrasound including definitions for ultrasonographic pathology[J]. Journal of Rheumatology, 2005, 32（12）：2485-2487.

[23] Xiao H, Liu M, Tan L, et al. Value of ultrasonography for diagnosis of synovitis associated with rheumatoid arthritis[J]. International Journal of Rheumatic Diseases, 2014, 17（7）: 767-775.

[24] Taylor P C, Steuer A, Gruber J, et al. Comparison of ultrasonographic assessment of synovitis and joint vascularity with radiographic evaluation in a randomized, placebo-controlled study of infliximab therapy in early rheumatoid arthritis[J]. Arthritis and Rheumatism, 2004, 50（4）: 1107-1116.

[25] Seymour M W, Kelly S, Chan R Beals. Ultrasound of metacarpophalangeal joints is a sensitive and reliable endpoint for drug therapies in rheumatoid arthritis: results of a randomized, two-center placebo-controlled study[J]. Arthritis Research & Therapy, 2012, 14（5）: R198.

[26] Vos K, Thurlings R M, Wijbrandts C A, et al. Early effects of rituximab on the synovial cell infiltrate in patients with rheumatoid arthritis.[J]. Arthritis & Rheumatology, 2010, 56（3）: 772-778.

[27] Van d H D M, Van H M A, Van Riel P L, et al. Judging disease activity in clinical practice in rheumatoid arthritis: first step in the development of a disease activity score.[J]. Annals of the Rheumatic Diseases, 1990, 49（11）: 916-920.

[28] Aletaha D, Nell V P, Tanja Stamm. Acute phase reactants add little to composite disease activity indices for rheumatoid arthritis: validation of a clinical activity score[J]. Arthritis Research & Therapy, 2005, 7（4）: R796-R806.

[29] Smolen, J. S. A simplified disease activity index for rheumatoid arthritis for use in clinical practice[J]. Rheumatology, 2003, 42（2）: 244-257.

[30] 岑筱敏, 梁燕, 谢其冰, 等. 类风湿关节炎疾病活动度四种评价方法的比较研究 [J]. 四川大学学报（医学版）, 2015, 46（2）: 280-284.

第四章

类风湿关节炎的
中医治疗

第一节　治则治法

类风湿关节炎（RA）是西医学病名，根据该病关节肿痛、畸形等临床症状，属于中医学"痹证""风湿""历节病"范畴，现代中医多以"尪痹"病名诊断。对 RA 的诊疗，采用中西医"病证结合"的诊疗模式，以中医辨证论治、整体观念为纲，吸取西医重视微观局部的优势，运用中医整体综合思维方法研究 RA 的发生、发展规律，使其取长补短，相辅相成，可提高临床疗效。

一、治疗原则

辨病与辨证相结合是 RA 临床治疗的核心。RA 的中医治疗以扶正祛邪、因时因地因人三因制宜为基本原则，要充分考虑患者年龄、体质及生活环境，结合疾病分期、活动性、预后不良因素等择方用药，临证分清虚实、辨明寒热，或标或本，或攻或补，或清或温，或攻补兼施，或寒热并用等，内外治结合、针药并用的综合疗法较佳。

1. 扶正祛邪

RA 的病因主要包括感受外邪和正气虚弱两个方面。正气虚弱是本病的内在因素，正气虚弱则易感受外邪而发病，正气虚弱的原因包括先天禀赋不足，体质素虚，过度劳累或过度安逸，妇女产后，情志失调，后天失养，久病体弱等，均可引起气血阴阳不足，肝肾亏虚。感受外邪是本病发生的外在因素，感受外邪包括感受自然界的风、寒、湿、热之邪，或内生痰浊、瘀血，引动体内伏邪等。正虚邪实是本病的基本病机，临床治疗在祛邪的同时应注意扶正，即祛邪不宜攻伐过猛，以免损伤正气；且扶正不宜峻补，以防邪气壅滞。

在 RA 的发病机制中，正虚是内在因素。《素问·刺法论》曰："正气存内，邪不可干。"《灵枢·百病始生》亦云："风雨寒热不得虚，邪不能独伤人……此必因虚邪之风，与其身形，两虚相得，乃客其形。"当机体正气不足时，外来风寒湿热邪气才可乘虚侵袭肢体关节肌肉，使经脉闭阻不通，而发痹病。正气虚弱在 RA 发病中主要表现有四种情况：脏腑衰弱、营卫不和、气血亏虚、阴阳失调等，因此扶正应根据脏腑、气血、阴阳、营卫失调的不同，选择补五脏、调六腑、补气、养血、滋阴、助阳、调和营卫等法。扶正法主要适用于以正虚为主的患者，以 RA 低疾病活动度或临床缓解期患者为主，同时注意扶正不可峻补。

邪气太过是 RA 发病关键，《素问·痹论》开篇即曰："痹之安生？岐伯对曰：风寒湿三气杂至，合而为痹也。"又曰："所谓痹者，各以其时，重感于风寒湿之气也。"金·张子和《儒门事亲》认为，"痹证以湿热为源，风寒为兼，三气杂合而为痹"，提出湿热为致痹的主要因素。邪气痹阻是 RA 发病的主要病机，因此，祛邪法是治疗 RA 的基本治法。从总体上讲，治疗 RA 不祛邪，是不得其法，非其治也。祛邪法适用于以邪盛为主的 RA 患者，多见于疾病活动期。根据邪气性质不同及侵犯人体部位的不同，选用相应的方法。如风邪胜，以祛风为主；寒邪胜，以散寒为主；热邪盛，以清热为主；湿邪盛，以祛湿为主；痰浊者，以化浊涤痰为主；瘀血者，以活血化瘀为主等，同时祛邪不可过缓。

2. 三因制宜

在 RA 的辨证论治过程中，充分考虑四时因素对疾病发生、发展的影响，根据一年四季不同特点，并以此为纲，分时论治，顺时用药，对缓解病情、控制疾病活动度、治疗并发症、改善患者生活质量具有积极意义。在《内经》理论中，最早提出了"天人相应"整体观指导养生防病。"夫四时阴阳者，万物之根本也，所以圣人春夏养阳，秋冬养阴"，阴阳四时，升降出入有调，生长收藏，万物变化，皆以此为本。因此在疾病的治疗中，当顺应四时气候特点而择方用药。痹证的外因主要是风寒湿热等外邪的侵袭，邪气乘经脉之虚侵入机体，壅滞气血，阻闭经脉。"所谓痹者，各以其时重感于风寒湿之气也"。《内经》认为，不同部位的痹证有不同的好发季节，这是因为人体气血的流行分布常随四时季节的更替、气温的变化而发生相应的变动，"春气在经脉，夏气在孙络，长夏气在肌肉，秋气在皮肤，冬气在骨髓中"，而"邪气者，常随四时之气血而入客也"。故《素问·痹论》说："以冬遇此者为骨痹，以春遇此者为筋痹，以夏遇此者为脉痹，以至阴遇此者为肌痹，以秋遇此者为皮痹。"提示季节因素在痹证发病中的作用。因此在 RA 的治疗中，当顺应四时气候特点而择方用药。

由于地理、气候及饮食生活习惯的不同，不同地区 RA 患者的发病特点和病理变化有很大区别。《素问·异法方宜论》就指出："……医之治病，一病而治各不同，皆愈何也……地势使然也。"说明东、南、西、北、中央五方由于地理环境、自然气候的差异，以及人们生活习惯的不同，出现同一种疾病可表现出不同的证候类型。我国华南一带，气候炎热，降水量大，四季中以湿热之邪最为多见；西南一带，地势偏高，多风、潮湿，故发病以风湿之邪为主；而东北一带，天寒地冻，发病证型主要以寒湿多见；沿海区域，发病主要以湿邪为主。根据地理环境的不同，在 RA 的诊疗过程中也应考虑地理环境等因素影响，治法上应各有所宜。

因人制宜指的是根据患者个体差异来选择不同治法，考虑不同用药的原则。"凡欲诊病者，必问饮食居处"。《类经》注言："饮食有膏粱藜藿之殊，居处有寒温燥湿之异，因常知变，必详问而察之。"提示医者在诊疗时注意个体差异，针对性择方用药。就 RA 而言，患者以女性多见，发病年龄、生理特点各有不同，气血亏虚程度不同，用药亦有差异，应充分考虑妇女经带胎产等情况。例如，现代研究发现妇女生产或小产后，体内激素有很大变化，是 RA 的重要诱因。产后气血亏虚，风湿之邪极易乘虚而入，外邪留著营卫，营卫失和，气血痹阻不通则发病，治疗审其虚实，先标后本，或标本同治，根据患者病机特点，或调和营卫，或益气养血，或清利湿热，各有不同。年龄、性别、生活工作条件乃至性情、精神状态对类风湿关节炎的发病、病机变化皆有影响，治疗时当充分考虑、区别对待。

3. 杂合以治

RA 致病因素复杂，病变部位不一，致残性强，属于临床难治性疾病。《素问·异法方宜论》指出："圣人杂合以治，各得其所宜……得病知情，知治之大体也。"因此，RA 在临床上应"杂合以治"，将内治与外治相结合，治疗与预防相结合，采用多途径、多靶点、多手段治疗方式，以提高临床疗效。在内服药物基础上，运用中药外治法，突出外治法靶关节治疗优势，不仅较好地改善了药物的吸收过程，有效地减缓了一些药物的毒副作用，同时能使药物更迅速地作用于病变关节，在很大程度上提高了治疗效果，在 RA 的治疗过程中具有不可替代的作用和独特优势。

中医外治法治疗 RA 手段多样，包括中药敷贴疗法、针灸疗法、熏洗疗法、热熨疗法、热敷疗法、热蜡疗法、蒸汽疗法、药棒疗法、穴位注射疗法、离子导入疗法等，能起到缓解关节肌肉疼痛、改善肢体活动功能、提高临床疗效的作用。中医外治法是降低 RA 疾病活动度、缓解病情、增强临床疗效的重要治疗手段，为类风湿关节炎患者，特别是使用内服药受限的患者提供了新的治疗方式选择。

二、治疗方法

1. 从风论治

"风为百病之长"，风善行而数变，六淫之中的其他邪气往往是依附风邪侵袭人体，导致类风湿关节炎的寒邪、湿邪、热邪等也是依据风邪侵袭人体的，治疗上可采用祛风药导邪而出。此外，"治风先治血，血行风自灭"，治疗风邪要配合养血活血的药物。

2. 从寒论治

《素问·痹论》说："痛者，寒气多也，有寒故痛也。"寒主收引，主凝滞，机体感受寒邪，经脉气血凝滞不通，不能濡养四肢关节，不通则痛，出现四肢关节疼痛。寒为阴邪，关节常出现冷痛，得热则舒。临床上可采用祛风散寒、散寒通络、益气散寒、温肾散寒、温中散寒等法。

3. 从热论治

金元时期医家张从正在《儒门事亲》中曰："痹病以湿热为源，风寒为兼，三气合而为痹。"率先提出痹病以湿热为源。叶天士《临证指南医案》中记载："初病湿热在经，久则瘀热入络。"临床上可采用清热泻火、清热解毒、清热凉血、清热除湿、清退虚热等法。

4. 从湿论治

《说文·广部》曰："痹，湿病也。"颜师古注曰："痹，风湿之病。"湿邪是导致痹病发生的重要因素之一，湿邪其性属阴，其性重浊、黏滞、趋下，易阻气机，损伤阳气。病程往往缠绵难愈，蕴蒸不化，胶着难解，往往反复发作。湿有内湿、外湿之别，内湿多由脾虚而成，临床上可根据内外湿之不同，采用祛风除湿、健脾利湿、清热除湿、芳香化湿、温阳除湿、淡渗利湿等法。

5. 从痰瘀论治

痰瘀互结阻滞于经络是 RA 发生、关节肿痛变形的病理机制。血瘀痰浊是某种致病因素作用于人体后，使机体发生气血津液代谢失调而形成的病理产物，既可直接或间接作用于人体，引发新的病症；也可以是本病日久，肝肾亏损，气血不足，导致血停湿凝而产生。痰瘀互结闭阻经络，在痹证的发病过程中起着重要作用。RA 治疗用化痰通络、活血行瘀之法。瘀血作为病理因素贯穿本病的始终，治疗全程均可活血化瘀、通络止痛，临床要根据活血药的不同药性进行选用。久病入络，病情顽固持久者，宜配伍藤类药物、虫类药物搜风通络。

6. 从肝论治

肝藏血主筋，肝主疏泄，调畅情志。《素问·五脏生成论》曰："足受血则能步，掌受血则能握，指受血则能摄。"若肝血不足，则用足行走、用掌持握、用指摄取的功能异常，如同 RA 患者手足关节活动受限、晨僵。明·秦景明《幼科全针》曰："痹者，内因肝血不足，外被寒湿所中，盖肝主筋，通一身之血脉也。"RA 是慢性疾病，缠绵难愈，久而出现气机郁滞，而气机郁滞会导致气血运行受阻，从而使得肌肉关节失于濡养，又会加重 RA 的病情。肝血亏虚是 RA 的发病内在因素，而肝失疏泄在 RA 的发病过程中起到重要作用。治疗上从病程的早、中、晚期予以施治，早期治以疏肝理气、养血通络；中期以疏肝通络为法；晚期以补肝肾兼祛风通络。

7. 从心论治

《素问·痹论》曰："脉痹不已，复感于邪，内舍于心。"心火偏亢在

RA 发病中发挥重要作用。体内伏邪被外来的风寒湿等邪牵动，在严重亢盛的心火影响下，可蕴湿积热化风，从而向全身弥散，导致 RA 患者关节疼痛表现在心经走行经过的腕、掌指以及远端指关节；另外，湿邪有趋下的特性，故继而可以向膝、踝、趾等下肢关节呈对称性、连续性发展，最后可以分布于全身。治疗上可佐以清心泻火之品。

8. 从脾论治

"痹，湿病也。"脾胃失调是内外湿邪形成的原因及结果，与风湿病的发病息息相关。《素问·痹论》云："饮食自倍，肠胃乃伤。"脾胃论中说："内伤脾胃，百病由生。"脾胃虚弱，气血生化无源，气血虚弱则致营卫失调，卫气防御功能减弱，外邪更易侵袭；气虚无力推动血液运行，则见血瘀。治疗上或健脾和胃，或运脾化湿，或温脾散寒等。

9. 从肺论治

肺主一身之气，若肺气不足，容易导致卫气虚弱，而使其正常的功能失调，此时易受风寒湿热等邪气乘虚而入，内外相合发为痹病。RA 等痹证的发生与肺主气合皮毛的生理功能失调有关；痹证的轻重与肺朝百脉有关；痹证中邪气留存时间的长短与肺主宣发肃降通调水道有关。在治疗上提倡辨证的基础上佐以宣降肺气法，以给邪以出路。

10. 从肾论治

肾为先天之本，主骨生髓，肾主精。若先天不足，机体虚弱，易被外邪侵袭，而发痹病。《素问》曰："邪之所凑，其气必虚。"痹病日久不愈，消耗肾中精气，久病及肾，导致肾虚。王肯堂曰："痹病，肾虚其本也。"指出肾虚是痹证重要的发病因素。RA 久之有肾虚表现，治疗上当益肾壮督。

11. 从营卫论治

营卫在表，外感风寒湿邪，首先犯于营卫。营卫不和，一为外邪扰乱，卫阳郁闭，营阴郁滞，经脉不通，见肌肉、筋骨、关节疼痛；二为营卫亏虚，无以荣养肌表，无力抗邪，见肌表麻木不仁、关节酸痛等。卫郁营闭证多见于痛痹、行痹、着痹初期，治疗当以调和营卫、解肌通络、祛邪止痛为主。营卫虚弱证可见于邪气久滞、误用辛热之品耗伤正气；或素体正虚，营卫不充，复感外邪之风湿病早期。营卫亏虚，不能荣养肌表，无力抵御外邪，治疗时需注重营卫盛衰，当补则补，又不能补益太过而留贼寇。

（巩勋　姜泉）

第二节　辨证论治

类风湿关节炎（RA）的中医病机为先天禀赋不足肝肾精亏，营卫俱虚，复因感受风寒湿热之邪，导致气血凝滞不通、痹阻脉络，造成局部甚或全身关节肿痛。本病以肝肾脾虚为本，湿滞、痰凝为标，湿热瘀血夹杂既是 RA 的主要发病因素，又可作为主要病理机制，同时也是 RA 的基本特征；风寒湿邪可诱发或加重病情；若病程日久，伤气耗血、损及肝肾，痰瘀交结，形成正虚邪恋，本虚标实，虚实夹杂，而证候错综复杂。

中医药在缓解 RA 患者临床症状和控制疾病进展方面具有优势，但辨证分型较庞杂。RA 中医治疗既要针对每位患者的特点进行辨证论治，又要结合 RA 特有发生发展规律进行辨病治疗；同时，建议按照早期、活动期、缓解期等分期论治，即病证结合、分期论治，以提高 RA 中医疗效、改善患者预后。因此下文参考中华中医药学会最新发布的《类风湿关节炎病证结合诊疗指南》相关内容，请读者根据实际情况参考《中药学》教材及《中国药典》等。

一、风湿痹阻证

【辨证要点】

主症：①关节疼痛、肿胀，游走不定；②关节疼痛、肿胀，时发时止。

次症：①恶风，或汗出；②头痛；③肢体沉重。

舌脉：舌质淡红，苔薄白，脉滑或浮。

具备主症两条；或主症一条，次症两条，结合舌脉可诊断。

【治法】祛风除湿，通络止痛。

【方药】

羌活胜湿汤（出自《内外伤辨惑论》）：羌活 10g，独活 10g，防风 10g，藁本 10g，川芎 10g，蔓荆子 10g，甘草 10g，生姜 6g。

蠲痹汤（出自《医学心悟》）：秦艽 10g，羌活 10g，独活 10g，乳香 5g，木香 10g，桂心 6g，川芎 10g，当归 10g，桑枝 10g，甘草 10g，海风藤 15g。

大秦艽汤（出自《素问病机气宜保命集》）：秦艽 10g，甘草 10g，川芎 10g，当归 10g，白芍 10g，细辛 3g，羌活 10g，防风 10g，黄芩 10g，石膏 15g，白芷 10g，白术 12g，生地黄 10g，熟地黄 10g，茯苓 15g，独活 10g。

【加减】关节肿者，加薏苡仁 12g，防己 10g，萆薢 10g 以利湿；痛剧者，加制附片 6g，细辛 3g 以通阳散寒；痛以肩肘等上肢关节为主者，可选加片姜黄 12g；痛以膝踝等下肢关节为主者，选加牛膝 10g。

【中成药】复方夏天无片、疏风活络片、木瓜丸、祛风止痛片、骨龙胶囊等。

【临床体会】本证是 RA 的主要证型之一，多见于 RA 病程的早期，好发于春、秋季节更替之时及冬季，病位较浅，多在肌表经络之间。风湿痹阻证多由外感风湿之邪，或汗出当风，或冒风淋雨涉水，加之素体虚弱，或饮食起居失宜，痹阻关节、肌肉而致。"风则伤卫，湿流关节，风湿相搏，两邪乱经，故骨节疼烦、掣痛，不得屈伸……风胜则卫气不固，汗出，短气，恶风不欲去衣，为风在表；湿胜则水气不行，小便不利或身微肿，为湿外搏也。"

（1）风湿痹阻证的病因病机特点　《素问·风论》曰："风者善行而数变。"风为阳邪，善行数变，所以关节疼痛具有游走不定、时发时止的特点。《素问·生气通天论》说："因于湿，首如裹。"指出湿性重着，湿邪侵袭关节可见关节肿胀、疼痛。风为阳邪，其性轻扬升散，具有升发、向上、向外的特性。所以风邪致病，易于伤人上部，风邪上扰头面，可见头痛；风邪客于肌表，可见恶风等表证。因其性开泄，具有疏通、透泄之性，故

101

风邪侵袭肌表，使肌腠疏松，汗孔开张，而出现汗出、恶风等症状。舌质淡红，苔薄白，脉滑或浮均为风湿痹阻之象。本证好发于春季，亦是风为春令主气之故。

风邪有内风、外风之分，由于风邪兼夹寒、湿、热所致，营卫虚弱、外感邪气，导致腠理开泄汗出，汗为心液，血汗同源，必加剧营血亏虚，而腠理开泄，卫外无力则又为招邪复感开启了方便之门，这是通常说的外风致病。外风宜用解表祛风之法，羌活胜湿汤就是代表方剂之一，方中用羌活、独活为主药，羌活善祛上部风湿，独活善祛下部风湿，二者相合，能散周身风湿，舒利关节而通痹；防风、藁本发汗止痛，而祛肌表风湿，为辅药；佐以川芎活血祛风止痛，合蔓荆子升散上部风湿而止头痛；甘草、生姜调和诸药。

与此同时，还存在内风致病的情况，血虚、血热、血瘀均可生风；肝之阴血亏虚，阴不制阳，肝阳上亢，亦可引动肝风。内风宜祛风散邪、兼以养血活血通络为法，大秦艽汤为代表方剂之一。方中君药秦艽祛风通络；臣药羌活、防风、独活、白芷、细辛以祛风散邪，增强君药祛风之力；血虚不能养筋，且风药多燥、易伤阴血，配伍熟地黄、当归、川芎、白芍以养血活血，此所谓"治风先治血，血行风自灭"，白术、茯苓、甘草以益气健脾、生化气血；黄芩、石膏、生地黄以清热，防止风邪郁而化热。

湿邪致病亦有偏于寒者及偏于热者。寒为阴邪，易伤阳气，阳气失于温煦，湿邪偏于寒者可见关节肿胀而冷痛，自觉肿胀之处冷而不温、触之凉、喜暖恶寒、遇寒加重、得温则减；火热之邪为阳邪，其性炎上，易耗气伤津，易生风动血，易致肿疡，湿邪偏于热者可见关节肿胀而局部发热或触之而热，或肤色红，常伴有身热、汗出、口渴、面赤、皮肤起红斑等火热之象。湿邪偏于寒者，可加用麻黄、桂枝、白术、茯苓、乌头、独活等散寒除湿的药物；湿邪偏于热者，可加用生石膏、知母、黄柏、薏苡仁、忍冬藤、赤芍、牡丹皮等清热利湿之品。

（2）历代名家治疗风湿痹阻的经验　从古至今，很多著名医家在痹病，特别是顽痹的治疗上，均强调内虚加外邪共同致病，故在治疗上要重视内外互为因果，以标本兼顾为治疗大法。历代医家也对祛风、除湿之法有自己的见解和用药特色。

金代刘河间认为人体脏腑病变皆可生六气，外邪作用于人体后发病，在病情迁延不愈、反复消长过程中，内外相因，同气相召，风寒湿热内生，成为久痹的基础。

国医大师路志正在治疗风湿痹病亦有自己的经验。风痹之证，常罹及患者多个肢体关节，疼痛以游走不定为特点，因风邪偏盛，故治当发散，用祛风之法，佐以散寒除湿，并配合养血之品，盖取"治风先治血，血行风自灭"之意，选用防风汤、大秦艽汤之类加减变通。然五方异位，寒暑殊气，刚柔异秉，饮食相戾，祛风之法尚不能尽风痹之治，应于常法之外，辅以变法。路老就曾用养阴清热之秦艽鳖甲散化裁，治疗风痹取效。风类药能行能散，路老也很善于运用风类药，在痹病的治疗中则更重视息风通络、祛湿降浊的方法。风有内外之分，外受者，经脉阻滞疼痛，所谓不通则痛也；内生者，可息风通络。常用药物有威灵仙、桂枝、羌活、独活、防风、葛根、天麻、秦艽等。疼痛为主者，常佐入桃仁、红花、穿山甲、乌梢蛇等；麻木为主者，加入黄芪、当归、赤芍、白芍、川芎、鸡血藤、胆南星、僵蚕等。属于内风者，还经常佐入生龙骨、生牡蛎、白芍、龟甲等潜阳之品。祛湿降浊之时，也可使用风类药，因为一是风类药能升，能助脾阳；二是风类药能散，能助脾散精，又能助肺宣发，这样就调节了水液代谢的升降，从而能治疗因水液代谢失常而导致的湿证。路老常用药物有防风、僵蚕、升麻、苍术、草决明、柴胡，并佐入郁金、炒枳实、荷叶、胆南星、炒谷芽、炒麦芽、黄连、土茯苓、草薢、蚕砂、薏苡仁、石菖蒲、藿香等化湿降浊之品。

对于祛湿之法，路老提出三大法：一者祛除湿邪，二者扶助正气，三者扶正祛湿。对于湿邪偏重者，当以利湿为主，兼以祛风散寒，理脾益气之法。盖脾主运化，喜燥恶湿，若脾气健运，则湿邪自祛也。在临床上，路老喜用对药，常用的祛风除湿的对药有：炒苦杏仁、炒薏苡仁；防风、防己；炒苍术、炒白术；羌活、独活等。其中苦杏仁、薏苡仁配伍来源于张仲景《伤寒论》麻杏薏甘汤，炒苦杏仁能开肺气而化湿，炒薏苡仁能健脾气而祛湿，两药合用则祛湿力胜；防风擅于祛风，防己长于化湿，共奏祛风化湿之功；炒苍术苦温能燥湿祛痹，炒白术性甘温能健脾化湿，两者合用刚柔互济，加强祛湿的效果；羌活、独活两药配伍，上下兼顾，能治一身上下之风寒湿痹。

朱良春认为，舌苔白腻而浊者为湿盛，宜侧重燥湿以通络，如兼见浮黄者为湿热，因浮黄提示湿将化热，当祛湿清热并进；苔白腻而质淡者为寒湿，可用乌头、附子温经散寒。在脉象方面，湿胜之脉，多沉细而濡；湿热之脉则缓大而濡数；脉浮缓多为湿在表，沉缓多为湿在里，弦缓为风湿相搏，虚弦为寒湿郁滞。治疗上，风痛轻者宜选独活；游走作痛可用海风藤；重症则用蕲蛇；偏于寒痛者以川乌、草乌、附子、细辛温经定痛为要药；偏于湿痛则以生白术、苍术、熟薏苡仁、制附子配合应用为佳。在临床治疗过程中，也很注重药对的使用，如穿山龙、当归以祛风除湿、益气养血、活血通络，乌梢蛇、豨莶草以祛风通络，兼以活血，此两种药对对于内风、外风致病均可奏效；青风藤、忍冬藤以祛风通络，兼以清热，对于风湿痹阻中兼有热象者更为适用；泽泻、泽兰以祛湿消肿。

周仲瑛认为，RA治疗要注意分期治疗，风寒湿热是致病原因，更是重要的病理因素。在RA早期、急性发作期以外邪为主导，而中晚期则内生之邪为病，是病久难愈的重要因素。中晚期RA的主症是关节肿痛畸形，病位在筋骨，病机主要是本虚标实、虚实夹杂，肝肾亏虚、气血不足为本，痰瘀互结、风湿痹阻为标。风湿痹阻是病情延缓、反复的重要因素。

李济仁痹病诊治大法从病因入手，主张分清寒热入手，再据此分为偏风、偏湿等症。在临证中，如偏风者，会合用蠲痹汤；如偏湿者，会合用防己黄芪汤加减。用药上，偏于风者，会加用羌活、独活、防风、川芎；偏湿者，会加用防己、泽泻等药物治疗。

现代医家娄多峰在临床实践中，总结出"虚"即正气虚，是引起痹病的先决条件，而且正气虚弱对痹病的演变和预后又起着重要作用。"邪"即外来之邪。当正气虚弱时，邪气趁机侵入肌肤经络，导致闭阻不通，而致痹病。吴生元认为，RA 的病因，一方面是风寒湿热之邪侵入人体，留于经络关节，痹阻气血而成；另一方面，病程日久，气血不足，气血津液运行无力，或风寒湿热之邪留于经络关节，直接影响气血津液运行，导致痰瘀形成，痰瘀互结，而致关节肿大、强直、变形、活动障碍等。风寒湿热痰瘀与正虚同时存在。正气旺盛，感邪后未必致痹；正气不足，气血两虚，病程迁延反复，邪伤气血阴阳，病及脏腑使正气更虚。正虚为本，邪实为标，临证当以治本顾标、标本兼治。

此外，在临床实践中，对于风湿痹阻的治疗要重视内治、外治的综合疗法，以达到提高疗效、尽快缓解病痛的目的。毫针疗法，当然需要辨证取穴，但多数医家会选取风池、风府这类可以祛风、疏风的穴位作为主穴，具有比较好的疗效。有时，根据患者临床症状及情况，可以采取灸法、火针、温针等方法也有很好的临床疗效，这种患者一般多为风湿痹阻，兼有寒湿者。近期的 Meta 分析也发现，针灸和药物结合治疗 RA 的效果优于单纯中药或西药组，这也提示我们在治疗 RA 的过程中，要关注内治、外治相结合的方法，以更好地帮助患者缓解病痛、改善生活质量。

二、寒湿痹阻证

【辨证要点】

主症：①关节冷痛，触之不温，皮色不红；②疼痛遇寒加重，得热痛减。

次症：①关节拘急，屈伸不利；②肢冷，或畏寒喜暖；③口淡不渴。

舌脉：舌体胖大，舌质淡，苔白或腻，脉弦或紧。

具备主症两条；或主症一条，次症两条，结合舌脉可诊断。

【治法】温经散寒，祛湿通络。

【方药】

乌头汤（《金匮要略》）。

桂枝芍药知母汤加减（《金匮要略》）。

麻黄附子细辛汤（《伤寒论》）。

【加减】关节肿胀者，加白芥子 10g；关节痛甚者，加细辛 3g，乌梢蛇 9g，蜂房 5g；关节僵硬者，加莪术 9g，丹参 15g。

【中成药】寒湿痹片。

【临床体会】

（1）病因病机分析 《素问·痹论》曰："风寒湿三气杂至，合而为痹。"本证多发于春、秋季节更替之时及冬季，多由外感寒湿之邪，痹阻关节肌肉而致。此证多见于 RA 病程早期，多以邪（风、寒、湿）实为主，且病位较浅，多在肌表经络之间，经治疗后易于康复。

（2）用药体会 寒湿痹阻证治疗重在祛风、散寒祛湿，常选用羌活、独活、桂枝、乌头、黄芪、麻黄、防风、威灵仙、苍术、白术、五加皮、炒薏苡仁、仙灵脾等药。寒湿在表者选用麻黄加术汤加减；寒湿痹阻伴有气虚者，可选用生黄芪、苍术、白术、茯苓益气以化湿；寒湿痹阻兼杂风邪者，酌情使用防风、秦艽、威灵仙以祛风湿；肾阳不足，感受寒湿之邪，重在补肾阳，化湿邪，常选用仙灵脾、肉桂、五加皮等药。

（3）现代医家认识

①娄多峰治疗寒湿痹阻证重在扶正气以祛邪：娄多峰认为，痹阻的基本病因可概括为"虚、邪、瘀"，所谓"邪之所凑，其气必虚""风雨寒热不得虚，邪不能独伤人"，寒湿痹阻多见于气血亏虚之人感邪而得之。故娄多峰治疗寒湿痹阻证治以温经散寒，祛风通络，兼益气养血，活血化瘀。经验方顽痹寒痛饮。药用：桂枝 15g，独活 30g，制川乌、制草乌各 9g（久煎 1 小时），黄芪 30g，络石藤 30g，当归 20g，丹参 30g，老鹳草 30g，鸡血藤 30g，延胡索 20g，甘草 10g。加减：风邪胜加防风、威灵仙；湿邪胜加薏苡仁、萆薢；气虚者加黄芪；血虚者加当归、熟地黄。

②张鸣鹤治疗寒湿痹细分风寒偏胜：张鸣鹤擅用辛温药物治疗寒湿痹阻型 RA。具体又当区分风湿之邪偏胜及寒邪为胜。风湿偏胜者重用祛风化湿：张鸣鹤认为，热毒内蕴的病机贯穿 RA 病程的始终，虽然类风湿关节炎患者自身体质存在气血运行失调、脏腑蕴毒的因素，但是外感风寒湿邪仍然是 RA 的重要诱因。临床上，张鸣鹤多羌活、独活连用，其谓，羌

活行体表，独活走肌腠；羌活善走于上，独活善行于下，故二药合用，善祛全身表里之风湿邪气。湿邪在 RA 的病机中占有重要的地位，RA 患者出现的许多症状都和"湿邪"分不开，比如晨僵、关节肿胀、沉重乏力感等。《内经》记载："诸痉项强，皆属于湿。"湿为阴邪，易伤阳气，需以羌活、独活之类的药物，祛散寒湿邪气；苍术同辛温散寒药之附子同用，"术、附并走皮内逐水气"，以达通阳散寒祛湿之功。寒邪偏胜重在辛温散寒：寒气胜者为痛痹，寒性收引，寒性凝滞，若患者外感寒邪，入里化热，引动伏邪毒气，导致 RA 病情活动，虽然也可关节红肿热痛，发为热痹，但是仍有寒邪束缚肌表、筋脉，需要以辛温大热之品以散寒止痛。《素问·痹论》云："凡痹之类，逢寒则急，逢热则纵。"痹证的本质是不通，而辛温的药物普遍具有能散能行的特点。桂枝、川乌之类的药物，其性属温，似与热痹病机不符，但配伍在清热解毒药物当中，可以去其辛温燥热之性，存散寒止痛之用，以改善关节和全身症状。其中又以川乌通阳散寒止痛之力最强。《神农本草经》云："乌头主中风，恶风洗洗，出汗，除寒湿痹，咳逆上气，破积聚，寒热。"现代药理研究表明，川乌有较为明显的抗炎、镇痛、免疫作用，尤其对风湿、类风湿患者，临床效果尤为明显。

③朱跃兰古方今用治疗寒湿型 RA：朱跃兰认为，寒湿痹阻是 RA 发病的重要证候，临床中运用加味芍甘附子汤（白芍 15g，甘草 10g，炮附子 15g，青风藤 15g，鸡血藤 15g）联合西药治疗类风湿关节炎寒湿痹阻证活动期患者 30 例，研究发现，治疗后治疗组（西药＋加味芍甘附子汤）中医证候即晨僵、关节肿胀、关节疼痛、关节压痛、关节作冷、畏恶风寒、腰膝酸软、肢冷不温评分低于对照组（MTX 或／和 LEF 组）（$P < 0.05$）；治疗组中医证候疗效总有效率为 96.67%，高于对照组的 66.67%（$P < 0.01$）；治疗组治疗后 DAS28 评分疗效总有效率 90.00%，高于对照组的 66.67%（$P < 0.05$）。

三、湿热痹阻证

【辨证要点】

主症：①关节肿热疼痛；②关节触之热感或自觉热感。

次症：①关节局部皮色发红；②发热；③心烦；④口渴或渴不欲饮；⑤小便黄。

舌脉：舌质红，苔黄腻或黄厚，脉弦滑或滑数。

具备主症两条；或主症一条，次症两条，结合舌脉可诊断。

【治法】清热除湿，活血通络。

【方药】四妙丸合宣痹汤加减。苍术 10g，黄柏 10g，生薏苡仁 20g，牛膝 15g，防己 15g，滑石 15g，晚蚕砂 10g，金银花 15g，连翘 10g，赤芍 10g，当归 10g，青风藤 15g，羌活 10g。

证属湿热痹阻，兼见关节窜痛，风邪盛者，可用当归拈痛汤加减。羌活 15g，防风 15g，秦艽 15g，葛根 15g，升麻 6g，猪苓 15g，泽泻 15g，茵陈 15g，苍术 15g，白术 15g，苦参 10g，知母 15g，甘草 6g。

【加减】湿热证可分为湿重热轻、热重湿轻、湿热并重等证型，证型不同，立方选药有别。症见发热重或关节触热明显，可以说热重于湿；发热轻，而湿明显的，如关节肿胀明显而自觉发热或触热不重者，同时伴有身重、苔腻、胸脘痞闷等，可以说是湿重于热。

湿重于热，症见关节肿胀明显而自觉关节发热或触热不重，全身症状为无身热或身热不扬，头重肢困，胸闷脘痞，胃纳呆，腹胀肠鸣，甚或恶心呕吐，口淡不渴或口渴不欲饮，小便微黄，大便稀溏，舌质淡红，舌苔白厚腻，脉濡缓或濡滑。治法注重淡渗利湿，佐以清热。可在宣痹汤基础上，合用三仁汤或茵陈五苓散加减。具体用药方面，关节肿甚者，加土茯苓等 15g，猪苓 15g 以化湿消肿。

热重于湿，症见发热重，患者自觉关节局部发热，或关节触热明显，全身症见发热，汗出，口渴欲饮，恶心呕吐，纳呆，两胁胀痛，身重头昏，心烦心悸，或胸闷气促，脘痞腹胀，小便短赤，大便干结，舌质红，舌苔黄厚腻，脉滑数。治法以清热解毒为主，佐以祛湿化浊。用方在宣痹汤基础上，可加用白虎汤、茵陈蒿汤，或甘露消毒丹。具体用药方面，伴发热者，加生石膏 30g，青蒿 15g；关节发热甚者，加蒲公英 15g，白花蛇舌草 15g 以清热解毒；关节痛甚者，加海桐皮 15g，延胡索 15g，片姜黄 15g。

【中成药】湿热痹颗粒（片、胶囊）、四妙丸、当归拈痛丸、豨桐胶囊、新癀片等。

【临床体会】本证是 RA 的主要证型之一，多见于疾病的活动期，治疗时尤其注重清热除湿，热邪虽可速清，下注湿邪难以快除，湿与热相搏，如油入面，胶着难愈，故本证可持续时间较长。若失治、误治，病延日久，病邪变化、深入，必然殃及筋骨，而致骨质破坏。

（1）湿热痹阻是活动期 RA 核心病机，中医临床也可参考 CRP、ESR 及 DAS28 监测病情。此型多见于活动期 RA（或称活动性 RA，active RA），临床主要表现为晨僵延长、四肢多关节肿痛加重、炎性指标如血沉（erythrocyte sedimentation rate，ESR）和 / 或 C- 反应蛋白（c-reactive protein，CRP）升高等，其高度炎症过程是发生骨破坏的重要时间窗，也是导致患者就医的主要原因。因此，降低疾病活动度成为此阶段中西医治疗的重中之重。中医治疗同样可借鉴国际公认的指南建议，进行目标治疗（treat to target，TT），即应用 28 关节疾病活动度评分（disease activity score-28 joints，DAS28）监测 RA 患者疾病活动度，并对既定方案的疗效进行即时评估。对于 RA 活动期，中医学有独特的病机认识，"病证结合、分期论治"理论应用在 RA 活动期的优势尤为突出，主要表现在中医对临床症状、生活质量及骨破坏的改善作用，中医综合疗法的满意疗效，以及和西药联用的减毒增效作用。

（2）活动期治以清热除湿，降低疾病活动度，已成各医家共识。横断面研究显示湿热痹阻证候占 40% 以上，且其分布与代表疾病活动性的 ESR、CRP 等血清急性反应物含量正相关，居 6 种证型之首。王英旭等也发现活动期中医证型以湿热阻络型、寒热错杂型最多，表明活动期 RA 证候确以邪气盛实者居多，因此说湿热瘀阻是 RA 尤其是活动期的核心病机。

现代医家亦有诸多相似认识，并确立了清热祛湿、活血通络等以祛邪为主的活动期 RA 中医治则。王为兰认为活动期病在营血，治以清热解毒、除湿、活血通络，并将活动期分为湿热型、湿热下注型、湿热兼气虚型，其临床经验证实了 RA 活动期病机的关键在于湿热之毒侵犯机体，导致病情加重。房定亚治疗 RA 重视清热解毒，认为治疗活动期应"急则治标"，以驱邪为主，常用四妙勇安汤治疗关节红肿热痛、滑膜炎症明显的患者，取得较好疗效。胡荫奇对活动期亦主张从湿热毒瘀论治，常用黄柏、土茯苓、土贝母、忍冬藤、穿山龙、徐长卿、莪术等，以达到清热解毒、利湿消肿、祛风止痛之功。应森林提出活动期应以"毒"立论，重在清热解毒；以"瘀"为要，功在凉血化瘀的观点。而关于祛邪，朱良春认为，痹证日久必须借血肉有情之虫类药，如土鳖虫、僵蚕、露蜂房、乌梢蛇、全蝎、蜈蚣同用，是其治疗顽痹一大特点，亦从侧面反映了其活动期关键病机在于祛邪通络的观点。总之，RA 活动期核心病机为湿热瘀阻，遣方用药重在祛邪，以清热祛湿解毒、活血通络为主。

（3）清热除湿佐以活血，不仅改善症状及生活质量，更可延缓 RA 骨破坏。活动期 RA 高度骨破坏过程与局灶性骨侵蚀及关节功能丧失等不良预后密切相关，因此减轻骨破坏、保护关节是 RA 活动期治疗重点，而湿热瘀阻更是其关键所在。许多研究结果显示，短期应用清热祛湿活血类方药可降低疾病活动度，改善临床症状效优，起效快，更安全；中长期口服改善生活质量，有潜在骨保护作用。研究发现，清热活血方对提高活动性 RA 患者生活质量具有长期持久的疗效，可减缓残障的出现。以 Sharp/van der Heijde 方法对患者治疗前、治疗 1 年期、治疗 2 年期双手 X 线片进行评分，结果显示中药组和中西药组 RA 患者的骨破坏进展程度相似，证明了中药治疗 RA 中远期具有潜在的骨保护作用。其机制可能是通过降低白细胞介素 17（interlukin-17，IL-17）、IL－1、IL－6、IL－8、肿瘤坏死因子（tumor necrosis factor-α，TNFα）水平等实现。

（4）外治佐内治，清热除湿活血通络，改善症状，提高生活质量。在遵从清热除湿活血通络的治则基础上，中药外治法可以使局部组织内药物浓度提高，故发挥作用充分，有局部疗效优势。姜泉等在内病外治的理论指导下，采用清热利湿、活血通络的治疗原则，用中药离子透入疗法治疗该病 50 例，取得了较好的疗效。唐晓颇等为期 4 周观察清热利湿活血类方药 / 成药口服＋熏洗＋针刺 / 放血综合治疗 212 例湿热瘀阻证型、活动期 RA 患者的疗效，结果显示，此疗法可迅速改善临床症状体征及生活质量，降低疾病活动度，且安全性较好。李巧林也有类似发现。利用清热祛湿活血通络的中药制剂配合多种外治法，如局部离子透入疗法、局部熏洗、局部外用并配合穴位加热器加热、局部熏蒸合并中药内服等对活动期 RA 的临床治疗均有增效作用。

清热除湿中西协同、减毒增效。活动期 RA 临床上常用西药包括糖皮质激素（glucocorticoid，GC）、甲氨蝶呤（methotrexate，MTX）、生物制剂等治疗，可伴随相关不良反应发生，中医药在此过程中可与其协同作用、减毒增效。

中药之于 GC，重在减毒。GC 以其卓越的抗炎、免疫抑制作用，应用于 RA 治疗已 60 余年，起效的同时也可能带来一系列不良反应，如多种物质代谢紊乱、诱发或加重感染，以及消化系统、心血管系统、精神神经反应等。有中医学者认为"燥热内盛，或余热潜伏"是 GC 使用过程中主要病机，"余热未清，脾肾两虚"是 GC 撤减后主要病机，分别应用三黄汤或当归六黄汤加味配合；同时注重顾护脾胃，常用三仙、白及，取白及保护胃黏膜、促进溃疡愈合之效，这与医家临床经验类似。万丽艳则认为应注重活血化瘀药物配合 GC 治疗 RA。

中药之于 MTX，既减毒又增效。MTX 作为 RA 首选药物，其不良反应主要是恶心、呕吐、厌食、口腔糜烂、腹泻等胃肠道症状，以及脱发、肺炎、转氨酶升高、肝纤维化及血液学异常等，可与中药联合应用提高疗效、减少不良反应。王安敏将 RA 在中药辨证治疗基础上均加服 MTX，7.5mg/ 周，结果 32 例患者中近期控制 8 例，显效 14 例，有效 8 例，无效 2 例，有效率 94%。舒秀梅发现中药联合 MTX 治疗不良反应较少，可减少 MTX 剂量。母小真采用单因素重复测量设计的队列研究，结果发现清热活血方药与 MTX 有协同作用，疗效优于 MTX 单独应用，显示出中西医结合的优势。将 142 例湿热瘀阻证 RA 患者随机分为中药组和中药＋MTX 组各 71 例，疗程 6 个月，结果发现治疗早期中药联合 MTX 可提高疗效。

在特定疾病情况下，生物制剂疗效存在优势，但价格较昂贵，患者难以常年持续使用，因此需要规律减量，而减量过程中的病情反弹是临床医生面临的较大挑战。中药与生物制剂联合用药的研究尚未见文献报道，在减量过程中使用中药及其综合疗法，可协助生物制剂撤减用量、维持疾病稳定、持续缓解状态。

（5）病证结合、分期论治，可显著提高 RA 疗效。中医药在缓解 RA 患者临床症状和控制疾病进展方面具有优势，但辨证分型较多样。RA 中医治疗既要针对每位患者特点进行辨证论治，又要结合 RA 特有发生发展规律进行辨病治疗；同时，建议按照早期、活动期、缓解期等分期论治，即病证结合、分期论治，以提高 RA 中医疗效，改善患者预后。因此本章节主要介绍传统七大辨证，再以"病证结合、分期论治"的思路进行总结，请读者根据实际情况自行参考。辨病着重于对 RA 病程纵向变化全过程的认识，强调疾病内在变化规律；辨证则侧重于疾病某阶段病情状态横向的整体认识。而 RA 病程特点就是活动期和缓解期交替出现，并存在独具特征的早期表现，分期辨证论治可显著提高针对性。早期风寒湿、活动期湿热瘀、缓解期正虚邪实，是 RA 病证结合、分期论治的简单概括；再结合患者特定情况辨证治疗，就可使治疗方案原则性与灵活性兼备。这种临床思维方式，恰似给 RA 患者画出横纵坐标轴，医者可精确定位患者所处状态，明确治疗目标，具备更强的临床实用性和可操作性，从而提高 RA 中医临床疗效，改善患者预后。

四、痰瘀痹阻证

【辨证要点】

主症：①关节肿痛日久不消；②关节局部肤色晦暗，或有皮下结节。

次症：①关节肌肉刺痛；②关节僵硬变形；③面色暗黧；④唇暗。

舌脉：舌质紫暗或有瘀斑，苔腻，脉沉细涩或沉滑。

具备主症两条；或主症一条、次症两条，结合舌脉可诊断。

【治法】活血行瘀，化痰通络。

【方药】双合汤或身痛逐瘀汤合小活络丹加减。

双合汤：半夏 10g，陈皮 10g，茯苓 15g，当归 10g，白芍 10g，川芎 10g，生地黄 10g，桃仁 10g，红花 10g，炒白芥子 6g，甘草 6g。

身痛逐瘀汤合小活络丹：秦艽 10g，川芎 10g，桃仁 10g，红花 10g，羌活 6g，当归 10g，制没药 10g，香附 6g，牛膝 10g，制川乌 6g（先煎 1 小时），制草乌 6g（先煎 1 小时），制南星 9g，地龙 6g，甘草 6g。

【加减】热痰者，加胆南星 10g、黄芩 10g 以清热化痰；寒痰者，加干姜 10g、细辛 3g 以温化寒痰；疼痛不已者，加乌梢蛇 10g、全蝎 6g、地龙 10g 通络止痛；伴皮下结节者，加连翘 10g、胆南星 10g 以祛痰散结；若痰瘀胶结，留恋病所不去，可加用破血散瘀、祛风通络之品，如土鳖虫 9g、蜈蚣 2 条、乌梢蛇 6g 等。

【中成药】小活络丹、痹祺胶囊、血栓通胶囊等。

【临床体会】

（1）痰瘀痹阻证的鉴别　本证又称痰瘀搏结证、痰瘀互结证，多见于疾病中晚期阶段，乃疾病长期不愈，痰瘀之邪内生，阻碍气血运行，经脉、关节痹阻而成。本证与瘀血痹阻证、瘀热痹阻证、气虚血瘀证等都可出现瘀血留滞经络而致的肢体刺痛、痛处不移、局部肿胀、舌紫脉涩等症，唯病因病机不同，而各有其不同的主症或兼症。瘀血痹阻证单纯以瘀血痹阻的症状为主；瘀热痹阻证则以瘀血征兼有热象为特点，如口渴但欲漱口而不欲咽，发热夜甚，舌质暗红等；气虚血瘀证可见气短乏力、心悸自汗等气虚症，属虚实夹杂证候；而本证则以瘀血及痰浊并见为特点。

（2）辨证对因用药　"痹病必夹瘀"，在 RA 发展的过程中，"痰"和"瘀"既是病理产物又可作为致病因素，尤其是中晚期阶段，往往是痰瘀相互胶结，顽固难化。痰瘀痹阻经脉，气血郁结不通，津液失于输布，水湿停聚局部，则关节肿痛日久不消、局部肤色瘀暗或瘀斑、皮下结节、屈伸不利等；痰瘀之邪病久深入骨骱，内外相合，痹阻经络，导致僵硬甚或畸形。痰瘀水湿互结，相互胶着，病程缠绵，顽固不愈。因邪实所致寒痰瘀阻者，当温通祛寒、祛痰通络，药用制川乌、制草乌、附子、细辛、炒白芥子等；痰热瘀阻者，当清热凉血、祛瘀通络，药用赤芍、牡丹皮、生地黄、郁金、姜黄等；风痰瘀阻者，当祛风活络、祛痰散瘀，药用羌活、秦艽、川芎等；燥痰瘀阻者，当滋阴润燥、散结消瘀，药用生地黄、麦冬、当归、丹参等；湿痰瘀阻者，当苦温燥湿、化痰祛瘀，药用半夏、制南星、陈皮、枳壳等；因正气亏虚所致，又当益气、养血、滋阴、助阳为法。

（3）临床特征表现的治疗用药

①疼痛：顽痹久治乏效，关节肿痛，功能障碍，即叶天士"络瘀则痛"。治疗上采用透骨搜络、涤痰化瘀之品，首选蜈蚣、全蝎、水蛭、僵蚕、天南星、白芥子之属。国医大师朱良春尤推天南星，云其："能燥湿化痰，祛风定惊，消肿散结，专走经络，善止骨痛，对各种骨关节疼痛，具有佳效。"

②肿胀：《内经》云："湿胜则肿。"关节肿胀持续不消，祛湿必须与涤痰散瘀同步进行，早期常选用二妙散、泽兰、防己等；中后期半夏、天南星、白芥子与全蝎、乌梢蛇、土鳖虫合用。七叶莲、苏木、山慈菇等均善消肿，亦可辨证选用。

③僵直拘挛：RA 晚期，患者不仅疼痛剧烈，且关节功能严重障碍。凡关节红肿僵直、难以屈伸、久久不已者，多系毒热与痰浊瘀血混杂胶结，在清热解毒的同时，必须加用豁痰破瘀、搜剔之品，如地龙、蜂房、水蛭等。如肢节拘挛较甚者，还可加蕲蛇、僵蚕等。此外，青风藤、海风藤善于通行经络，疏利关节，有舒筋通络之功，与鸡血藤、忍冬藤等同用，不仅养血通络，且能舒挛缓痛。伴见肌肉萎缩者，重用生黄芪、生白术、熟地黄、蜂房、石楠藤，并用蕲蛇粉，每次 3g，每日 2 次，收效较佳。

【名家经验】国医大师路志正强调治痹病应重视脾胃。脾胃为后天之本，失其健运，则水湿痰浊之邪易生，痰可致瘀，久则痰瘀相互胶结，痹阻经脉。对于痰瘀痹阻甚者，善用乌梢蛇、露蜂房、全蝎、地龙等虫类药和鹿角胶、鹿角霜、阿胶等动物类药以及活血止痛之乳香、没药、鸡血藤等。

国医大师周仲瑛认为化痰祛瘀，当用虫类搜剔。痰盛则肢节肿胀、僵硬、重滞麻木；瘀甚则骨节疼痛，强直畸形。祛瘀活血可取桃红饮加土鳖虫、姜黄、乳香、没药；化痰通络用青州白丸子，风痰加僵蚕，寒痰加白芥子，热痰改天南星为胆南星。如关节漫肿而有积液可加用小量控涎丹祛痰消肿，日服1.5g，连服7～10日为1个疗程。活血行瘀用穿山甲、土鳖虫，其中穿山甲"走窜之性无所不至"，尤善疗痹；搜风剔络，用全蝎、蜈蚣，其中蜈蚣对僵挛肿痛又胜一筹；祛风除湿用乌梢蛇、白花蛇，乌梢蛇效虽略逊，而性平无毒。临证应用虫类药必须谨慎掌握，密切观察，切忌孟浪，以知为度，中病即止。

国医大师朱良春治疗痰瘀痹阻之痹证，常选乌梢蛇、土鳖虫，配以穿山龙、青风藤祛瘀通络。夹痰者用僵蚕配以胆南星、白芥子；痛甚者用全蝎或蜈蚣配以三七、延胡索；关节僵肿变形者，蜂房、僵蚕配伍骨碎补、补骨脂；经脉拘挛、活动不利者，用地龙配以鸡血藤、伸筋草、白芍；皮下红斑或皮下结节者用僵蚕、水牛角配赤芍、牡丹皮等。

周乃玉认为，久痛必瘀，久病入络，痰瘀痹阻证常见于RA的中晚期。其治疗以化痰逐瘀为法，常用白芥子，取其辛温气锐、性善走窜，能化寒湿凝聚之老痰，善搜筋间骨骱之痰。白芥子配穿山甲，白芥子走气分，穿山甲行血分，对于痰瘀互结之证尤为适宜。此外，根据病情还可配以全蝎、蜈蚣、乌梢蛇、土鳖虫、水蛭等虫类药物，搜剔通络，逐瘀祛邪，消肿止痛。

董振华认为，痰浊瘀血是RA长期发展的重要病理因素。其治疗善用双合汤加减，活血药常选丹参、川芎、赤芍、片姜黄、乳香、没药、当归、桃仁、红花、牡丹皮、鬼箭羽等；化痰药常选半夏、南星、白芥子、白僵蚕、白附子、土贝母等，在此基础上再加通络药。通络药一般分为两类：一类是藤枝类如鸡血藤、海风藤、青风藤、络石藤、钩藤、金银花藤、丝瓜络、桑枝、松节、路路通等通络止痛；一类是虫蚁类如乌梢蛇、全蝎、蜈蚣、蜂房、地龙、土鳖虫等搜风剔络，蠲痹通络。

【现代研究】叶锦夏等研究显示，无论是痰瘀痹阻型或非痰瘀痹阻型，痰瘀积分与 TNF-α、IL-1、IL-6、CRP、ESR 均显著相关，提示痰瘀贯穿于痹证始终，且与炎症水平呈显著正相关，正合"痹病必夹瘀"之说。

唐先平等研究表明，化痰祛瘀治法能有效缓解痰瘀痹阻证 RA 患者的关节疼痛、肿胀及功能障碍，提高患者双手握力，促进受累关节功能的恢复。其机制可能为抑制 T 细胞的活化，降低 IL-6 水平，减弱 IL-1、TNT-α 生物效应，使滑膜成纤维细胞、成骨细胞表达、破骨细胞分化因子（OPGL）减少，从而抑制破骨细胞前驱细胞（滑膜巨噬细胞）分化成熟为破骨细胞，阻止或减轻关节损害的发生。

李小兵等研究表明，痰瘀相兼证表现为血液流变指标的异常，反映血液黏滞性、浓稠性、凝固性及聚集性均有不同程度的增高。而瘀证更突出的表现在纤维蛋白原、血浆比黏度的异常升高，反映血液的高凝、高黏状态。

许善霖研究表明，以痰瘀论治为重点，联合 DMARDs 药物介入中晚期 RA，治疗组关节压痛数、肿胀数、晨僵时间、双手平均握力、ESR 的改善明显，用非甾体抗炎药的天数少，不良反应发生率低。

王拥军等利用痰瘀型转基因小鼠模型，研究调节淋巴功能对炎性关节炎的影响及逐痰化瘀中药对 NF-κB 信号通路和 VEGF-C 表达的影响，从而调控淋巴增生和功能，探讨中医"痰瘀理论"与炎症反应、淋巴增生和功能之间的关系，寻找"痰瘀"的本质。

五、气血亏虚证

【辨证要点】

主症：①关节酸痛或隐痛，伴倦怠乏力；②面色不华。

次症：①心悸气短；②头晕；③爪甲色淡；④食少纳差。

舌脉：舌质淡、苔薄白，脉细弱或沉细无力。

具备主症两条；或主症一条、次症两条，结合舌脉可诊断。

【治法】益气养血，通经活络。

【方药】

黄芪桂枝五物汤（出自《金匮要略》）。

十全大补汤（出自《太平惠民和剂局方》）。

八珍汤合蠲痹汤加减：当归 12g，川芎 9g，白芍 15g，熟地黄 15g，生黄芪 30g，白术 15g，茯苓 15g，炙甘草 6g，羌活 9g，独活 12g，桂枝 9g，秦艽 15g，海风藤 30g，桑枝 30g，木香 9g，乳香 6g。

【加减】乏力、气短明显者，重用黄芪 45～60g，可加黄精 30g、山药 30g 等平补之品；血虚甚者，重用四物，加阿胶珠 12g；关节隐痛者，加鸡血藤 30g、豨莶草 15g 等；肢体屈伸不利者，加伸筋草 15g、木瓜 15g；伴腰膝酸软者，加桑寄生 30g、川牛膝 30g。

【中成药】痹祺胶囊。

【临床体会】此证多见于 RA 中晚期或合并血液系统受损者（白细胞减少、贫血）及病程日久患者。素体虚弱，劳倦思虑过度，或风湿病久迁延不愈，脏腑功能衰退，风寒湿邪乘虚而入，痹阻经络、关节发而为痹，气虚血少，正虚邪恋，四肢百骸失养，而致关节肌肉酸痛或隐痛；气虚可见倦怠乏力、心悸气短等症；血虚无以荣养诸窍，见头晕，面色不华，无以荣养四末，见爪甲色淡，甚或肢体麻木等症。舌质淡、苔薄白、脉细弱或沉细无力均为气血两虚之象。

素体虚弱、正气不足、腠理不密、卫外不固是引发痹证的内因，正气不足之体，攻邪只能使气血更伤，故治疗 RA 要重视扶正，乃"欲将取之，必先予之"之意。在临床实践中 RA 患者常常徘徊于虚实兼夹的复杂病机之中，故在治疗中处理好"正"与"邪"这对永恒的矛盾是 RA 长期治疗获效关键所在。在 RA 长期的治疗策略中，若忽视扶正则机体虚馁无力抗邪，邪气肆意侵袭肢体，留注关节，出现关节肿痛、晨僵等种种痛状，而一味"扶正"则补而滋滞，反助邪势，有闭门留寇之虞，只有恰当"扶正"方可达到御邪、祛邪之目的。气血是反映人体正气的重要维度之一，气血调畅、充沛是正气足的内在表现。《内经知要》中曰："疏其血气，非专以攻伐为事，或补之而血气方行，或温之而血气方和，或清之而血气方治，或通之而血气方调……此治虚实之大法。"

气血亏损，亦有偏重，用药时当根据病程及临床表现辨证施治。

神疲乏力、气短懒言者偏于气虚，重在补气，补气圣药莫过于黄芪，可予大量黄芪至少30g，配合山药、白术等健脾益气。气虚卫外不固，外邪易侵，患者关节症状每逢受风受凉反复发作，平素常见神疲乏力、自汗、恶风、畏寒、反复外感，可仿玉屏风散加减以固肺卫，药用黄芪、防风、白术等。气虚甚者，门户大开，津液外泄，动辄大汗出者，可加煅龙骨、煅牡蛎、浮小麦等固涩止汗，或以生脉饮益气敛汗生津。气虚无力推动血行，瘀血阻络，临床除乏力、气短等气虚症状外，尚可见关节刺痛，痛处固定不移，屈伸活动不利，局部硬结瘀斑，面色黧黑，舌暗紫或有瘀斑，脉涩或无脉等血瘀之症，方可用补阳还五汤加减，药用黄芪、党参益气行气，以助血行，桃仁、红花、当归、川芎之类活血通络以除痹痛。气虚无力推动津血运行，血瘀凝滞脉道则见关节疼痛，津液留滞则化湿成痰，流注肌表，或与瘀互结终致关节肿大变形，终成尪痹，此时可酌加皂角刺、山慈菇、胆南星、白芥子等活血化痰之品。

皮肤干枯无华，肌肤麻木者偏于血虚，重在滋阴养血，方选四物汤加减。药用生地黄、熟地黄、当归、芍药、何首乌等；阴血大亏者，可适当加用阿胶、龟甲胶等血肉有情之品，大补精血。治血还当治气，一则滋阴补血之品多滋腻，易阻碍气机，再生瘀滞，可加用陈皮、砂仁健脾行气，助血运行；二则气旺有助生血，取东垣当归补血汤之意，加太子参、党参等，以增补益之力。血为阴，阴血亏虚易生内热，补血之品酌选生地黄、芍药等，既能补阴，又可清热。

病久则易气血俱虚，症状特点表现为肌肉酸痛无力，活动后加重，或肌肉萎缩，关节变形，肢体麻木等，患者日常可见乏力、自汗、目眩、面色萎黄、皮肤毛发干枯无华等气血两亏之症。治疗以益气补血为主，方选八珍汤、独活寄生汤化裁。药用人参、黄芪、白术等益气，生地黄、当归、芍药养血，桑寄生、杜仲等补益先天之元。

【名家经验】路志正认为，此病临床单纯气血亏虚者少见，多为虚实夹杂之证，治疗多从补气血、滋肝肾、健脾胃、利关节入手。方如补血汤、独活寄生汤、黄芪桂枝五物汤，临证可化裁运用。治疗时当辨明正邪盛衰，需要标本兼顾，切忌一味补益，闭门留寇。治标时根据局部症状配合姜黄、秦艽、羌活、松节、防己、防风等祛邪之品，以尽快改善症状。补益时当重视气机畅达，尤其正气虚甚，重用补益之品时，当佐砂仁、川芎等行气活血之品，使补而不滞，以防经脉受阻，再生瘀滞。

谢海洲提出治疗"三要四宜"，其中第一要为"扶正固本"，可按脾胃虚弱、气血不足、肝肾亏虚辨证用药。谢海洲注重气与血的关系，认为痹病成因主要在于气血经脉不通，痰瘀凝滞，关节、肌肉、筋骨失于濡养而致，此中气与血起着至关重要的作用。血少则脉不充，干涸脉道血不能流而成瘀；气少则脉无力，匮乏之气不能推动血行成瘀。气与血的关系是互生互用，气能化血，血能生气，"气为血之帅"，"血为气之母"，所以要注重补气或养血，但不如二者兼顾。张华东等研究谢老治疗痹证病例 231 例 458 诊次，归纳其常见证候，其中气血虚证最为常见，方药常用生黄芪30g，党参 15g，五加皮 5g，当归 15g，白芍 15g，熟地黄 20g，丹参 20g，鸡血藤 30g。

【现代研究】庄明东等研究 RA 不同中医证型与 X 线影像学关系，气血亏虚型 X 线分期总体分布以 Ⅱ、Ⅲ 期为主，Ⅳ 期分布较小，提示患者气血不足，瘀血内阻，痰湿内生而侵及骨，以骨质破坏、关节畸形表现为主，病属中期。王薇萍等研究黄芪桂枝五物汤加减内服外洗治疗气血亏虚型类风湿关节炎的临床疗效，方法：对照组 29 例采用西药常规治疗，治疗组 31 例在西药常规治疗基础上加用黄芪桂枝五物汤加减内服外洗治疗，疗程 3 个月。结果治疗组总有效率为90.3%，明显高于对照组的51.7%（$P < 0.05$）；两组治疗后患者关节症状和实验室指标均有明显改善（$P < 0.05$），治疗组部分关节症状的改善优于对照组（$P < 0.05$）。

六、气阴两虚证

【辨证要点】

主症：①关节肿大伴气短乏力；②肌肉酸痛，口干眼涩。

次症：①自汗或盗汗；②手足心热；③形体瘦弱，肌肤无泽；④虚烦多梦。

舌脉：舌质红或有裂纹，苔少或无苔，脉沉细无力或细数无力。

具备主症两条；或主症一条 / 次症两条，结合舌脉可诊断。

【治法】养阴益气，通络止痛。

【方药】

（1）关节症状明显者：四神煎加减（出自《验方新编》）。黄芪 30 ～ 60g，太子参 10g，怀牛膝 30g，石斛 15 ～ 30g，金银花 30g，远志 10g，薏苡仁 30g，生地黄 15g，秦艽 10g。

加减：气虚明显加用山药 15g，白术 15g；阴虚明显加用百合 10g，旱莲草 10g，女贞子 10g；关节肿大明显加苍术 15 ～ 30g；关节屈伸困难加红花 10g，莪术 12 ～ 15g；眠欠安加合欢皮 12g，首乌藤 10g。

（2）口干眼涩明显者：路氏润燥汤加减。太子参 15g，山药 15g，麦冬 15g，北沙参 15g，丹参 10g，赤芍 10g，佛手 10g，生白术 10g，葛根 10g，乌梢蛇 10g，石斛 10g，秦艽 10g，生地黄 10g。

加减：腮腺肿大加山慈菇 9 ～ 12g，白花蛇舌草 12g，金银花 15 ～ 30g；关节肿痛加土茯苓 30g，知母 10g，黄柏 10g；五心烦热加炙龟甲 10g，青蒿 15g。

【中成药】生脉饮口服液、麦味地黄口服液等。

【外治法】

（1）眼部熏洗　推荐药物：谷精草、菊花、石斛、玄参、金银花。

具体操作方法：将中药放入容器中，加 100mL 水，浸泡半小时后煮沸，文火再煎 20 分钟，滤出药汁，可以用药汁的蒸汽直接熏蒸患处。同时，可以取 1 块约 5cm² 的方形消毒纱布，浸蘸药汁，放在患处热敷。

（2）漱口方 麦冬、蒲公英、薄荷、生甘草。上药水煎、去渣，每日漱口 3 次。

【临床体会】此证型可见于 RA 病程日久不愈，邪气未除，正气已虚，形成邪实正虚、虚实夹杂，气阴两虚兼有湿热之期，或是见于年老体弱，饮食失调日久，素体气阴两虚复感外邪者。气阴两虚则肌肤筋骨关节失于濡养，病邪流连，闭阻经脉，伏遏关节，故关节疼痛、麻木、肿胀；甚者可见关节变形僵硬。气虚则见气短，倦怠乏力，汗出。脾阴不足，则脾气功能亦减弱，使津液敷布障碍或津液不生，而见口干眼涩。

RA 的病情错综复杂，且病势缠绵，时有反复。病初起时即可见寒热交错，气血并乱，至疾病中后期，由于久病缠绵，伤气耗津，气能生津，故气虚则津损，津亏则阴耗，气虚阴伤，机体失润，既可见关节肿痛明显，气阴两虚并夹痰夹瘀者，又可见于口干眼涩突出的继发干燥综合征的患者。

关节肿痛明显者治疗时如单益气养阴则湿热难去，一味清热利湿则正气更虚，故用药宜补气与清热并举，滋阴与燥湿共襄。方选四神煎即因其用药分别从气、血、痰、瘀入手，治以益气、养阴、清热、补肾、活血、涤痰、通络之法。黄芪性温微甘，功用补气，《本草求真》称其为"补气诸药之最"，《医学衷中参西录》中则做了进一步的阐述，认为"黄芪有透表之力"。牛膝性平味苦酸而降泄，走下焦入肝肾，可引血下行除痹；金银花清热解毒，疏散风热，《本草备要》云："专主风湿内结为热，毒结血凝，服此毒气顿解。"故可疗痹证，二药相合，共为臣药，且牛膝有引经之功效。石斛味甘性微寒，归胃、肾经，多用于养胃，亦为除痹之良药，尤宜于久痹虚羸者，甄权曰："治男子腰脚软弱，健阳，逐皮肌风痹，骨中久痛。"石斛咸能益肾，益阴精而涩元气，强腰膝，坚筋骨，凡骨痿痹弱用之，则能益半。《神农本草经读》云："痹者，脾病也，风寒湿三气，而脾先受之，石斛甘能补脾，故能除痹。"远志辛温，可蠲痰消肿，豁痰强筋，与石斛相配，共为佐药。四神煎虽方中仅用五药，但原方药量很大，药少量重，力专效宏。

如为口干眼涩为主的继发干燥综合征患者，可选用益气养阴、润燥通络之路氏润燥汤。方中以太子参、山药为君药，益气养阴，健脾生津；麦冬、北沙参养阴清肺，益胃生津，丹参、赤芍行瘀止痛凉血为臣药；佐以生白术、葛根、乌梢蛇、石斛、秦艽等健脾养阴通络；使以佛手调畅气机，使滋阴不碍脾，理气不伤阴。诸药合用，共奏益气养阴、润燥生津通络之功。

七、肝肾不足证

【辨证要点】

主症：①关节疼痛，肿大或僵硬变形；②腰膝酸软或腰背酸痛。

次症：①足跟痛；②眩晕耳鸣；③潮热盗汗；④尿频，夜尿多。

舌脉：舌质红，苔白或少苔，脉细数。

具备主症两条；或主症一条、次症两条，结合舌脉可诊断。

【治法】补益肝肾，蠲痹通络。

【方药】独活寄生汤（出自《备急千金要方》）：独活 15g，桑寄生 10g，杜仲 10g，牛膝 10g，细辛 3g，茯苓 10g，肉桂 6g，川芎 10g，当归 10g，白芍 10g，生地黄 10g，甘草 6g。

【加减】偏于肾阴不足，症见关节变形，腰膝酸软，潮热盗汗，五心烦热，口干咽痛，遗精者，选加熟地黄 10g，山萸肉 10g，菟丝子 10g，龟甲 30g；偏于肝阴不足，症见肌肤麻木不仁，筋脉拘急，屈伸不利，重用白芍 30g，加枸杞子 10g，沙参 10g，麦冬 10g；阴虚甚有化火之象，症见潮热，心烦易怒者，加知母 10g，黄柏 10g；兼见肾阳虚，症见关节冷痛，足跟疼痛，畏寒喜暖，四末不温者，加附子 6g，鹿角胶 10g。

【中成药】尪痹冲剂、益肾蠲痹丸等。

【临床体会】

（1）病因病机分析　肝肾不足证多见于 RA 病程后期，病久迁延未愈，气血耗伤，肝肾虚损，筋骨失养，呈现正虚邪恋、虚实混杂、缠绵难愈的病理状态，是本阶段疾病发展变化的基础和关键，同时也是治疗时要解决的主要矛盾，因此尤显重要。至虚之处，即为容邪之所，肝肾不足，抗邪无力，易感于风、寒、湿、热之邪，又宜与风寒湿、湿热证兼见，反复感邪，屡发不愈，外邪留滞日久阻碍气血、阴津生化，加重已存肝肾不足，且易化火、生痰、致瘀而变生他症，则正虚邪恋，成为顽痹痼疾。另外，肝血不足，不能淫气于筋，筋膜失于濡养则易于出现拘急、挛缩、疼痛，进而导致关节屈伸不利；肾精亏损，骨髓化生乏源，不能滋养骨骼则必然引起骨质疏松，酸软无力，进一步导致关节强直变形。中晚期 RA 的主症如关节肿胀、疼痛、僵直畸形、活动受限等多与肝肾不足有关。腰为肾外府，肾脏阴阳俱虚，腰府失却充养故腰膝酸软或腰背酸痛；肾与膀胱相表里，肾虚，膀胱气化失职，故尿频，夜尿多。

（2）用药体会　临床多用熟地黄、仙茅、淫羊藿、肉苁蓉、补骨脂、牛膝、桑寄生、杜仲、续断等药物峻补肝肾，其中现代药理研究发现淫羊藿可降低破骨细胞活性，抑制破骨细胞的吸收功能，同时可增加成骨细胞的衍化和增殖，提高成骨细胞活性。淫羊藿的该药理作用可能会对阻断 RA 病变关节局部骨质吸收增加进而反射性引起成骨细胞活性增加这一恶性循环有益。另外，现代药理研究发现方中山萸肉、熟地黄也有治疗骨质疏松、增加骨密度的作用。有实验表明，怀牛膝、杜仲、续断等补肾药通过神经内分泌免疫网络介导作用可延缓雄性大鼠的骨衰老，对保护关节软骨细胞，阻止软骨内胶原纤维原的转型，维持软骨形态和功能的完整性，抑制关节炎的形成和发展有积极作用。

久病多痰、多瘀，临床多加用莪术、川芎、僵蚕、露蜂房、鸡血藤、皂角刺等活血祛瘀化痰；薏苡仁、猪苓、茯苓等健脾助运以杜生痰之源，以上药物标本兼治，重在治本，长期治疗，可起到阻止 RA 引起的骨质侵蚀、保护关节功能的作用。现代研究证实，活血化瘀药能改善微循环，抑制血管增生和新生血管形成。活血化瘀药的这种抑制血管增生功能，对抑制 RA 患者滑膜的增生和血管翳形成，进而阻止滑膜炎性浸润和骨质破坏可能有十分重要的作用。

【名家经验】

（1）焦树德尪痹本于肾虚的病机理论　焦树德将骨质受损、关节变形的一类痹病命名为"尪痹"，并制订了尪痹的诊断与疗效评定标准，以区别于行痹、痛痹、着痹等。焦树德认为，尪痹病因病机是以虚为本，实为标。风、寒、湿、热之邪侵袭机体，闭阻经络，气血运行不畅，导致以肌肉、关节酸痛麻木、重着、僵直、畸形、肿大灼热等为主要临床表现。"寒湿之邪深侵入肾，并影响到肝"，是尪痹病因病机与其他痹病不同之处。尪痹的病因病机比一般的风、寒、湿痹更为复杂，病情更为深重，主要是风寒湿三气杂至之邪，尤其是寒湿之邪，深侵入肾，并影响到肝，而致骨损筋挛。且病程较长，寒湿贼风，痰浊瘀血，互为交结，凝聚不散，经络闭阻，血气不行，又可加重病情发展。久痹化热者，则更为复杂。

（2）朱良春治顽痹注重益肾壮督　朱良春通过几十年的临床探索，治顽痹重视益肾壮督是其特点之一。肾为水火之脏，督统一身之阳，若肾督亏虚，则卫阳空疏，屏障失固，致风寒湿诸邪乘虚而入；肝肾精亏，肾督阳虚，使筋挛骨弱而留邪不去，痰浊瘀血逐渐形成，必然造成痹证迁延不愈，最后关节变形，活动受限，顽痹成矣。

益肾壮督，大抵包括补益肾肝精血和温壮肾督阳气两个方面。朱老临床常选用熟地黄、当归、仙灵脾、肉苁蓉、巴戟天，有时用紫河车、鹿角胶、补骨脂、鹿衔草、骨碎补等药，温柔通补，而慎用刚愎之品。盖精血已亏，刚药虑其劫阴。朱老治疗类风湿关节炎，用"益肾蠲痹丸"（由生地黄、熟地黄、当归、仙灵脾、鹿衔草、肉苁蓉、鸡血藤、徐长卿、老鹳草、寻骨风、炙全蝎、炙蜈蚣、炙乌梢蛇、炙土鳖虫、炙蜣螂虫、炙蜂房、炙僵蚕、广地龙、虎杖、甘草等药组成）即是益肾壮督与祛风散寒、除湿通络、涤痰化瘀、虫类搜剔诸法合用，标本兼顾。通过益肾壮督，提高机体抗病能力，使正胜邪却，此即所谓"不治之治，正妙于治也"。另外，蠲痹通络之品多辛温宣散，走而不守，药力难以持久，而与益肾壮督之品伍后，其药力得以加强，药效得以延长，所以疗效明显提高。

八、瘀血阻络证

【辨证要点】

主症：①关节疼痛，痛有定处，或疼痛夜甚，或刺痛；②四肢关节屈伸不利。

次症：①肌肤干燥无泽甚或甲错；②唇暗或两目暗黑；③或内热烦闷，心悸失眠，入暮潮热。

舌脉：舌质暗红或有瘀斑，苔薄白，脉涩或弦紧。

具备主症两条；或主症一条、次症两条，结合舌脉可诊断。

【治法】活血化瘀，舒筋通络。

【方药】身痛逐瘀汤加减。当归15g，川芎15g，桃仁9g，红花9g，炙乳香3g，炙没药3g，香附10g，牛膝10g，地龙10g，甘草6g。

【加减】若痛处不温，喜热熨者，可酌加制附片、细辛、桂枝以温经散寒止痛；若兼关节红肿热痛、身体重着、舌苔黄腻等湿热征象，可加苍术、黄柏清热燥湿；若关节肿胀、变形，触之并无明显热感，皮下结节者，可加胆南星、白芥子、炮山甲以化痰散瘀；若病久气虚，症见眩晕耳鸣、心悸气短、动则汗出、倦怠乏力等，可加黄芪、党参以扶正气。

【中成药】瘀血痹胶囊、瘀血痹片、风湿祛痛胶囊等。

【临床体会】RA发病的病机可归纳为邪盛和正虚两方面，其中邪盛是发病的重要条件，正虚是发病的内在因素，正所谓"邪之所凑，其气必虚"，又如《内经》云："荣卫之气，亦令人痹乎……逆其气则病，从其气则愈，不与风寒湿气合，故不为痹。"无论邪盛还是正虚，瘀血作为病因和病理产物，是RA的病机关键。正如《景岳全书》曰："盖痹者，闭也，以血气为邪所闭，不得通行而为病也。"

因邪致瘀：古代医家认为风寒湿邪外侵是痹证发生的重要外因，《内经》有云："风寒湿三气杂至，合而为痹也。"寒邪致痹，寒性凝涩，《灵枢·痈疽》有"寒邪客于经脉之中，则血泣，血泣则不通"，寒邪侵犯经脉，使经脉收引，血液运行迟缓，甚至血液凝滞，而导致血瘀。湿为阴邪，损及阳气，蒸化温煦失常，同时湿性重浊黏滞，阻滞气机，气为血帅，气滞血停，发为瘀血，正如《丹溪心法》所言"血受湿热久必凝浊"。至宋金元时期形成"湿热为痹"的理论观点，金代张从正在其著作《儒门事亲》中曰："痹病以湿热为源，风寒为兼，三气合而为痹。"清代温病学派吴鞠通在《温病条辨·中焦》中提出了湿热搏的概念，风寒湿痹经久不愈，邪气留于经络关节，郁久化热，湿热留注筋脉关节，阻滞经络，而致湿热痹；同时，热盛则伤津耗液，使血液黏稠凝滞，瘀塞经脉，王清任《医林改错》有"血受热则煎熬成块。"

因虚血瘀：气机失调致瘀，气为血之帅，气旺则能帅血，气行则血亦行，气病必然会影响到血，无论气虚或气实，都可能导致血瘀。体虚气弱，无力推动血行，则血滞成瘀。正如王清任《医林改错》所言："元气既虚必不通达血管，血管无力，血必停留而瘀。"《诸病源候论·风湿痹候》认为，痹由"血气虚则受风湿，而成此病"。《济生方·痹》曰："皆因体虚腠理空疏，受风寒湿气而成痹也。"而常见气之实证如气郁、气滞、气逆等，均不同程度地影响血液运行。《灵枢·百病始生》云："若内伤于忧怒，则气上逆，气上逆则六输不通，温气不行，凝血蕴裹而不散。"由此可见，无论风、寒、湿、热之邪或正气虚弱，均可导致血瘀的产生。气血运行不畅，是痹证的主要病理环节。《杂病源流犀烛·诸痹源流》曰："痹者，闭也，三气杂至，壅闭经络，气血不行，不能随时祛散，故久而为痹。"

久病入络：随着痹证日久，反复发作，或缠绵难愈，年老体虚，气血运行不畅日甚，瘀血痰浊阻痹经络，关节筋骨失养，出现关节周围结节、关节肿大、屈伸不利等症。故 RA 关节畸形的病机变化为瘀血内生、瘀阻经络，主要病机亦为瘀血痰浊阻络。正如林珮琴《类证治裁》所曰："痹久，必有浊痰败血，瘀滞经络。"秦景明《病因脉治·痹证论》所道："痹者……经络闭塞……或凝结关节，或重着难移，手足偏废。"《临证指南医案》云："初病在经，久病入络，以经主气，络主血。""病久、痛久则入血络。"痹证日久，失治误治，久病入络，以致气血运行失调。气为血帅，气虚或气滞，不能推动血液的正常运行；或病损及阳，以致阴阳两虚，寒邪内生，经脉踡缩拘急，血液凝滞不畅，或虚热内盛，耗津灼液，血行瘀滞，均可形成瘀血。由于气虚则行血无力，阴虚则血行瘀滞，寒凝则血流不畅，故病久则痰瘀阻络，虚实错杂。"病久入络"，"久痛多瘀"，瘀血阻络是关节畸形的重要发病机制。如《素问·痹论》云："痹在于骨则重，在于脉则血凝而不流，在于筋则屈不伸，在于肉则不仁。"王清任《医林改错》独言"痹证有瘀血"，因此瘀血阻络贯穿 RA 关节畸形的整个病程。

在本证治疗方面，活血通络是 RA 治疗的基本法则，虽然在不同的病理阶段，瘀血的轻重程度不同，但瘀血内结始终贯穿痹证全过程，故无论新痹久痹均应活血破血、通经络为治。活血药如川芎、桃仁、红花、没药、川牛膝、乳香、刘寄奴等，破血药如䗪虫、全蝎、三棱、莪术、水蛭等；通络药包括虫类通络药和植物类通络药，虫类通络药如小白花蛇、蜈蚣、地龙、乌梢蛇、穿山甲等，能深入隧络，逐剔痼结之瘀滞，植物类通络药如木瓜、海风藤、鸡血藤、忍冬藤等，能通经活络，搜风逐邪。若邪痹日久血虚者，治之兼以养血，如白芍、当归、熟地黄等；化热者，治之兼以凉血散瘀，如丹参、赤芍、牡丹皮等。根据病情需要，恰当合理地配伍理血药和通络药。在活血化瘀之品的选择上，应注重选用血肉有情之品，非"血肉有情之品不能去其邪，扶其正"。临证时善用蜈蚣、全蝎、土鳖虫、僵蚕、地龙、穿山甲、鳖甲、乌梢蛇、白花蛇等虫类药，虫类药性善走窜，外走肌肤，内达筋骨，具有搜风剔邪、散结止痛、推陈致新的特点，随症加减往往能取得满意疗效。

久病入络者，叶天士在《临证指南医案》中强调，络病治疗虽以"通络"为总则，但又不可一味破气开结，气血不足、正气虚弱导致机体卫外不固，腠理不密，风、寒、湿、热等邪气乘虚侵袭，扰乱络脉气血，导致血瘀络阻而发为痹证。随着病情的进一步发展，因虚致实，气滞、血瘀、痰凝、湿遏，痹阻经络，病邪久留则更伤正气。虫类搜剔，防其耗气伤正，当于补剂中加用通络之品，以扶正祛邪，轻剂缓图。

"痹证必有瘀"的说法得到近现代许多医家的支持。如建立"虚邪瘀"理论的娄多峰，提出治疗此证需"扶正、祛邪、通络兼顾"的原则。朱良春认为"外邪袭踞经络，气血为邪所阻，壅滞经脉，留滞于内，痹痛乃作，不通则痛"。张炳厚治疗痹证善用虫蚁药通经窜络，追风定痛，刮剔瘀血，认为治久痹顽痹尤不可缺。兰健等建议根据痹证的特点，以瘀为核心，以痛为表征，将痹证分为五期，即成瘀前期、成瘀期、瘀成期、瘀重期、瘀后期。吴启富等通过甲襞微循环和血液流变学检测，发现各个阶段的 RA 患者血液都处于高凝状态，且 RA 越严重，其血液黏度越高。姜泉等通过证候调查，发现在 RA 活动期，湿热最易与瘀血相合，是导致本病骨质破坏的病理关键。

综上所述，瘀血阻络，即气血运行不畅，脉络痹阻，产生的疼痛为 RA 外在症状，始终伴随 RA 疾病全病程，是本病的重要病理环节，RA 之不同证型、不同病理阶段，均应配合活血化瘀通络之品。瘀血常与其他邪气相搏，阻经闭络，临证时应根据病的新久、瘀血的轻重、他邪的种类、正气的盛衰等，兼以论治。

（姜泉　葛琳　焦娟　周新尧　韩曼

罗成贵　张柔曼　王建　崔家康）

第三节　常见症状辨治

一、疼痛辨治

疼痛是 RA 最重要的临床症状，是 RA 患者就诊的最主要原因，尽快缓解疼痛是其迫切需求，因此治疗疼痛非常关键。然而，RA 病因复杂，一方一药，虽能减轻疼痛，但不能真正控制疾病。西药如激素、非甾体类抗炎药虽然起效较快，但长期使用副作用较多，反复使用往往导致本病未稳，他病又起，得不偿失。中医药对于缓解疼痛具有独特疗效，效果持久稳定，且副作用较小，但因辨证准确较难，从而导致临床取效困难，且疗程较长。因此，如何辨清疼痛的性质及运用高效方药进行辨治，从而提高 RA 疼痛的辨治水平是临床亟需解决的难题。

1.辨证以虚、邪、瘀为纲领

临床辨治疼痛症状可以虚、邪、瘀为纲领，辨析热痛、寒痛、瘀痛、痰痛、虚痛五个方面。

（1）热痛　感受湿热之邪，或湿热内生，或寒湿之邪从阳化热，痹阻于关节，经络气血不通，而成湿热痹阻之证。

（2）寒痛　寒湿痹阻，《素问·举痛论》曰："寒气客于经脉之中，与炅气相薄则脉满，满则痛而不可按。"又提出："寒气客于脉外则脉寒，脉寒则缩蜷，缩蜷则脉绌急，则外引小络，故卒然而痛。"指出寒主收引凝滞，从而导致关节疼痛的产生。

（3）瘀痛　瘀血是风湿痹病的病理产物，亦是多种疼痛产生的合并原因，瘀血的产生可由于湿热，亦可为寒湿所致。另外，气血亏虚亦能导致血瘀的产生，故认为痹病必夹杂瘀血，治疗时需选用合适的活血化瘀药物治疗。

（4）痰痛　因湿热内蕴伤及脾胃，日久酿生痰湿所致，表现为关节重着疼痛。

（5）虚痛　虚痛的产生多为先天禀赋不足，或感受病邪，或为疾病后期损伤气血，或伤及肝肾所致，临床表现为关节酸痛，疼痛绵绵不休，遇劳加重。临床中 RA 疼痛主要分为热、痛、虚、瘀、痰五型，治疗可根据邪气兼杂，灵活变通。针对疼痛的病因病机，治疗可根据标本缓急或采用中西医学配合治疗，以达到临床最好的疗效。

2.疼痛的辨治

（1）热痛　临床辨证要点：关节肿热，局部皮温升高，舌质暗红，苔黄腻，脉弦滑数。热痛具体又可区分为湿重于热、热重于湿、热毒炽盛等三方面。如湿重于热者，临床表现为重浊疼痛，可在辨证选方的基础上加强祛湿治疗，常选用苍术、炒薏苡仁治疗，其中薏苡仁性甘微寒，《神农本草经》记载："主筋急，拘挛不可屈伸，风湿痹，下气。久服轻身益气。"热重于湿者，常选用生石膏、寒水石等药。热毒炽盛者，常可辨证选用金银花或忍冬藤治疗，两药为同一种属的不同部位，均可清热解毒，通络消肿；也可选用中成药湿热痹颗粒，1 袋，口服，1 日 3 次。四肢关节肿痛明显者，临床运用可酌情加用通络药物，如青风藤、络石藤、海风藤等；合并感染者可联合西药抗感染治疗，可加快病情的好转。若病情为活动期，可辨证选用非甾体消炎药或中成药治疗，常可选择新癀片以清热消肿止痛；亦可选用通滞苏润江胶囊以清热通滞，活血化瘀。如下肢关节肿痛灼热较著者，可辨证选用中成药四妙丸以清热利湿，活血止痛；若患者关节局部肿胀灼热较重，局部有关节腔积液较著者，可配合使用西药治疗，如选用复方倍他米松关节腔注射治疗，可较快地控制关节炎症，达到止痛的效果。但激素避免长期过量使用，一般关节腔注射每年不超过三次，避免晶体性关节炎产生。对于顽固性关节疼痛，可短期内使用口服激素治疗，一般治疗剂量为 15～30mg，并加用中药，减少激素副作用，保证顺利撤减激素，防止病情反弹。

（2）寒痛　寒湿痹产生多是由于素体阳气不足，久居湿寒之地，或平素失于调摄，感受寒湿雨露之邪，留滞关节、肌肉而成。临床辨证要点：关节冷痛，肿胀，重着，疼痛较甚，遇寒加重，得热则痛减，舌体淡胖，苔白滑，脉弦紧。治疗当散寒祛湿，通络止痛。治疗可在辨证论治的基础上加用制附片 6～10g，寒湿甚者可选用炙乌头 3g（久煎 1 小时）；若关节局部怕冷明显，无汗出者可加用细辛 3g 以散寒通络止痛。亦可配伍中成药进行治疗，如尪痹颗粒或尪痹冲剂。另外，中医外治可选用散寒除湿药物进行穴位贴敷治疗，可减轻患者疼痛及怕凉的症状。食疗方可选用当归生姜羊肉汤进行预防，并注意保暖。

（3）痰痛　痰瘀痹产生多是由于湿热日久不去，酿生痰湿，或先天肥胖，脾胃虚弱，痰湿内停。临床辨证要点：关节疼痛肿大，晨僵，关节周围或皮下出现结节，舌暗紫，苔白厚或厚腻，脉沉细涩，或沉滑。治疗应活血化痰通络为法。若关节变形，局部肿大，常选用白芥子、天南星以化痰散结，通络止痛，亦可选用莪术以散结消肿，该药比较平和，剂量为 9～15g；此外，若为久病，痰瘀交阻者，亦可选用皂角刺以化痰通络，但此药不可长期使用，以免伤及正气。痰瘀痹治疗亦可辨证选用活血化瘀药物静滴治疗，如丹红注射液、丹参注射液。对于局部关节疼痛较甚，影响关节功能活动者，可配合经筋刀治疗，以舒筋通络，活血化瘀，从而改善关节的功能。如患者合并多发类风湿结节时，表示病情活动，如在病程早期，可选用中小剂量激素治疗，促进结节的消散。

（4）虚痛　虚痛主要因气血津液亏虚或肝肾不足所致，治疗以辨证论治为主。气虚者，临床伴见乏力、气短、自汗出，可首选生黄芪补气通络。血虚不荣筋脉，临床表现为疼痛隐隐，伴面色及指甲不华者，可加用鸡血藤，养血通络。肝肾亏虚导致的关节疼痛多为酸痛，以下肢关节常见，可伴有腰酸、脉沉等症，治疗可首选桑寄生以滋补肝肾，祛风除湿治疗，其次亦可选用大剂量石斛以补肾除痹。若为阴虚所致疼痛者，重用生地黄30g以滋阴清热，活血止痛，《神农本草经》论述："生地，味甘寒，主折跌，绝筋，伤中，逐血痹，填骨髓，长肌肉。"因此临床中可选择生地黄既能滋阴又能活血的效果来治疗风湿病。

（5）瘀痛　可为单纯证候，亦可与其他证候兼杂存在。瘀血痹临床特征为关节疼痛，或疼痛夜甚，或刺痛，肌肤甲错，舌质暗，舌边尖有瘀点，苔白，脉涩。瘀血痹阻当以活血化瘀、舒筋通络为法。对于瘀血痹阻经络导致的关节疼痛，刺痛者首选丹参以活血散瘀通络止痛，药性比较平和，对于各种瘀血证候均可选择，尤其丹参对于瘀热者亦有较好的疗效。若由于血虚血瘀者当首选当归，因当归可养血活血通络，活血而不伤正气，亦可选用三七以活血通络，三七活血亦不伤正，与当归有异曲同工之妙。若瘀血痹阻，伴有湿热大便不通者，可取用虎杖既可清热利湿，又能活血通便的功效进行治疗。瘀血痹阻日久可伤及脉络，此时按照络病学说，治疗当选用搜风剔络之品，若下肢关节疼痛甚者，可加用土鳖虫以化瘀通络；全身关节疼痛较甚，夜间明显者，可加止痉散，方中主要为蜈蚣、全蝎，两药通络止痛力胜，但需防止日久伤及气血，故可配伍黄芪、当归、熟地黄等药。对于瘀血入络者，亦可选用水蛭3～9g以化瘀止血。此外，还有一味临床既能祛风除湿，又可通络止痛的良药，是炙乌蛇，此药偏凉不燥，对于RA病情日久不愈者可选用。因虫类药物大部分对胃肠道有一定刺激性，故临床用药可配伍陈皮、甘草、生姜等，防止药物伤及后天脾胃。对于瘀血痹可选活血化瘀药物，如丹红注射液、丹参粉针、血栓通注射液等，以改善关节疼痛，促进炎症吸收。

二、发热辨治

约50%患者伴有不同程度的发热，关节疼痛也常随发热而加重，因此，临床治疗发热症状相当重要。虽然使用解热镇痛药可较快地退热，但是由于疾病病情尚未控制，一旦停药发热再次反复，加之长期口服非甾体止痛药，可导致胃肠道负担及肝肾功能损害。此外，部分免疫功能紊乱患者，必须依赖激素控制体温。由于长期使用激素副作用明显，故采用中医药治疗能够减少或避免使用激素。

RA发热的特点是长期不规则发热，发热或长或短，且表现形式多样，或寒热往来、汗出热退、每日定时发作，或午后发热、状若阴虚、或高热不退，或低热缠绵难愈等，治疗需根据发热特点及并发症状辨证治疗，常用的辨证方法有六经辨证、卫气营血辨证等，根据证候特征选用对症方药治疗。

1. 发热的常见证型

（1）湿热痹阻型　发热，缠绵不愈，午后为甚，伴有关节肿痛，局部发热，舌苔黄腻，脉滑数。

（2）热入营血型　发热较重，日久，关节局部红肿热痛，或发热夜甚，舌质红，苔黄或光剥少苔，口渴喜饮，脉数。

（3）阳明内热型　发热，面红，不恶寒，汗出，关节肿痛，舌苔黄燥，脉洪。

（4）热入少阳型　往来寒热，口苦，咽干，心烦，胸胁苦满，默默不欲饮食，脉弦数。

（5）阴虚内热型　午后发热，日久不退，以低热为主，伴心烦少寐，盗汗，舌红少苔，脉细数。

2. 发热的辨治

（1）湿热痹阻型　此型多是由于感受湿热之邪，或者素体阳胜，风寒湿从阳化热所致。治疗首选宣痹汤加减。此型发热治疗以清热利湿为法，多从三焦分治。上焦湿热明显者，可加宣肺化湿药，如炒杏仁；中焦湿热明显者，可加薏苡仁、苍术；下焦湿热为主者，可加黄柏、滑石、竹叶、冬瓜皮等清热利湿。

（2）热入营血型　此型多因邪热较重伤及阴血所致，治疗以清营汤为主加减。治疗此型发热当重用生地黄，多可用至 30 ～ 60g，往往能起到清热凉血的效果；如热毒炽盛，可加用白花蛇舌草、败酱草以解毒清热，消肿止痛。

（3）阳明内热型　此型亦为热邪炽盛所致，治疗当清阳明气分之热，常选白虎汤加减。可根据病情，加用寒水石以清热泻火；若伴有热毒者可加金银花、连翘以清气分之热。

（4）热入少阳型　此型多见于患者素体虚弱，正邪相互交争所致，治疗当和解表里，多选用小柴胡加减。若热邪较甚者，可加用生石膏 30g；若伴有少阳痰热者，可加用青蒿、竹茹、碧玉散等以清解少阳之热；若三焦热盛者，可选用山栀子以清热利湿，解毒凉血。

（5）阴虚内热型　此型多是由于邪热伤阴所致，或素体阴液亏虚；临床多表现为低热，午后发热。治疗以青蒿鳖甲汤为主方，方中青蒿需重用至 30g，达到滋阴清热的效果。若阴虚内热较著者，手足心热，低热日久不退者，可加用地骨皮、秦艽等药，其中秦艽为风中润药，既能清热利湿，又可退虚热。

3. 中西医结合治疗发热

对于 RA 大部分发热患者可通过中药治疗，通过 2 ～ 3 周可逐渐控制体温，部分难治性 RA 患者可通过中西医结合治疗。若发热控制不佳者，可合用非甾体抗炎药，根据患者体质，选用敏感的解热镇痛药，足量使用以控制体温，然后逐渐减量；对于发热较重，使用非甾体抗炎药病情控制不佳者，或者伴有系统损害者，可短期内使用激素治疗，一般选用中小剂量为主（10～30mg），口服2～4周后逐渐减少激素剂量，激素撤减至10mg时，之后减量应当较慢，以病情不复发为标准，并能保证半年内逐步减停激素。

三、乏力辨治

乏力是RA病情活动期常见的症状，亦可是RA引起系统损伤的常见症状，如类风湿引起的贫血患者，常见有乏力表现。其次类风湿肺纤维化亦可导致乏力的产生。本部分重点探讨RA引起乏力的常见中医病因病机及对症治疗。

1. 乏力的常见证型

（1）气血亏虚型 此型多见于患者素体脾胃虚弱，加之病情日久，耗伤气血而成。临床多表现为乏力气短，头晕，心悸，纳差，舌淡，苔薄，脉细等。

（2）湿热痹阻型 此型多见于RA活动期，多为感受风湿热邪所致，或从阳化热所致。临床特征为乏力倦怠，周身困重，关节肿痛，舌苔黄腻，脉滑数。

（3）脾气亏虚型 此型患者见于先天脾胃不足，或后天饮食所伤。临床见周身困倦乏力，大便溏，纳差，舌淡，苔腻，脉细弱。

（4）肝肾亏虚型 此型患者多见于疾病后期，或素体禀赋不足之人。临床见乏力，伴有腰膝酸软，头晕目眩，手足心热，或畏寒喜暖等。

（5）气阴两虚型 此型为RA乏力的常见证候，多见于体瘦之人，亦可见于湿热日久耗伤气阴。临床特点为乏力气短，伴见口干喜饮，舌红，少津液，脉细数。

2. 乏力的辨治

（1）气血亏虚型 此型患者多选用补益气血治疗。常选用方剂如八珍汤、黄芪桂枝五物汤。具体选药方面，若气虚不能生血，乏力较著，首选生黄芪15～30g以补气，或配合当归以成当归补血汤，而达气血互生之力；若以阴血亏虚为主，治疗当以养血为主，常用黄精、当归、鸡血藤为主药，黄精合当归亦名黄精丹，可益气养血而不燥。

（2）湿热痹阻型　湿热痹阻导致乏力的产生，重点在祛湿。常选用当归拈痛汤等加减。具体选药方面，可重用生薏苡仁30～60g以健脾清热祛湿，或加用茯苓、泽泻以健脾祛湿；亦可选用薏苡仁、冬瓜粥治疗。

（3）脾气亏虚型　脾气亏虚为先天不足，或后天失养所致，或长期口服药物伤及脾胃，治疗当益气健脾为主。常选药物如茯苓、苍术、炒白术、山药、甘草等。

（4）肝肾亏虚型　此型多见于疾病中晚期，治疗常用方为独活寄生汤。具体选药方面，乏力、伴有腰膝酸痛者，首选怀牛膝、续断、盐杜仲以滋补肝肾；乏力而伴关节拘挛，屈伸不利者，可加用木瓜、伸筋草治疗；若乏力伴关节变形明显，骨破坏患者，治疗当选用骨碎补15～30g以补肾生髓治疗。

（5）气阴两虚型　治疗气阴两虚，当以益气养阴为法，常用四神煎加减。气阴两伤治疗重在益气养阴，重用生黄芪、石斛两药以益气养阴；乏力明显者可加山药、生白术、赤芍等；若合并干燥综合征，临床以口干、眼干等阴虚症状为主者，可酌加麦冬、天冬、南沙参、北沙参等。

四、晨僵辨治

晨僵是 RA 的临床主要症状，晨僵时间也是评价病情活动与否的一项指标。中医学本无晨僵的概念，晨僵多相当于中医的关节肿胀及重着感，多与湿邪及瘀血密切相关。

1. 晨僵的常见证型

（1）湿热痹阻型　临床表现为关节晨僵，伴有关节局部重着灼热感，舌苔黄腻，脉滑数。

（2）瘀血痹阻型　临床表现为关节晨僵，疼痛，局部皮肤颜色暗红，刺痛，舌暗红，苔薄白，脉涩。

（3）风湿痹阻型　临床表现为关节僵硬，局部怕风怕冷，舌淡红，苔薄白，脉浮。

（4）痰瘀痹阻型　临床表现为关节晨僵疼痛，伴有类风湿结节，可有咳嗽、咳痰等症状，舌淡暗，苔白腻，脉细滑。

2.晨僵的辨治

（1）湿热痹阻型　此型所致晨僵，多僵硬伴有局部灼热，治疗以清热利湿、活血通络为法。临床可在辨证的基础上选用改善晨僵效果好的药物，如生薏苡仁、土茯苓两药是临床中最常用药物。《本草正》："薏苡，味甘淡，气微凉，性微降而渗，故能去湿利水，以其去湿，故能利关节，除脚气，治痿弱拘挛湿痹，消水肿疼痛，利小便热淋。"因此对于湿热之邪所致晨僵，生薏苡仁为临床之良药。《本草正义》描述："土茯苓，利湿去热，能入络，搜剔湿热之蕴毒。"因此亦能祛除经络间的湿热之邪，改善关节的晨僵症状。

（2）瘀血痹阻型　瘀血阻络在 RA 发病过程中贯穿始终，故治疗以活血通络为法，通过活血化瘀起到改善局部循环、改善晨僵的效果。在辨证基础上常选用丹参、当归、全蝎、蜈蚣四味药物。其中丹参苦、寒，可活血化瘀，清热消肿，对于瘀血阻络兼杂热象者可选用；当归多用于血虚血瘀而出现晨僵者，可养血通络止痛，亦可选用鸡血藤以养血通络；全蝎配伍蜈蚣为止痉散，对于久病入络之晨僵效果显著，常选用全蝎 3～6g，蜈蚣 1～2 条。

（3）风湿痹阻型　RA 初期常见此类证候，表现为关节晨僵，伴有关节怕风怕冷，局部皮温未见明显升高。治疗当祛风化湿，常可在辨证基础上选用羌活、独活、白芷三药。羌活多用于上肢关节的僵硬疼痛；独活适用于下肢关节的晨僵；白芷祛风散寒除湿，对于风寒湿痹阻者效果更佳。

（4）痰瘀痹阻型　多见于痰湿体质患者，或病情迁延日久者。治疗当化痰活血为法。常用的代表药物如白芥子、莱菔子、皂角刺等。其中白芥子，《本草备要》记载："宣。利气，豁痰。辛温入肺，通行经络。温中开胃，发汗散寒，利气豁痰，消肿止痛。痰行则肿消，气行则痛止。"赵绍琴曾提出从痰湿治疗类风湿关节炎，常选用三子养亲汤加减治疗，方中常选用药物即有白芥子及莱菔子。对于久病入络者，痰瘀胶着，可根据病情酌情使用地龙、蜂房、白花蛇等药，以化痰通络活血，改善关节晨僵症状。

五、类风湿结节辨治

类风湿结节是 RA 病情活动的标志，是类风湿关节炎关节外表现较难治疗的体征。中医学认为类风湿结节的产生多为痰瘀所致，治疗总离不开化痰活血，通络散结为大法。然而痰瘀的产生原因较多，常见有湿热所致者，治疗当以清热利湿，配合化痰散结；而对于因为脾虚湿重所致者，又当以健脾化湿，燥湿通络为法；久病痰瘀又可入络，当选用化痰通络药物。

1. 类风湿结节的常见证型

（1）湿热内蕴，痰瘀痹阻型　湿热内蕴日久，酿生痰湿之邪，临床表现为关节肿大，局部触热，伴见类风湿结节，舌苔黄腻，脉滑数。

（2）脾虚湿盛，痰瘀痹阻型　素体脾虚，湿邪内停，日久聚而为痰，表现为痰瘀痹阻。临床表现为关节肿痛，重着感，伴见类风湿结节，舌苔白腻，脉沉滑。

（3）痰瘀阻络型　痰瘀痹阻关节日久，出现日久入络，临床表现为关节变形，多发的类风湿结节，伴有咳嗽咳痰，舌暗红，苔白腻，有瘀斑。

2. 类风湿结节的辨治

（1）湿热内蕴，痰瘀痹阻型　治疗重在清热祛湿，化痰通络。常选用当归拈痛汤加减。常选用如生薏苡仁、土茯苓、胆南星等药。

（2）脾虚湿盛，痰瘀痹阻型　常选用二陈汤加减。常选清半夏、陈皮、茯苓、白芥子、皂刺等药。

（3）痰瘀阻络型　久病痰瘀入络当选用虫类药为主，如蜂房、地龙、僵蚕等。国医大师朱良春认为僵蚕具有搜风通络、活血止痛之功效。且僵蚕透骨搜风之力很强，乃截风要药，故临证常用其治疗类风湿关节炎、痛风、强直性脊柱炎等。

六、脱发辨治

RA 较少出现脱发的表现，部分患者出现脱发多与免疫抑制剂的长期使用密切相关。中医学认为发为血之余，肾主骨，其华在发，因此脱发多与血与肾精亏虚密切相关。西医之免疫抑制剂类似中医祛邪之品，容易损失气血，耗伤肝肾之阴。故治疗 RA 药物副作用相关性脱发多从养血补肾为法，这也是中医治疗的优势所在。

1.脱发的常见证型

（1）血虚风燥型　临床多表现为脱发，伴见头皮瘙痒，面色萎黄，皮肤干燥，舌淡，苔薄，脉细。

（2）肝肾亏虚型　中医学认为激素为温燥之品，可导致阴液损失，特别是日久累及肾，而导致肝肾亏虚。临床多表现为大范围脱发，伴有腰酸，颧部潮红，口干，舌红，少苔，脉细数。

（3）湿热内蕴型　头发稀疏、萎黄、易断，伴脘腹痞闷，纳呆呕恶，便溏尿黄，肢体困重，或身热起伏，汗出热不解，舌红苔黄腻，脉濡数。

2.脱发的辨治

（1）血虚风燥型　血虚风燥所致脱发治疗当以养血祛风为法，临床最常用药物为当归、熟地黄、白芍等。特别是熟地黄既可以养血生发，又可补肾生精而达到生发之目的。

（2）肝肾亏虚型　对于肝肾亏虚所致脱发，治疗当以滋补肝肾为法。脱发效果较佳者有制首乌，既能生发，又能乌发，对于肝肾虚所致的脱发效果明显。《开宝本草》："何首乌，益气血，黑髭鬓，悦颜色，久服壮筋骨，益精髓，延年不老。"《本草正义》认为旱莲草："入肾补阴而生长毛发。"明代名医缪希雍对旱莲草十分推崇，在《本草经疏》中云："古今变白之草，当以兹为胜。"现代药理学研究发现，何首乌具有增强免疫能力及抗衰老、保肝、促进色素的合成等药理作用；何首乌提取物能激活酪氨酸酶的活性，促进黑色素的生成。墨旱莲具有免疫抑制、保肝、体内抗氧化等药理作用；墨旱莲乙醇提取物具有促进黑素的合成及上调酪氨酸酶基因表达的作用。但临床使用何首乌需注意剂量和疗程，并监测肝功能。

（3）湿热内蕴型　治宜泄热除湿，和中养阴。药用制何首乌、墨旱莲、枸杞子、龙胆草、黄芩、栀子、泽泻、茯苓、大黄、车前子、侧柏叶。龙胆草、栀子、泽泻、车前子、大黄泄热除湿；制何首乌、枸杞子、墨旱莲补肝肾；茯苓补气健脾和中；侧柏叶、墨旱莲养阴凉血；黄芩清热凉血。

七、汗出辨治

尪痹患者由于病久不愈，身体多羸瘦不堪，久病伤及阴阳，导致阴阳不调和而出现异常汗出。对于 RA 异常汗出的治疗，中医总体以调和阴阳为原则，达到阴阳平衡的目的。

1. 汗出的常见证型

（1）营卫不和型　此型汗出表现为全身潮湿汗出，触之皮肤湿滑，且患者多伴有怕风怕冷，舌淡，舌苔白，脉缓等特点。

（2）热在少阳型　临床表现为汗出间断发作，伴有寒热往来，发热时有时无，咽干，口苦，脉弦。

（3）阳虚汗出型　临床表现为汗出伴有畏寒怕冷，手脚冰凉，神疲乏力，面色不华，舌淡胖，脉沉细。

（4）气虚汗出型　多见于体胖患者，临床表现为汗出伴有乏力，活动后明显，部分患者可出现下肢水肿，脉沉细。

（5）湿热汗出型　临床表现为汗出黏手，或汗出酸臭，伴有舌苔黄腻，脉弦滑或滑数。

2. 汗出的辨治

（1）营卫不和型　首选方为桂枝汤。该方通过调和营卫而达到治疗汗出的效果。

（2）热在少阳型　首选小柴胡汤加减。

（3）阳虚汗出型　首选桂枝附子汤或白术附子汤加减。

（4）气虚汗出型　选用黄芪桂枝五物汤加减。

（5）湿热汗出型　首选宣痹汤加减。

（罗成贵　姜泉）

第四节　中成药用药方案

一、基本原则

本病中医学古籍文献中常描述为"痹证""历节""风湿""鹤膝风"等，焦树德等确立了"尪痹"的诊断名称。临床可根据病情轻重、辨证类型，辨证选用中成药。

二、分证论治

尪痹的分证论治见表4-1。

表4-1　分证论治

证型	辨证要点	治法	中成药
风湿痹阻证	肢体关节疼痛、重着或有肿胀，痛处游走不定，关节屈伸不利，舌质淡红，苔白腻，脉濡或滑	祛风除湿，通络止痛	盘龙七片、金骨莲胶囊、黑骨藤追风活络胶囊、通络骨质宁膏
寒湿痹阻证	肢体关节冷痛、重着，局部肿胀，关节拘急，屈伸不利，局部畏寒，得寒痛剧，得热痛减，皮色不红，舌胖，舌质淡暗，苔白腻或白滑，脉弦缓或沉紧	温经散寒，祛湿通络	风湿骨痛丸（胶囊）、寒湿痹颗粒（片）、木瓜丸、祛风止痛片（胶囊）、追风透骨丸（片）、复方雪莲胶囊、通痹胶囊、复方南星止痛膏、狗皮膏药（改进型）、祖师麻膏、罗浮山风湿膏药
湿热痹阻证	关节肌肉肿痛、重着，触之灼热或有热感，口渴不欲饮，烦闷不安，或有发热，舌质红，苔黄腻，脉濡数或滑数	清热除湿，宣痹通络	四妙丸、当归拈痛丸、湿热痹颗粒（片）、新癀片、豨桐胶囊（丸）

证型	辨证要点	治法	中成药
痰瘀痹阻证	关节疼痛肿大，晨僵，屈伸不利，关节周围或皮下出现结节，舌暗紫，苔白厚或厚腻，脉沉细涩或沉滑	活血行瘀，化痰通络	小活络丸、风湿祛痛胶囊
气血两虚证	关节酸痛或隐痛，伴倦怠乏力，面色不华，心悸气短，头晕，爪甲色淡，食少纳差，舌质淡，苔薄，脉细弱或沉细无力	益气养血，通经活络	痹祺胶囊
气阴两虚证	关节肿大，口眼干燥，唇干，倦怠无力，或肌肉瘦削，舌红少津有裂纹，或舌胖大，有齿痕，苔薄白，脉沉细无力或细数无力	益气养阴，活血通络	目前该类中成药空缺
肝肾不足证	关节肌肉疼痛，关节肿大或僵硬变形，关节屈伸不利，腰膝酸软无力，关节怕凉，局部发热，舌红，苔薄白，脉沉弱	补益肝肾，强壮筋骨	尪痹颗粒（片、胶囊）、骨龙胶囊、金乌骨痛胶囊、益肾蠲痹丸、风湿液、壮骨关节丸、蚁参蠲痹胶囊、罗浮山风湿膏药
瘀血阻络证	关节疼痛，或疼痛夜甚，或刺痛，肌肤干燥无泽甚或甲错，舌质暗，舌边尖有瘀点，苔薄白，脉细涩	活血化瘀，舒筋通络	瘀血痹胶囊（片）、祖师麻片、痛舒胶囊、消痛贴膏

以下内容为上表内容的详解，重点强调同病同证情况下不同中成药选用区别。

1. 风湿痹阻证（表 4-2）

【辨证要点】关节疼痛，重着，痛处游走不定，舌质淡红，苔白腻，脉濡或滑。

【治法】祛风除湿，通络止痛。

【中成药】盘龙七片、金骨莲胶囊、黑骨藤追风活络胶囊、通络骨质宁膏。

表 4-2　风湿痹阻分证论治

药品名称	药物组成	功能主治	用法用量	注意事项
盘龙七片	盘龙七、当归、丹参、重楼、红花、乳香、没药、缬草、木香、过山龙、羊角七、八里麻、支柱蓼、老鼠七、青蛙七、珠子参、秦艽、络石藤、壮筋丹、伸筋草、白毛七、祖师麻、川乌、草乌、铁棒锤、五加皮、竹根七、杜仲、牛膝	活血化瘀，祛风除湿，消肿止痛，滋补肝肾	口服，1次3～4片，1日3次	1.本品性温，风湿热痹者慎用；2.本品含川乌、草乌、铁棒锤有毒，应在医生指导下使用，不可过量服用，孕妇及哺乳期妇女忌服；3.严重心脏病，高血压，肝、肾疾病忌服；4.忌食生冷食物；5.有文献报道盘龙七对血压、心脏、胃肠道有一定影响
金骨莲胶囊	透骨香、汉桃叶、大血藤、八角枫、金铁锁	祛风除湿，消肿止痛	口服，1次2片，1日3次	1.忌寒凉、辛辣油腻食物；2.本品宜饭后服用；3.不宜在服药期间同时服用其他泻火及滋补中药；4.热痹不适用，主要表现为关节肿痛如灼，痛处发热，疼痛窜痛不定，口干唇燥；5.有高血压、心脏病、肝病、糖尿病、肾病等慢性病严重者应在医师指导下服用；6.服药7天症状无缓解，应去医院就诊；7.严格按照用法用量服用，年老体弱者应在医生指导下服用；8.对本品过敏者禁用，过敏体质慎用；9.个别患者服药后会有食道梗阻，不适感，或胃肠不适感

药品名称	药物组成	功能主治	用法用量	注意事项
黑骨藤追风活络胶囊	青风藤、黑骨藤、追风伞；辅料为淀粉	祛风除湿，通络止痛	口服，1次3粒，1日3次；2周为1疗程	1.忌寒凉及油腻食物；2.本品宜饭后服用；3.不宜在服药期间同时服用其他泻火及滋补性中药；4.热痹者不适用，主要表现为关节肿痛如灼，痛处发热，疼痛窜痛无定处，口干唇燥；5.有高血压、心脏病、肝病、糖尿病、肾病等慢性病患者慎用；6.服药7天症状无缓解，应去医院就诊；7.严格按照用法用量服用，年老体弱者应在医师指导下服用；8.对本品过敏者禁用，过敏体质者慎用；9.本品性状发生改变时禁止使用；10.请将本品放在儿童不能接触的地方；11.如正在使用其他药品，使用本品前请咨询医师或药师
通络骨质宁膏	鲜桑枝、鲜槐枝、鲜榆枝、鲜柳枝、鲜桃枝、青风藤、红花、红土茯苓、生扯拢、草乌、见血飞、海马等18味药	祛风除湿，活血化瘀	加温软化，贴于患处，每贴连续使用2～4天	1.若出现皮肤过敏或皮疹搔痒者慎用或停用；2.不宜长期连续使用

2. 寒湿痹阻证

【辨证要点】肢体关节冷痛、重着，局部畏寒，得寒痛剧，舌胖，舌质淡暗，苔白腻或白滑，脉弦缓或沉紧。

【治法】温经散寒，祛湿通络。

【中成药】风湿骨痛丸（胶囊）、寒湿痹颗粒（片）、木瓜丸、祛风止痛片（胶囊）、追风透骨丸（片）、复方雪莲胶囊、通痹胶囊、复方南星止痛膏、狗皮膏药（改进型）、祖师麻膏、罗浮山风湿膏药。

表4-3 寒湿痹阻分证论治

药品名称	药物组成	功能主治	用法用量	注意事项
风湿骨痛丸（胶囊）	制川乌、制草乌、麻黄、红花、木瓜、乌梅肉、甘草	温经散寒，通络止痛	口服，水丸，每次10～15粒，每日2次；胶囊，每粒装0.3g，每次2～4粒，每日2次	1.本品含有活血药，有碍胎气，并含有毒药材，孕妇忌服；2.本品辛热，阴虚火旺，属风湿热痹者忌服；3.本品含有川乌、草乌有毒，应在医师指导下使用，不可过量服用；4.本品含麻黄碱，运动员慎用
寒湿痹颗粒（片）	附子（制）、制川乌、麻黄、桂枝、细辛、威灵仙、木瓜、白术（炒）、黄芪、当归、白芍、甘草（制）	祛寒除湿，温经通络	口服，颗粒，每袋装3g（无糖型）、5g（减糖型），每次1袋，每日3次；片剂，每次4片，每日3次	1.本品含有毒药材，孕妇忌服；本品性味辛温，主治风寒湿痹，风湿热痹者忌服；2.儿童、老年及体弱者慎服；3.本品含附子、乌头有毒，应在医生指导下使用，不可过量服用；4.本品含麻黄碱，运动员慎用
木瓜丸	牛膝、制川乌、制草乌、白芷、海风藤、威灵仙、木瓜、狗脊（制）、当归、川芎、鸡血藤、人参	祛风散寒，除湿通络	口服，每次30丸，每日2次	1.本品含有毒及活血之品，孕妇忌服；2.本品性味辛温，主治风寒湿痹，风湿热痹者忌服；3.本品含川乌、草乌有毒，应在医生指导下服用，不可过量服用
祛风止痛片（胶囊）	老鹳草、槲寄生、续断、威灵仙、独活、制草乌、红花	祛风寒，补肝肾，壮筋骨	口服，每次6片，每日2次。祛风止痛胶囊每次6粒，每日2次	1.本品含有毒及活血之品，孕妇忌服；本品性味辛温，热证及关节红肿者慎用；2.儿童、老弱者慎用；3.本品含草乌有毒，应在医生指导下服用，不可过量服用

药品名称	药物组成	功能主治	用法用量	注意事项
追风透骨丸（片）	制川乌、制草乌、麻黄、桂枝、细辛、白芷、秦艽、防风、羌活、天麻、当归、川芎、赤芍、香附（制）、地龙、乳香（制）、没药（制）、朱砂、茯苓、白术（炒）、制天南星、赤小豆、甘草	祛风除湿，通经活络，散寒止痛	口服，水蜜丸，每10丸 重1g，每 次6g，日2次；片剂，口服，每次4片，每日2次	1.本品含有毒及活血破瘀之品，孕妇忌服；2.本品散寒除湿，湿热痹阻、脾胃湿热者忌用；3.本品含川乌、草乌有毒，应在医生指导下服用，不可过量服用；4.本品含朱砂，肾脏病患者慎用；5.本品含乳香、没药，脾胃虚寒者禁用；6.本品含麻黄，高血压、冠心病患者慎用；7.本品含麻黄碱，运动员慎用
复方雪莲胶囊	雪莲、延胡索、羌活、制川乌、独活、制草乌、木瓜、香加皮	温经散寒，祛风除湿，化瘀消肿，舒筋活络	口服，2粒/次，每日2次，温水或温酒送服；重者加倍	1.本品性味辛温，为风寒湿所设，若属风湿热痹者忌服；2.本品含川乌、草乌、香加皮，孕妇忌服；3.忌食生冷；4.本品含川乌、草乌有毒，应在医生指导下使用，不可过量服用；5.本品含香加皮，有强心作用，缺血性心脏病慎用
通痹胶囊	马钱子（制）、白花蛇、人参、当归、穿山甲、制川乌、天麻、全蝎、地龙、牡丹皮等41味	调补气血，祛风除湿，活血通络，消肿止痛	饭后服，1次1粒，1日2～3次，或遵医嘱	孕妇禁用；肝肾功能损害与高血压患者慎用
复方南星止痛膏	生天南星、生川乌、丁香、肉桂、白芷、细辛、川芎、徐长卿、乳香、没药、樟脑、冰片	散寒除湿，活血止痛	外贴，选最痛部位，最多贴3个部位，贴24小时，隔日1次，共贴3次	外用药品，含有毒成分，不宜长期使用；局部皮损严重者，应对症处理

药品名称	药物组成	功能主治	用法用量	注意事项
狗皮膏药（改进型）	生川乌、羌活、独活、威灵仙、青风藤、防己、官桂、丁香、高良姜、乳香、没药、当归、麻黄、冰片、樟脑等29味中药组成	祛风散寒，活血止痛	外贴，贴敷，每24小时换药1次	外用药品，含有毒性成分，不宜长期使用，局部有皮肤过敏者应对症处理
祖师麻膏	祖师麻	祛风除湿，活血止痛	温热软化后，贴于患处	孕妇慎用
罗浮山风湿膏药	金钱白花蛇、七叶莲、过岗龙、宽筋藤、洋金花、骨碎补、威灵仙、山苍子、蓖麻根、白鲜皮、续断、粉草薢、半枫荷、漆树根、羊角拗、麻黄、三七、两面针、防风、防己、槲寄生、土加皮、五加皮、丁公藤、茜草、六棱菊、生草乌、木瓜、毛麝香、生川乌、小罗伞、益母草、鸡骨草、徐长卿、红花、当归、油松节、独活、荆芥、羌活、牛膝	祛风除湿，消肿止痛	外用。加温软化，贴于患处。每24小时换药1次	皮肤破溃者禁用

3. 湿热痹阻证

【辨证要点】关节肌肉肿痛、重着，触之灼热或有热感，舌质红，苔薄黄，脉滑数或濡数。

【治法】清热除湿，宣痹通络。

【中成药】四妙丸、当归拈痛丸、湿热痹颗粒（片）、新癀片、豨桐胶囊（丸）。

表 4-4　湿热痹阻分证论治

药品名称	药物组成	功能主治	用法用量	注意事项
四妙丸	黄柏（盐炒）、苍术、薏苡仁、牛膝	清热燥湿	水丸，每15粒重1g，口服，1次6g，1日2次	1.风寒湿痹、虚寒痿证慎用；2.方中含牛膝，活血通经，引药下行，有碍胎气，孕妇慎用；3.服药期间饮食宜清淡易消化之品，忌饮酒，忌食鱼腥、辛辣油腻之品
当归拈痛丸	羌活、茵陈、猪苓、泽泻、黄芩、苦参、防风、升麻、葛根、白术（炒）、苍术（炒）、党参、当归、知母、甘草	清热利湿，祛风止痛	丸剂，每18粒重1g，口服，1次9g，1日2次	1.本品清热利湿，祛风止痛，故寒湿痹证慎用；2.方中含淡渗利湿之品，有碍胎气，孕妇慎用；3.服药期间，宜食用清淡易消化之品，忌食辛辣油腻之品，以免助湿生热
湿热痹颗粒（片）	苍术、黄柏、粉萆薢、薏苡仁、汉防己、连翘、川牛膝、地龙、防风、威灵仙、忍冬藤、桑枝	祛风除湿，清热消肿，通络止痛	颗粒剂，每袋5g（减糖型）、3g（无糖型）1袋每次，每日3次；片剂，口服，1次6片，1日3次	1.本品清热利湿，寒湿痹及脾胃虚寒者忌用；2.方中含有活血渗利之品，有碍胎气，孕妇慎用；3.服药期间，宜食用清淡易消化之品，忌食辛辣油腻之品，以免助湿生热，宜忌酒
新癀片	肿节风、三七、人工牛黄、猪胆粉、肖梵天花、珍珠层粉、水牛角浓缩粉、红曲、吲哚美辛	清热解毒，活血化瘀，消肿止痛	口服，1次2～4片，1日3次；或外用，用冷开水调化，敷患处	因该药含西药吲哚美辛，口服时建议避免与其他非甾体抗炎药联合使用

续表

药品名称	药物组成	功能主治	用法用量	注意事项
豨桐胶囊（丸）	豨莶草、臭梧桐叶	清热祛湿，祛风止痛	水丸，每10粒重1.6g，口服1次10粒，1日3次；胶囊剂，口服，1次2～3粒，1日3次	1.本品苦寒，寒湿痹证不宜服用；2.忌食猪肝、羊肉、羊血、山芋；3.服药期间忌食辛辣、油腻之品，以免助湿生热，饮食宜清淡，宜忌酒

4.痰瘀痹阻证

【辨证要点】关节疼痛肿大，晨僵，关节周围或皮下出现结节，舌暗紫，苔白厚或厚腻，脉沉细涩或沉滑。

【治法】活血行瘀，化痰通络。

【中成药】小活络丸、风湿祛痛胶囊。

表4-5　痰瘀痹阻分证论治

药品名称	药物组成	功能主治	用法用量	注意事项
小活络丸	制川乌、制草乌、胆南星、乳香（制）、没药（制）、地龙	祛风散寒，化痰祛湿，活血止痛	丸剂，每丸重3g，每次1丸，每日2次	1.本品含有毒及活血药物，孕妇忌服；2.本品性味辛温，属湿热痹阻或阴血内热者慎用；3.本品含乳香、没药，脾胃虚弱者慎用；4.过敏体质慎用；5.本品含川乌、草乌有毒，不可过量使用；6.有报道乌头中毒引起心律失常、药疹、急性胃黏膜出血等
风湿祛痛胶囊	川黄柏、苍术、威灵仙、鸡血藤、蜂房、乌梢蛇、金钱白花蛇、蕲蛇、红花、土鳖虫、乳香、没药、全蝎、蜈蚣、地龙等	燥湿祛痛，活血化瘀，通络止痛，扶正祛邪	口服，5粒每次，每日3次	1.孕妇忌用；2.过敏体质慎用

5.气血两虚证

【辨证要点】关节酸痛或隐痛，伴倦怠乏力，面色不华，舌质淡，苔薄，脉细弱或沉细无力。

【治法】益气养血，通经活络。

【中成药】痹祺胶囊。

表 4-6 气血两虚分证论治

药品名称	药物组成	功能主治	用法用量	注意事项
痹祺胶囊	马钱子、党参、白术、茯苓、丹参、三七、川芎、牛膝、地龙、甘草	益气养血，祛风除湿，活血止痛	胶囊剂，每粒装0.3g，口服，1次4粒，每日2～3次	1.本品为风湿瘀阻、气血不足之证所设，风湿热痹不宜使用；本品含有毒药物及活血通络之品，孕妇忌用；2.本品含马钱子，高血压、心脏病、肝肾功能不全、癫痫、破伤风、甲亢患者忌用；3.本品含士的宁成分，运动员慎用；4.本品含马钱子，过量使用引起肢体颤抖、惊厥、呼吸困难甚至昏迷，因此不可过服、久服，如出现中毒症状时，应立即停药并采取相应急救措施

6.气阴两虚

【辨证要点】关节肿大，口眼干燥，唇干，倦怠无力，舌红少津有裂纹，或舌胖大，有齿痕，苔薄白，脉沉细弱或沉细。

【治法】益气养阴，活血通络止痛。

【中成药】目前该类中成药空缺。

7.肝肾不足

【辨证要点】关节肌肉疼痛，关节肿大或僵硬变形，舌红，苔薄白，脉沉弱。

【治法】补益肝肾，强壮筋骨。

【中成药】尪痹颗粒（片、胶囊）、骨龙胶囊、金乌骨痛胶囊、益肾蠲痹丸、风湿液、壮骨关节丸、蚁参蠲痹胶囊、罗浮山风湿膏药。

表4-7 肝肾不足分证论治

药品名称	药物组成	功能主治	用法用量	注意事项
尪痹颗粒（片、胶囊）	生地黄、熟地黄、续断、骨碎补、狗脊、羊骨、附子（制）、淫羊藿、独活、桂枝、防风、威灵仙、红花、皂刺、伸筋草、知母、白芍	补肝肾，强筋骨，祛风湿，通经络	颗粒剂每袋装3g、6g，开水冲服，1次6g，每日3次；或片剂，每片重0.25g，口服1次7～8片，1日3次	1.属湿热者慎用；2.方中有活血药，有碍胎气，并含有毒药物，孕妇忌服；3.服药期间忌食生冷
骨龙胶囊	狗腿骨、穿山龙	散寒镇痛，活血祛风，强筋壮骨	口服，4～6粒，每日3次	1.本品性甘温，湿热痹阻者慎用；2.本品含有活血的作用，孕妇慎用；3.服药期间忌食生冷油腻
金乌骨痛胶囊	金毛狗脊、淫羊藿、威灵仙、乌梢蛇、土牛膝、木瓜、葛根、姜黄、补骨脂、土党参	滋补肝肾，祛风除湿，活血通络	3粒/次，每日3次	1.服药期间忌食生冷油腻；2.热痹者不适用；3.有高血压、冠心病、肝病、糖尿病、肾病等慢性病者，在医生指导下服用；4.服药7天无缓解，应去医院就诊；5.本品过敏者慎用
益肾蠲痹丸	生地黄、熟地黄、当归、淫羊藿、全蝎、蜈蚣、蜂房、骨碎补、地龙、乌梢蛇、延胡索、鸡血藤、土鳖虫、鹿衔草、肉苁蓉、老鹳草、徐长卿、苍耳子、寻骨风、虎杖、甘草	温补肾阳，益肾壮督，搜风剔邪，蠲痹通络	8g每次，每日3次	妇女月经经行量多停药，孕妇禁服，过敏体质及湿热甚者慎用该品

药品名称	药物组成	功能主治	用法用量	注意事项
风湿液	独活、寄生、羌活、防风、秦艽、木瓜、鹿角胶、鳖甲胶、牛膝、当归、白芍、川芎、红花、白术、甘草、红曲；辅料为白酒、蔗糖	补益肝肾，养血通络，祛风除湿	1 次 10～15mL，1 日 2～3 次	1.忌寒凉及油腻食物；2.本品宜饭后服用；3.不宜在服药期间同时服用其他泻火及滋补性中药；4.热痹者不适用，主要表现为关节肿痛如灼，痛处发热，疼痛窜痛无定处，口干唇燥；5.有高血压、心脏病、肝病、糖尿病、肾病等慢性疾病严重者应在医师指导下服用；6.严格按照用法用量服用；7.服药 7 天症状无缓解，应去医院就诊；8.哺乳期妇女、年老体弱者应在医师指导下服用；9.对酒精及本品过敏者禁用，过敏体质慎用；10.本品性状发生改变者禁止使用
壮骨关节丸	熟地黄、淫羊藿、补骨脂、骨碎补、续断、桑寄生、狗脊、乳香（醋炙）、没药（醋炙）、鸡血藤、独活、木香	补益肝肾，养血活血	口服，1 次 2 粒，早晚饭后服用；疗程为 1 个月	1.肝功能异常者慎用，定期检查肝功能；2.孕妇或哺乳期妇女尚无临床研究资料；3.30 天为 1 疗程，目前尚无长期服用的临床资料
蚁参蠲痹胶囊	蚂蚁、人参、丹参、鸡血藤、制川乌、桂枝、透骨草、伸筋草、川桐皮、麸炒苍术、关黄柏、薏苡仁、泽泻、蜈蚣、酒乌梢蛇	补肾健脾，祛风除湿，活血通络	口服，1 次 4 粒，1 日 3 次；2 个月为 1 疗程	1.心血管疾病患者和肾脏病患者慎用；2.目前尚无妊娠期和哺乳期妇女使用本品的研究资料；3.过敏体质慎用

风湿病中医临床诊疗丛书·类风湿关节炎分册

续表

药品名称	药物组成	功能主治	用法用量	注意事项
罗浮山风湿膏药	金钱白花蛇、七叶莲、过岗龙、宽筋藤、洋金花、骨碎补、威灵仙、山苍子、蓖麻根、白鲜皮、续断、粉草薢、半枫荷、漆树根、羊角拗、麻黄、三七、两面针、防风、防己、槲寄生、土加皮、五加皮、丁公藤、茜草、六棱菊、生草乌、木瓜、毛麝香、生川乌、小罗伞、益母草、鸡骨草、徐长卿、红花、当归、油松节、独活、荆芥、羌活、牛膝	祛风除湿，消肿止痛	外用，加温软化，贴于患处，每24小时换药一次	皮肤破溃者禁用

8.瘀血阻络证

【辨证要点】关节疼痛，或疼痛夜甚，或刺痛，舌质暗，舌边尖有瘀点，苔薄白，脉细涩。

【治法】活血化瘀，舒筋通络。

【中成药】瘀血痹胶囊（片）、祖师麻片、痛舒胶囊、消痛贴膏。

表4-8　瘀血阻络分证论治

药品名称	药物组成	功能主治	用法用量	注意事项
瘀血痹胶囊（片）	乳香、没药、威灵仙、丹参、川芎、当归、红花、川牛膝、姜黄、香附、炙黄芪	活血化瘀，通络止痛	颗粒，每次1袋，每日3次；胶囊，每次6粒，每日3次	妇女月经经行量多停药，孕妇禁服，过敏体质及湿热甚者慎用该品

续表

药品名称	药物组成	功能主治	用法用量	注意事项
祖师麻片	祖师麻	活血化瘀，祛风除湿	口服，1次3片，每日3次	1.本品偏于辛温，风湿热痹忌服；2.本品为活血化瘀之品，有碍胎气，孕妇慎用，或在医生指导下使用
痛舒胶囊	七叶莲、灯盏细辛、葡萄根、三七、珠子参、栀子、重楼、甘草	活血化瘀，舒筋活络，化瘀散结，消肿止痛	口服，每次3～4粒，每日3次	1.忌食生冷油腻；2.不宜在服药期间口服滋补药物；3.经期及哺乳期妇女慎用，儿童及老人在医生指导下使用；4.高血压、冠心病等慢性病者在医生指导下使用；5.过敏者慎用；6.用药三天无缓解，应就诊
消痛贴膏	本品系藏族验方，由独一味、姜黄等药味加工而成	活血化瘀，消肿止痛	外用，将小袋内润湿剂均匀涂于药垫表面，润湿后直接敷于患处或穴位；每贴敷24小时	孕妇慎用，开放性创伤忌用。本品对皮肤敏感的患者可能出现不同程度的刺激反应，如瘙痒、灼热感、疼痛，出现红斑、丘疹；极少数患者出现过敏。如出现轻度刺激反应，可缩短贴敷时间至8小时；如出现明显水肿、水疱等重度皮肤刺激反应或过敏反应，应立即停药，并在医生指导下使用

第五节　外治

RA以关节滑膜慢性炎症、关节的进行性破坏为特征，由于滑膜增殖而造成骨关节侵袭破坏，最后导致关节强直、畸形、功能丧失进而残疾。临床以关节肿痛、晨僵、屈伸不利、强直畸形等为主要表现。RA的首要治疗目标是通过控制炎症阻止关节破坏，保持关节功能，维持正常社会活动，最大程度提高患者长期的健康、生活质量。随着医学模式的改变，临床治疗中药物安全性日益得到重视。因此，为满足临床医疗需求，兼顾安全性和有效性，在控制 RA 疾病活动性的同时，如何迅速减轻关节炎症，成为风湿科医生面对的重要问题，而给药途径的改变为这种需求和问题解决提供了一条新的途径。

中医治疗 RA 除中药内服之外，外治也是其一大特色和优势。中医外治在中国源远流长，远古时代的人们用烤火的方式来减轻某些病痛，将草药碾成药末敷于患处，是最初外治方法的雏形。在《庄子》《山海经》《史记》等著作中，也常常见到外治的记载，在这些记载中发现扁鹊擅长外治法，也是第一个真正运用舌下给药的医者。从古至今的医书中，亦对外治多有收录，最早的医书《五十二病方》对外治就有不少记载。葛洪的《肘后备急方》中不仅记载了前人的外治方法，同时对外治方法记载的范围之广博也是前所未见的。清代外治宗师吴师机在《理瀹骈文》中对于给药方法的改变有精妙的论述，"外治之理，即内治之理；外治之药，亦即内治之药；所异者，法耳"，开创了"上用嚏，中用填，下用坐"的三焦分治法，并提出"内外治皆足防世急，而以外治佐内治，能两精者乃无一失"。

RA 以四肢关节多发肿痛等局部体表病变为临床特点，中医外治法可直接作用于病变局部，克服 RA 患者外周血液循环不良、内服药进入病变局部药物浓度低的缺点，使给药部位有较高的药物浓度，以达散寒除湿祛风、清热消肿、活血通络之作用，从而在很大程度上缩短起效时间，疗效明显。同时，中医学认为人体皮肤腠理与五脏六腑真元相贯通，药物可以经穴位经络、皮肤黏膜的吸收，通过体表、腠理到达脏腑，起到调整机体内脏功能、抗病祛邪的全身治疗作用，具有副作用小、疗效显著等特点。对中医药治疗 RA 文献研究表明，外治可提高有效率 10% ～ 20%，具有短期见效快、局部消肿止痛效果明显、不良反应轻微等优点。伴随着科技的发展，皮肤给药已成为第三大给药途径，中药外治已由局部体表病变治疗向全身性疾病治疗发展。

我国历代医家重视 RA 的内外治综合治疗，并创制了多种简便有效的方法，针对个体差异，在辨证基础上，因时因地因人不同而合理选用外治法，常内外治并用，情志饮食并调，以充分保证临床疗效。RA 中医外治法主要包括外敷、泡洗或熏蒸、离子导入、针灸治疗、针刀疗法、中药蜡疗、推拿按摩疗法等。

一、外敷法

外敷法是将经过制作的药物直接敷贴在人体体表特定部位以治疗疾病的一种外治方法。外敷法可分为热敷和药敷。热敷，即将中药熏蒸纱布一定时间，再用这种纱布敷于病变部位，反复更替敷料的一种治疗手段。药敷，即将药物粉碎，用姜汁等将其调为糊状，均匀敷于病变部位或穴位后用纱布或胶布固定的方法。也可以按不同的方法将药物制成固体、半固体，例如以适宜的基质如植物油、蜂蜜、醋、蛋清等加入所需药末，调成糊状敷用，或者应用现代技术制备为涂膜剂、凝胶剂等。外敷法需辨证使用，例如寒热辨证。

我国古今医籍记载了许多治疗 RA 的外敷法，如《普济方》以全蝎乳香散治诸风湿、《痹证治验》以痹证膏治风寒湿痹、《中国丸散膏丹方药全书·关节炎》所载多种外用药等。中国中医科学院广安门医院研制复方雷公藤外敷剂（清热化瘀凝胶），适用于症见关节肿胀、疼痛，或痛有定处，关节屈伸不利，局部发热或皮色发红或暗红之活动性 RA。多项研究表明复方雷公藤外敷可迅速减轻关节肿痛症状，降低局部致炎因子浓度，初步证实了其控制 RA 病情的作用，较之口服雷公藤安全性明显提高。该成果获得国家发明专利，并纳入中华中医药学会《类风湿关节炎病证结合诊疗指南》。

二、中药泡洗或熏蒸法

中药泡洗或熏蒸法是利用药物煎煮后的药液泡洗或所产生的蒸汽熏蒸关节局部，通过熏蒸机体达到治疗目的的一种中医外治法。熏蒸可运用具有辛温散寒、祛风除湿等功效的药物，利用煮沸药液所产生的蒸汽，直接作用于患者裸露的身体部位，渗入皮下并达到全身，促进关节局部血液循环，以使风、寒、湿、热之邪从体内散出，以达到驱寒、散热、除湿、活血化瘀、通络止痛之功效，具有"内病外治、由表透里、舒筋通络、发汗而不伤营卫"的特点。适用于RA所致的四肢肿胀、疼痛、功能障碍等，可根据证候类型择方用药。

三、中药离子导入法

离子导入法是将传统中药与现代离子导入治疗技术相结合的方法，有利于中药的透皮吸收，增加中药成分的有效利用。该方法通过电解中药汤剂，从汤剂中电离出一部分中药离子，并在电磁场作用下将药物活性离子通过皮肤导入皮下组织、关节腔内，再借助人体的微循环系统，将药物离子转运至病灶内，从而完成治疗目的。该方法适用于RA所致的四肢关节肿胀、疼痛等，能扩张小动脉和毛细血管，改善局部血液循环。该方法可根据RA患者证候类型选方用药，具有改善关节疼痛的效果。

四、针灸疗法

针灸疗法包括单纯针刺、灸法治疗、温针疗法、蜂针疗法、火针疗法、埋线疗法、耳贴压穴法、针灸配合推拿等方法。针刺穴位主要是辨证取穴或是整体取穴，配以局部选穴。相关研究表明，针灸疗法可以调节免疫机制，其作用机制可能是通过调节机体免疫功能增加体内镇痛介质的释放，减少炎症介质的释放和改变血液流变学而实现，具有副作用小、患者易于接受的优势。常用穴位：风池、风府、风门、风市、肾俞、足三里、三阴交、内关、公孙。配穴：肩关节取天宗、肩髎、肩贞、肩内阿是穴；肘关节取曲池、尺泽穴；腕关节取阳池、外关、阳溪、腕骨穴；指关节取八邪穴；膝关节取阳陵泉、犊鼻、膝阳关、梁丘穴等。

五、针刀疗法

针刀疗法是在中国古代九针的基础上，结合西医学外科用手术刀而发展形成的，是与软组织松解手术有机结合而产生。针刀疗法已有几十年的历史，近年进一步发展，相继出现了药针刀疗法、水针刀疗法等。针刀疗法针具是由金属材料制成，在形状上似针又似刀的一种针用具。是在古代九针中的镵（音蝉）针、圆针、鍉（音迪）针、锋针、铍（音披）针、圆利针等基础上，结合西医学外科用手术刀而发展形成，其形状和长短略有不同，一般为 10 ～ 15cm，直径为 0.4 ～ 1.2mm 不等，分手持柄、针身、针刀三部分。针刀宽度一般与针体直径相等，刃口锋利。针刀微创治疗能改善类风湿关节炎临床症状，急性期以减张减压、缓解疼痛为主，功能障碍期以松解粘连、解筋结、改善功能为主。针刀能较好地改善 RA 膝关节疼痛及功能评分；另外，对于 RA 腕关节病变亦能较好地改善关节疼痛、晨僵及功能障碍。

六、中药蜡疗法

蜡疗能促进局部血液循环，具有一定镇痛作用。研究表明中药蜡疗可改善关节肿痛、晨僵等症状，具有降低炎症指标的作用。

七、推拿按摩疗法

推拿有一定的手法，运用揉拿法类可以消炎止痛，使炎症产物随血液循环而排出；搓抖法类能促使局部发热，起到通经活络、疏风散寒的作用。但临床上应用推拿法治疗类风湿关节炎的相关研究仍然较少，可根据各部位组织生理病理特点采用相宜的多种按摩手法。推拿按摩配合中药可改善患者疼痛及晨僵症状。

中医外治还有许多方法，因篇幅所限，不再一一介绍。

由于疾病本身的特点，RA 病情常常是活动期与缓解期交替出现，表现为从疾病高活动性到低活动性，再到高活动性的交替过程。随着 RA 临床研究的进展，国内外对 RA 的治疗方法和策略有了更深入的了解，证实了 RA 患者可以达到疾病低活动性，直至临床缓解。欧洲抗风湿病联盟（the European League against Rheumatism，EULAR）于 2009 年公布了新的 RA 治疗策略，明确提出 RA 的达标治疗（treat-to-target）。RA 的达标治疗是指密切监测疾病活动性例如疾病活动评分（disease activity score，DAS），并据此调整治疗方案。治疗 RA 的首要目标是实现临床缓解。国际风湿免疫学界倡导的"达标治疗"已逐渐被国内专家认可，以临床完全缓解或病情低活动性为治疗目标的"达标治疗"成为风湿免疫专科医生治疗 RA 应予以重视遵循的治疗理念。

既往中医外治法研究中，所采用的诊断标准、疗效评判标准不能得到公认，影响了疗效的客观评定和可比性。同时，纵观近年的中医外治 RA 的相关文献，发现外治法的操作规范并没有统一的标准，部分文献报道的方法并不适合临床推广，而且这些文献大多为经验性小样本量的临床报道，证据级别低，而大样本多中心、随机方案明确、对照合理、疗效评价标准公认的临床研究报道相对较少。

总之，中医外治法研究尤其是 RA 中医外治法研究有规范化的需求，应以达标治疗为治疗理念，采用国际公认的诊断、疗效评价指标，全面、客观、科学地评价中医外治法的临床疗效，以进一步提升中医外治法在 RA 治疗中的地位。

（唐晓颇）

第六节　Felty 综合征的中西医诊治

Felty 综合征又称为关节炎 – 粒细胞减少 – 脾大综合征、类风湿关节炎 – 脾大综合征、感染性关节炎等，是指除有典型的 RA 临床表现外，还伴有脾脏肿大和白细胞计数减少的一种严重型类风湿关节炎。患者通常有高滴度的类风湿因子和抗核抗体阳性，有皮下结节和 RA 淋巴结肿大的表现。

Felty 综合征的实际发病率不详，但可发生于大约 3% 的 RA 患者，女性患者约占 2/3。该病常发生于 40 ～ 70 岁、RA 病程在 10 年或 10 年以上的患者。

一、病因病机

1. 病因

Felty 综合征发病可能与遗传有关。

Felty 综合征可呈家族性发病，提示免疫遗传学在发病中起一定的作用。编码共同表位的两个 HLA–DRB1*04 等位基因与 RA 患者关节外表现的风险增多相关，但 Felty 综合征同时还与 HLA–DRB1*0401 相关。

在 Felty 综合征中，约 1/3 的患者外周血中 $CD3^+/CD8^+$ 大颗粒淋巴细胞可显著增加克隆性表达。

在正常人的血液中，大颗粒淋巴细胞占单核细胞的 5% 左右，这群细胞中存在具有自然杀伤和抗体依赖细胞介导的细胞毒活性的细胞。它们通常缺乏表面免疫球蛋白，但常表达一定的表型，如 CD3、CD8、CD16 和 CD57 等。当这些细胞出现克隆性增生时，患者常表现为中性粒细胞减少、脾大并易发生感染。虽然一些病例可出现恶性增生的过程，但大多数是相对良性的经过，无须特殊治疗。约 25% 的大颗粒淋巴细胞增多症患者有炎性关节炎，而且这些患者有 Felty 综合征典型的免疫遗传学特征；相反，在没有关节炎的患者中，HLA–DR4 的出现频率与对照组相同。

2. 发病机制

中性粒细胞减少的病因和发病机制仍未阐明，虽有几种学说被提出，但没有一种可解释 Felty 综合征的全貌。脾功能亢进常被认为是引起粒细胞减少的原因，但脾脏不肿大的病例中也可有粒细胞减少。脾切除后白细胞最初升高，此后随访时间越长，粒细胞减少复发的频率越高，因此最多说明脾在发病中起一定作用。一些研究显示体液因子在 Felty 综合征的发病中起一定作用，比如将 Felty 综合征患者的血浆输给正常人可引起白细胞下降。正常情况下，还原尿睾酮可将粒细胞从骨髓中动员出来，而 Felty 综合征患者对还原尿睾酮无反应，输入患者血浆也能封闭这种制剂的粒细胞动员作用。此外还发现粒细胞减少可能与免疫复合物介导小静脉的损伤引起继发性肝损伤有关。

最近研究发现在 1/4 的 Felty 综合征患者中，有一种异常的淋巴细胞群，这种异常的淋巴细胞与在大颗粒 T 细胞白血病中见到的细胞相似，但无 T 细胞受体和链重排。这种细胞也与自然杀伤细胞相似，但未表达这一系列细胞的全部标志。在这些病例中，中性粒细胞减少可能是抗体依赖性细胞毒或大颗粒淋巴细胞抑制骨髓所致。

白细胞分布异常，大约一半血管内粒细胞贴附在血管内皮上，这种边缘池在几乎所有的 Felty 综合征中均增加，在某些病例中可能是粒细胞减少的主要原因。在关节渗出中及下肢溃疡处白细胞增加，提示即使循环中粒细胞减少也确实存在边缘池。总之，多种因素（包括抗体、免疫复合物、细胞免疫）单独或者联合作用是导致粒细胞减少的原因。

二、诊断

1. 临床表现

本病除了包括 RA 的常见表现如关节肿痛畸形之外，一般在其关节炎出现数年到数十年以上出现关节外症状。

（1）全身表现　患者可出现全身乏力、面色苍白、体重下降等表现，查体可见贫血貌，可触及浅表淋巴结。

（2）关节　关节病变通常呈隐匿发病，进行性关节受累，但也可急性发病，同时累及多个关节。炎症关节最敏感的体征是压痛，多数活动性发炎关节最终要出现滑膜增厚，这是最具特异性的体征。典型病例其手部小关节（特别是近端指间关节和掌指关节）与足、腕、肘及踝关节呈对称性受累，但最初表现可发生在任何关节，晨起后或长时间休息后关节僵硬超过 20 分钟者常见，午后可出现疲劳与不适，关节畸形可迅速发展，尤其是屈曲挛缩、手指尺侧偏斜。

（3）肝大、肝功能损害　患者可有轻中度肝大，部分患者可发生肝功能损害，黄疸较为少见，提示肝细胞的损害及胆管系统损害并不明显。有文献报道还可以有门脉高压症、胆汁淤积以及肝硬化等表现，这与肝脏结节性再生有关，肝内微血管闭塞导致局部缺血，为了维持肝脏功能，肝脏再生形成结节，从而引起门脉高压。

（4）脾大　大部分患者在关节症状出现数十年之后才出现脾大，也有少数患者脾大和粒细胞减少发生在关节炎之前。

（5）小血管炎　如肢端溃疡、紫癜等，皮肤感染后可并发溃疡，通常位于小腿胫前及踝部，且溃疡较深。

（6）感染　由于长期粒细胞缺乏、激素和免疫抑制剂的使用，患者在病程发展过程中可合并感染如胸膜炎、周围神经炎、巩膜外层炎等；少数有葡萄球菌或链球菌引起的皮肤炎、呼吸道和口腔反复感染，还可继发真菌感染，如播散性组织胞浆病菌、白色念珠菌等。

2. 诊断标准

本病的诊断主要依据病史、临床表现、实验室及影像学检查等，临床上符合以下条件者可诊断本病。

（1）符合类风湿关节炎诊断标准。

（2）脾大。

（3）白细胞总数 < 4.0×10^9/L 或血小板 < 100×10^9/L。

（4）无其他原因解释脾肿大或粒细胞减少。

3. 实验室检查

（1）血常规　白细胞减少，低于 4.0×10^9/L，中性粒细胞减少最为显著，最低可达 0.1×10^9/L，可伴血红蛋白和血小板减少。

（2）急性时相反应物　血沉增快，反应蛋白增高。

（3）免疫学检查　类风湿因子及抗核抗体常为阳性。

（4）肝功能　可出现血清转氨酶轻度升高，白蛋白减低，球蛋白升高，白细胞比例倒置等。

（5）骨髓象　以粒细胞成熟障碍为主，骨髓增生活跃。

（6）影像学检查　B 超或者 CT 检查可发现肝、脾大。X 线片近端指间关节梭形肿胀、关节面模糊，晚期出现关节间隙变窄甚至消失。还可见关节周围骨质疏松或骨质破坏。

三、西医治疗

1. 糖皮质激素

通常将糖皮质激素列为首选药物，但疗效仅为一过性，很少完全缓解，血象改善病例不到半数，用激素冲击疗法可获显效。

2. 脾切除

对激素治疗无效而粒细胞数又低于 $1.0×10^9/L$，伴有严重贫血（溶血性）或血小板减少，反复感染者，宜行脾切除术。80% 患者术后可获得血液学改善，且反复感染与小腿溃疡亦多有好转。但长期随访仅有 30%～40% 可保持缓解，其余病例多于数年内再度恶化或死于感染。近年发现切脾术后恶化者与副脾存在有关，提示有网状内皮系统亢进状态。

3. 其他疗法

其他疗法包括抗风湿制剂、青霉胺金制剂均可试用。但免疫抑制剂由于粒细胞过低故不宜使用。近期报道用激素同雷公藤联合，可使病情较好缓解。

4. 对症治疗

用抗原性尽可能小的抗生素控制感染，因为许多抗生素可加重体内已存在的免疫反应，故应用抗生素治疗本病感染须慎重选用。

四、中医治疗

1. 气虚

证候：白细胞、血小板减少或贫血，关节肿痛，有或无左胁积聚，面色淡白，神疲乏力，四肢倦怠，少气懒言，舌淡，苔白，脉虚弱。

辨证：气虚证。

治法：补中益气，消肿止痛。

方药：补中益气汤加薏苡仁、羌活、防风、防己、莪术、地榆等。

2. 血虚

证候：白细胞、血小板减少或贫血，关节肿痛，有或无左胁积聚，面色淡白或萎黄，唇舌爪甲色淡，头晕眼花，心悸多梦，手足发麻，妇女月经量少、色淡、后期或经闭，脉虚弱。

辨证：血虚证。

治法：养血益气，消肿止痛。

方药：归脾汤加鸡血藤、枸杞子、羌活、当归、牡丹皮、莪术、地榆等。

3. 阴虚

证候：白细胞、血小板减少或贫血，关节肿痛，有或无左胁积聚，消瘦，五心烦热，口干咽燥，舌红绛，有裂纹，无苔或少苔，脉细数。

辨证：阴虚证。

治法：滋阴补肾，消肿止痛。

方药：左归丸加鳖甲、桑寄生、忍冬藤、地榆等。

4. 阳虚

证候：白细胞、血小板减少或贫血，关节肿痛，有或无左胁积聚，面色淡白或萎黄，精神萎靡，畏寒，形寒肢冷，小便清长，下利清谷，舌质淡，苔白，脉迟。

辨证：阳虚证。

治法：益气温阳，消肿止痛。

方药：理中丸加附子、羌活、防风、水蛭、地榆等。

5. 兼症

（1）气滞血瘀

证候：白细胞、血小板减少或贫血，关节肿痛，痛如针刺，有或无左胁积聚，急躁易怒或默默不语，入暮潮热，舌暗红或有瘀斑，脉涩。

辨证：气滞血瘀证。

治法：理气止痛，活血化瘀。

方药：鳖甲煎丸加独活、川芎、土鳖虫、地榆等。

（2）气血不足，瘀血阻滞

证候：白细胞、血小板减少或贫血，关节肿痛，痛如针刺，有或无左胁积聚，急躁易怒或默默不语，入暮潮热，面色淡白或萎黄，精神萎靡，舌暗红或有瘀斑，脉细或涩。

辨证：气滞血瘀证。

治法：理气止痛，活血化瘀。

方药：补阳还五汤加柴胡、白芍、独活、莪术、地榆等。

（曹炜）

第七节　肺损害的中西医诊治

RA是一种可以侵犯全身结缔组织的多系统疾病，肺有丰富的结缔组织和血液，是经常受到疾病累及的脏器之一。RA可累及气道、肺血管、肺间质和胸膜，主要表现为胸膜炎和胸腔积液、肺类风湿结节、类风湿尘肺、肺血管炎、间质性肺病等。

其中，RA肺间质病变（RA-ILD）最为常见，并且常因诱发肺部感染而导致死亡，是引起RA患者死亡的主要原因之一，近年来发病率呈上升趋势。RA继发的间质性肺疾病的发生率为22.5%。在类风湿关节炎的治疗中，有些药物可以导致或加重肺间质病变。

一、西医诊断

1.临床表现

（1）主要是进行性加重的呼吸困难、咳嗽咳痰、胸闷等。

（2）起病隐匿，呼吸困难表现为进行性加重，早期即有活动后气促。

（3）常在深吸气时或吸气末期引发干咳，偶见血痰。

（4）全身表现有乏力，消瘦，厌食，合并感染时可有发热，胸痛少见。

（5）查体时可见胸廓呼吸运动减弱，双肺可闻及细湿啰音或捻发音，有不同程度紫绀和杵状指，晚期可以出现右心衰竭体征。

2.诊断依据

（1）高分辨CT（HRCT）是诊断间质性肺病的主要手段。间质性肺病在 CT 上的主要表现为小叶内间质增厚、小叶间隔增厚、不规则线状阴影、结节状阴影、囊状改变、磨砂玻璃样改变或气腔实变及蜂窝影像等。CT 诊断肺间质纤维化的主要根据是蜂窝影像和牵拉性支气管扩张。严重的肺间质纤维化使得肺脏的固有结构消失，还可见肺小叶轮廓变形，小叶间隔和支气管血管束粗糙、毛糙。

（2）肺功能　间质性肺病有比较一致的肺功能变化。早期病变肺功能可以正常，随病情进展，可以出现典型的限制性通气功能障碍和弥散功能障碍。如肺总量、肺活量和功能残气量减少，不伴有气道阻力的增加，CO 弥散量下降。轻症患者于休息时可无低氧血症，但运动负荷时或重症患者通常存在低氧血症，PCO_2 可正常或降低，终末期可出现 II 型呼吸衰竭。

（3）支气管肺泡灌洗　对支气管肺泡灌洗液进行细胞分类及上清液中纤维连结蛋白、白介素及其受体等的生化、免疫测定，对 ILD 的诊断、活动性判断及疗效评估有一定价值。

（4）肺活检　首选纤维支气管镜肺活检，尚有一部分无法确诊者，应以肺部病理学确诊。

3. 分类

依据影像学和病理学分类与间质性肺炎相同。2013 年由美国胸科学会（ATS）和欧洲呼吸学会（ERS）共同制订新的特发性间质性肺炎（idiopathic interstitial pneumonials，IIP）分类方案，将 IIP 分为 3 大类，即主要的 IIP、少见的 IIP 和未能分类的 IIP。主要的 IIP 被进一步分为 3 类：①慢性纤维化性间质性肺炎，包括 IPF 和 INSIP；②吸烟相关性间质性肺炎，包括 RB-ILD 和 DIP；③急性或亚急性间质性肺炎，包括 COP 和 AIP。少见的 IIP 包含 ILIP、IPPF 以及一些临床未能命名的病理改变，包括急性球形纤维素性机化性肺炎和气道中心性间质性肺炎。见表 4-9。

表 4-9　ATS/ERS（2013）特发性间质性肺炎（IIP）多学科分类

主要特发性间质性肺炎（IIP）
　　特发性肺纤维化（IPF）
　　特发性非特异性间质性肺炎（INSIP）
　　呼吸性细支气管炎 – 间质性肺疾病（RB-ILD）
　　脱屑性间质性肺炎（DIP）
　　隐源性机化性肺炎（COP）
　　急性间质性肺炎（AIP）
罕见特发性间质性肺炎（IIP）
　　特发性淋巴细胞间质性肺炎（ILIP）
　　特发性胸膜肺实质弹力纤维增生症（IPPF）
不能分类的特发性间质性肺炎（IIP）

二、中医辨证论治

1. 病名辨析

肺纤维化在古代医籍中没有与之相对应的中医学病名，根据其临床表现，与中医学"咳嗽""喘证""肺胀""痰饮"等颇为相似，但这些疾病由于缺乏特异性，不能反映肺纤维化的病变特点和进展过程。所以现代医家普遍倾向于把肺纤维化归属于"肺痿""肺痹"的范畴，更好地说明疾病发展的全过程。

肺痹属于五脏痹之一，其病名始见于《内经》。《素问·玉机真脏论》曰："今风寒客于人，使人毫毛毕直，皮肤闭而为热……弗治，病入舍于肺，名曰肺痹，发咳上气。"说明肺痹的病因是感受外邪，内传于肺，发为肺痹。肺痹即肺络痹阻不通，是因风寒湿邪侵犯人体，日久不愈，浸淫于肺脏，致肺络痹阻，肺失宣降，痰瘀气滞，出现以胸闷、咳逆上气、卧则喘急、咳痰、短气甚或呼吸困难为特点的疾病。

RA 属于中医学"痹病"范畴，RA 相关肺间质病变则应属于中医学"肺痹"范畴，五体痹不已，内舍其合，舍于肺，则继发肺部损害。根据其症状表现和病变过程，以肺痹辨证最为贴切。

2. 病因病机分析

（1）传统文献中的记载　《内经》中即有关于肺痹病因的论述。《素问·四时刺逆从论》曰："少阴有余，病皮痹隐轸；不足，病肺痹。"《素问·五脏生成》曰："白脉之至也……喘而虚，名曰肺痹，寒热，得之醉而使内也。"《素问·痹论》："皮痹不已，复感于邪，内舍于肺……肺痹者，烦满喘而呕……淫气喘息，痹聚在肺……其入脏者死。"从多个方面论述了肺痹发生的原因。肺痹的发生与肺、肾关系密切，房劳伤肾，导致肺虚，感染外邪可成肺痹；五体痹进一步发展，可致五脏痹，肺痹亦由皮痹而来。

《中藏经》曰："痹者，风寒暑湿之气中于人之脏腑之为也……大凡风寒暑湿之邪……入于肺则名气痹。""气痹者，愁忧思喜怒过多，则气结于上，久而不消，则伤肺，肺伤则生气渐衰。"认为肺痹之病机重点在于气。

《症因脉治》云："肺痹之症，即皮痹也……肺痹之因，或形寒饮冷，或形热饮热，肺为华盖，恶热恶寒，或悲哀动中，肺气受损。"说明肺痹与饮食不节、情志悲伤都有着密切的关系。

陈士铎《辨证录》中指出："肺痹之成于气虚，尽人而不知也……是气乃肺之充，而肺乃气之主也。肺病则气病……然则肺痹即气痹也……肺气受伤，而风寒湿之邪遂填塞肺窍而成痹矣。"进一步阐明肺气虚、感外邪而成肺痹的病机。

清代叶天士的《临证指南医案》立肺痹门："肺为呼吸之橐籥……不耐邪侵。凡六淫之气，一有所着，即能治病……邪着则失其清肃降令，遂痹塞不通爽矣。""得之忧愁思虑，所以肺脏受病。""周身气机皆阻。"将肺痹的病机扩展到内伤因素造成气机不利而成。

（2）现代中医的认识　现代医家对肺间质病变病因病机的认识在逐步深入，较之前有很大提高。本病的发生与先天禀赋不足，外感六淫，饮食失调，情志不畅和劳倦过度有关。病因不外乎外因和内因，外因为外感六淫之邪气，而反复感受外邪为其诱因，此外与环境毒邪亦有关系；内因则以脏器亏虚为主，主要有肺气虚弱、肺肾亏虚、肺脾肾亏虚、阳气虚弱、宗气虚陷等。

在本病的病程中，痰浊、瘀血、水饮等病理产物贯穿于疾病的发展过程，痰瘀阻滞肺络，肺的宣降功能失常，是疾病进展的重要病理机制。痰、瘀、饮互结，损伤肺络，肺失宣肃，痰瘀胶着不解，进一步损伤正气，导致疾病缠绵难愈。痰饮、瘀血既是病理产物，也是致病因素。

本病虚实夹杂，互为因果。本虚涉及肺脾肾三脏，以气虚、气阴两虚多见；标实则有痰饮、瘀血、燥热、寒湿等。因虚致实，因实致虚，最终虚者更虚，实者更实。在发展阶段中，可以出现肺络瘀阻与络虚不荣两种病理变化。虚、痰、瘀、毒阻塞肺络是其基本病机。

本病依据病程可分为早、中、晚三期，病变早期，以外邪阻肺或痰瘀阻肺、肺失宣降为主要病机；疾病中期，则以痰瘀阻肺、正气亏虚为主；而到了病变晚期，以痰瘀阻肺、肺肾亏虚为主。依其病情特点，可分为急性加重期、慢性进展期或慢性迁延期、缓解期几个阶段。急性加重期常因外感六淫邪气所致，邪实之象相对突出，以邪阻肺络为其基本病机；在慢性迁延期，多表现为正虚邪实之象，肺虚肺络瘀阻为主；而在缓解期，虚损表现更为明显，以肺脾肾亏虚为主要病机。至终末期，尤以肾虚更为重要。

3. 治疗用药

（1）历代文献的相关记载　由于受时代的限制，在《内经》里并没有给出关于本病具体的论治方法，直至宋代方有治法方药出现。

宋代《圣济总录·肺痹》云："其候胸背痛甚，上气、烦满、喘而呕是也。"辨证论治，创立了治肺痹的多首方剂，橘皮丸、杏仁丸、当归汤、五味子汤、紫苏子汤等，对临床具有一定的指导意义。

明代王肯堂《证治准绳·痿痹门》列出五痹汤，以此为基础加减用药："五脏痹，宜五痹汤……肺痹，加半夏、紫菀、杏仁、麻黄。"明代秦景明《症因脉治·肺痹》从症状、病因、脉象、辨证治疗、药物组成等几方面论治肺痹，所列方药有泻白散、生脉散加二冬二母、参橘煎、人参平肺散等。

清代叶天士对本病有相对系统的认识，他在《临证指南医案》中指出：

"一切药品，总皆主乎轻浮。不用重浊气味，是所谓微辛以开之，微苦以降之，适有合乎轻清娇脏之治也。""肺气不和，则上焦不肃，用微苦辛以宣通。"在辨证治疗的基础上，提倡"微苦宣降，微辛开达"的宣通之法，以及"治肺痹以轻开上"的原则，对后世有很大的启示。

清代医家陈士铎《辨证录·痹证门》："肺虽主气，而补气之药，不能直入于肺也，必须补脾胃之气以生肺气……肺气受伤，而风寒湿之邪遂填塞肺窍而成痹矣。方用肺痹汤治之。"强调要培土生金、肺脾同治能更好地达到临床疗效，为后世医家所推崇。

（2）现代文献的论述　现代多位医家对肺纤维化进行了系统研究，提出多种治疗思路和辨证用药的方法。现将各位医家辨证用药归纳总结如下。

①以分期进行辨证论治：肺间质纤维化是一种慢性进展性疾病，由轻到重，病程较长，病程中有不同的阶段。以分期进行辨证论治，初期病情往往较轻，而进展到中晚期多病势较重、病位较深。肺络痹阻、气虚、阴虚或气阴两虚见于初中期，至中晚期则见血瘀痰阻于肺络、肺脾肾亏虚；也可出现急性加重期和缓解期，急性发作期以外邪侵袭、邪实为主，治以祛邪清肺通络为主，而在慢性迁延期则需通补兼施，寓通于补。

②以分型进行辨证论治：主要有风热犯肺型，方用桑菊饮加减；痰热壅盛型，方用麻杏石甘汤加减；痰热互结型，方用丹参饮和二陈汤；痰热郁肺型，方用桑白皮汤加减或消风散；湿热郁闭型，方用甘露消毒丹；痰饮内阻型，方用茯苓杏仁甘草汤；燥热伤肺型，方用清燥救肺汤；肺肾气虚型，方用平喘固本汤和补肺汤；肺肾两虚、痰瘀内阻型，方用生脉饮和六味地黄丸加减。此外，还有辨证为气虚血瘀型、阴阳俱虚型、阳虚水泛型、血脉瘀阻型。

③分期与分型相结合进行辨证论治：武维屏教授将本病分为三期六候：急性加重期常见证候有气虚风寒犯肺候，方用止嗽散合玉屏风散加减；阴虚燥热伤肺候，方用清燥救肺汤或桑杏汤加减。慢性迁延期常见证候有气阴两虚痰喘候，方用金水六君煎加减；气阴两虚瘀喘候，方用保肺汤加减。重症多变期常见证候为阳虚水泛候，方用真武汤合补肺汤化裁；阴阳两虚

候，方以参蛤散合右归饮加减。

4. 辨证论治

该病的病机特点是虚实夹杂，互为因果，以虚为主。肺、脾、肾三脏气阴亏虚，肺失濡润为其发病根本；而痰瘀气滞、痹阻肺络为其标实。虚、痰、瘀是本病发生的病理关键。疾病早期，以痰热郁肺、痰瘀阻络多见；随病情进展，以肺脾气虚、肺肾两虚为主。痰浊瘀血交结贯穿于疾病进程中，不同证型、不同阶段，均应适当配伍活血化瘀散结之品。治疗本病时，先要明确早期与晚期、急性期与慢性迁延期之不同，明辨虚、痰、瘀、毒各个病理因素的轻重缓急及其兼夹情况。补肺益气通络是治疗的根本大法，在此基础上，主张急性期采用清肺化痰通络为主；慢性迁延期治以益气活血、化痰祛瘀，明辨虚、痰、瘀、毒各个病理因素的轻重缓急及其兼夹情况，各有侧重。本病的发生发展常常呈现出由经到络、由气至血、由浅入深、因实致虚、因虚致实、虚者更虚、实者更实的规律和特点。脏虚络瘀的病机贯穿病程始终，治疗时注重应用虫类药以通肺络。在炎症期时主张配合西药治疗，慢性期则以中医药辨证为主。以下从痰热郁肺证、痰瘀阻肺证、肺气不足证、肺肾两虚证四个证型来论述本病的辨证论治。

（1）痰热郁肺证

证候：发热或恶寒，咳嗽气急，胸满喘促，咳痰黄黏，烦躁汗出，口苦咽干，舌暗红，苔黄或白腻，脉弦滑或滑数。

证候分析：外感风热或风寒化热，出现发热恶寒；外邪侵袭肺络，故而咳嗽；邪热壅肺，灼津成痰，痰热壅滞，肺失清肃，故见咳痰色黄，热伤津液，痰黏难咳；肺气失于宣降，气机不利，气急喘促；邪热内扰心神，烦躁不宁；热迫津液外泄，而汗出；口苦咽干乃邪热上扰伤及阴液所致；苔黄或腻、脉滑数为痰热之征。

治法：清肺化痰，宣痹肃降。

方药及分析：清气化痰丸化裁。枳实、杏仁、陈皮、瓜蒌、半夏、黄芩、胆南星、茯苓。清气化痰丸主治痰热壅肺证，是治疗痰热咳嗽的常用方剂，以痰稠色黄、苔黄脉数为证治要点。方中以胆南星为君，取其味苦性凉，清热化痰，治痰热之壅闭。瓜蒌甘寒，长于清肺化痰，理气宽胸，通胸膈之痹；黄芩苦寒，善能清肺泻火；瓜蒌、黄芩两者合用，泻肺火，化痰热，以助胆南星之力。治痰当须理气，方中枳实下气消痞，"除胸胁痰癖"；陈皮理气宽中，亦可燥湿化痰。脾为生痰之源，肺为贮痰之器，又以茯苓健脾渗湿，杏仁宣利肺气，半夏燥湿化痰。《医方集解》说："气有余则为火，液有余则为痰，故治痰者必先降其火，治火者必顺其气也。"故诸药配伍，共奏清热化痰、理气止咳之效，使热清火降，气顺痰消，则诸症自愈。痰热明显加桑白皮、知母；痰黏不易咳加浙贝母、紫菀；发热者，加生石膏；恶寒者加麻黄；咽痛加桔梗、僵蚕。

中成药：十味龙胆花颗粒、复方鲜竹沥液。

（2）痰瘀阻肺证

证候：咳逆喘促，气短，胸闷胀满或刺痛，头昏，白黏痰咳出不爽，或咳痰带血，面色黧黑，唇甲紫绀，舌淡紫或紫暗，苔白腻或灰暗，脉弦滑或弦涩。

证候分析：常因外邪袭肺，或咳喘日久，以致肺不布津，聚而为痰，痰浊壅肺，肺失宣降，故见喘息胸闷、痰多黏腻色白；痰浊久滞脉道，气血运行不畅，血瘀停聚，而有胸部刺痛、面色黧黑、唇甲紫绀。或痹证日久，脏腑功能失调，气血痰浊交阻，乃成痰瘀，痰瘀阻于肺，诸症可见。《医学正传》曰："津液稠黏，为痰为饮，积久渗入脉中，血为之浊。"此证以咳嗽气喘、胸闷刺痛、舌暗苔腻、脉弦滑为辨证要点。

治法：化痰行瘀，理肺平喘。

方药及分析：导痰汤合抵当汤加减。半夏、南星、枳实、茯苓、橘红、甘草、桃仁、大黄、水蛭。方中南星燥湿化痰、祛风散结；枳实下气行痰；半夏功专燥湿祛痰；橘红下气消痰，加强豁痰顺气之力；茯苓渗湿；甘草和中。选取抵当汤中的大黄、桃仁、水蛭，前二者是植物药，后者是虫类药。水蛭咸苦且平，入血分，破血逐瘀；桃仁活血化瘀；大黄泄热导瘀。导痰汤功效燥湿化痰，行气开郁，气顺则痰自下降，喘逆可除，胀满得消；抵当汤乃破血逐瘀之剂，使瘀血得下，诸症方愈。合而成方，共奏行血破

171

瘀、豁痰止咳、降逆平喘之效。咯血明显,加白茅根、三七;胸闷胀痛明显,加郁金、延胡索;痰涎量多,加白前、前胡。

（3）肺气不足证

证候:咳喘无力,少气短息,动则益甚,痰液清稀,神疲体倦,自汗声怯,舌胖质淡或淡暗、苔白可有齿痕,脉虚无力。

证候分析:肺虚气失所主,故咳喘促无力、少气短息、气怯声低;肺气不足,气不化津,故咳痰稀薄;肺虚卫外不固则自汗;舌淡苔白有齿痕、脉虚为肺气虚弱之象。

治法:补肺益气,润肺止咳。

方药及分析:补肺汤加味。党参或太子参、黄芪、熟地黄、五味子、紫菀、桑白皮。方中党参或太子参、黄芪补肺益气;熟地黄补阴润肺;五味子收敛肺气;紫菀、桑白皮化痰清利肺气。痰热者,加瓜蒌、鱼腥草、金荞麦、虎杖等;有瘀者,加三七、丹参等;动喘明显者,加蛤蚧、莱菔子;风邪犯肺、喘逆者,加麻黄、苏子、蝉蜕等。

中成药:补中益气丸。

（4）肺肾两虚证

证候:干咳少痰,或痰少而黏稠,不易咳出,气短或喘息,消瘦,乏力,多汗,口燥咽干,舌质淡暗,苔少或薄白少津,脉沉细无力。

证候分析:肺脏和肾脏俱虚的病理有肺肾气虚、肺肾阴虚。肺司呼吸,为气之标,肾主纳气,为气之根,肺肾气虚则见喘促短气,乏力,自汗易汗。因肺虚不能输津滋肾,又因肾虚阴精不能上承或虚火灼肺,肺肾阴虚往往呈现干咳、短气、咽喉干燥、腰酸腿软等症状。

治法:益气养阴,补肺纳肾,化痰通络,定喘止咳。

方药及分析:金水六君煎、生脉散加减。熟地黄、当归、半夏、陈皮、茯苓、炙甘草、麦冬、五味子、太子参。金水六君煎从“和”出发,立足滋润命门精血,调和阴阳,湿运脾胃,可消除肺中之痰湿,以达调和金水之目的。生脉散益气养阴生津,专治久咳肺伤,气阴两虚证。熟地黄补阴中之阴,当归补阴中之阳,一能滋水润金,一能降逆止咳,二药相伍,以当归之甘辛助熟地黄补益肾精、滋阴润燥，体现"肾苦燥，急食辛以润之"的用药原则。二陈汤在此方中功以燥湿运脾、消肺中之痰浊。生脉散中太子参甘平，补气生津；麦冬甘寒养阴清热、润肺生津；五味子酸温，敛肺止汗、生津止渴；三药合用，一补一润一敛，益气养阴生津、敛肺止咳，使令气阴两复，肺润津生。众药和参，共奏益气养阴、补肺纳肾、化痰通络、定喘止咳之功。痰热壅肺加黄芩、浙贝母；肺气虚加党参、寄生；肾阳虚加山药、泽泻、桔梗；痰黏稠加冬瓜子、芦根；遗尿者加益智仁；喘息明显加葶苈子、苏子；如大便不实而多湿者，去当归，加山药；如痰盛气滞，胸胁不快者，加白芥子；如阴寒盛而嗽不愈者，加细辛；如兼表邪寒热者，加柴胡。

5. 其他中药制剂的应用

（1）虫草类制剂　冬虫夏草是昆虫和真菌的复合体，被寄生的虫体是虫草蝙蝠蛾的幼虫，寄生的真菌是冬虫夏草菌。冬虫夏草是我国有两千多年历史的传统药用真菌，始见于 1757 年清代吴仪的《本草从新》，有"保肺、益肾、止血、化痰，已劳咳，治膈症皆良"等功能。《药性考》记载："冬虫夏草味甘性温，秘精益气，专补命门。"

冬虫夏草为补益药，可补肺气以助其宣降，助肾阳以滋肾纳气，滋肺肾之阴以降上炎虚火。现代研究表明其有显著的双向免疫调节作用，以及抗氧化、抗衰老、抗病毒、抗菌、抗炎等功效，对肺脏、肾脏、中枢神经系统、免疫系统、心脏、肝脏等均有较好的临床保护作用。

冬虫夏草生长在海拔 3000 ～ 5000m 高原上、终年温度在 20℃以下的环境。由于冬虫夏草生长受自然条件的限制，产量有限，价格昂贵。人工虫草菌丝作为天然虫草的替代品，具有补肺强肾、益精止咳之功效，而价格大大降低，临床应用日渐广泛。

研究证实，人工冬虫夏草菌液对肺纤维化小鼠、大鼠具有保护作用，使鼠的肺系数明显下降，改善鼠肺气体交换功能，减轻炎症细胞浸润，使肺泡炎、纤维化程度均有改善，可抑制和预防肺纤维化的发生。

临床研究指出，冬虫夏草菌丝具有补肺益肾、增强机体免疫力、抗炎、抗缺氧、增强肾上腺皮质功能、止咳化痰和舒张肺支气管平滑肌的作用。其可有效抑制体内炎性因子的释放，并清除已释放的炎性因子，能提高西药抗炎药物的抗炎效果，通过修复受损的支气管内皮细胞，可有效提高 PO_2 水平，改善肺功能，提高活动耐力，提高患者的生存质量。

人工冬虫夏草菌丝制剂，目前有百令胶囊和金水宝胶囊。

（2）静脉滴注中药注射液　可选用具有活血化瘀作用的中药注射液静脉滴注。

单味中药的药理研究证实，有抗纤维化作用的中药有丹参、三七（三七总皂苷）、红花、赤芍、川芎、桃仁、莪术等。实验研究发现，凉血活血药可以减少 TNF-α 和 TGF-β1 的表达，从而减轻早期放射性肺炎的炎症反应，延缓肺纤维化的进展。

TGF-β1 是重要的致纤维化因子，参与了肺纤维化的病理过程。川芎含苯酞衍生物、双苯酞衍生物、生物碱、有机酸类和有机酸酯类等化学成分，研究发现川芎嗪可通过抑制 TGF-β1 分泌达到抗肺纤维化的作用，川芎嗪注射液能显著改善肺间质纤维化患者的运动心肺功能和生活质量。

丹参主要含有丹参酮、丹酚酸等有效成分。有研究认为，丹参可通过抑制成纤维细胞增殖、合成和分泌胶原，激活胶原酶，逆转纤维化病灶等途径产生抗肺纤维化作用。激素联合复方丹参注射液治疗特发性肺纤维化，可较好地改善患者的呼吸困难、刺激性干咳、乏力等临床症状，使患者的肺功能和动脉血氧分压 PaO_2 显著改善。

姜黄的主要有效成分姜黄素，具有显著的抗纤维化作用。为探讨姜黄素对百草枯中毒肺纤维化患者的干预作用，通过患者肺 CT 检查显示，姜黄素干预组肺纤维化程度较非姜黄素组显著减轻，姜黄素干预治疗可降低血循环中 MMP-9 及 TIMP-1 水平，减轻肺纤维化程度，延缓病情发展。

三七总皂苷（tPNS）是从三七根提取的主要药用有效成分，可降低盐酸博莱霉素诱导的小鼠肺纤维化，减少肺纤维化小鼠肺组织中胶原的含量，减轻肺组织纤维性增生，其作用机制与 tPNS 抑制 Smad2/3 蛋白有关。tPNS 能明显改善日本大耳兔肺纤维化的程度，明显降低溶酶体组织蛋白酶

B 蛋白在支气管上皮细胞和肺泡上皮细胞的表达，减轻致纤维化因素对肺间质、肺部细小动脉及肺泡壁的病理损伤，对肺脏损伤具有保护作用。

研究当归注射液对小鼠放射性肺损伤的作用，发现当归能明显降低肺损伤过程中 TNF-α 的表达水平，其可能通过调控该细胞因子起辐射防护作用。

目前，临床中常用的活血药制剂有丹参注射液、丹红注射液、川芎嗪注射液、血塞通 / 血栓通注射液等，进行静脉注射，有助于肺纤维化的治疗。

（3）选择应用雷公藤制剂　雷公藤苦、寒，有大毒，具有祛风除湿、活血通络、消肿止痛、杀虫解毒等功效。现代药理研究表明，雷公藤具有抗纤维组织增生、抗炎、免疫抑制及抗肿瘤等作用。雷公藤及其提取物能够影响白介素家族因子的表达或活性，调节 T 细胞、B 细胞的增殖，从而产生抗炎及抑制细胞免疫和体液免疫的作用；而且，雷公藤还可扩张血管，抑制血小板异常聚集和黏附，可以改善微循环。动物实验表明，应用雷公藤多苷治疗博来霉素诱导的肺纤维化模型大鼠，其肺泡炎和肺纤维化得到明显的抑制，雷公藤多苷具有清除氧自由基和阻断脂质过氧化反应的作用。雷公藤能明显降低 MCP-1 含量，降低细胞凋亡指数。因此，雷公藤抑制肺纤维化的作用机制可能为延长凝血活酶时间，抑制免疫 / 炎症调节因子的高表达，抑制肺上皮细胞过度凋亡。

①雷公藤多苷片是由雷公藤的根经过提取和反复精制而成，可用于结缔组织疾病、肾病及皮肤病等病变的治疗。雷公藤多苷片主要有效成分为雷公藤内酯醇，在体内主要依赖细胞色素 CYP450 酶系进行代谢。临床应用雷公藤多苷片治疗风湿性疾病发现，该药物可以有效地缓解结缔组织病相关肺损伤。通过比较性临床观察可以明确，在常规西医治疗（醋酸泼尼松联合环磷酰胺）的基础上，加用雷公藤多苷片可以更快地减轻临床症状，改善肺功能，肺高分辨 CT 影像也得到改善；同时可以减少醋酸泼尼松和环磷酰胺的用量。患者耐受性良好，提高了治疗的依从性。

雷公藤多苷片 10mg/ 片，1 次 1～2 片，1 日 2～3 次，饭后服用。

②昆明山海棠是矛科雷公藤属植物，其味苦辛，性微温，有毒，归肝、脾、肾经，具有祛风除湿、活血止血、舒筋接骨、解毒杀虫的功效。主治风湿痹痛、半身不遂、跌打骨折等。现代研究发现，其化学成分有雷公藤次碱、雷公藤春碱、雷公藤吉碱等，其生物碱的含量与雷公藤相似，而毒性比雷公藤小。药理研究显示昆明山海棠及其醇提取物、总碱均有明显的抗炎作用，同时对免疫系统有双向的调节作用，具有肾上腺皮质激素类疗效且无激素类副作用。昆仙胶囊由昆明山海棠、淫羊藿、枸杞子和菟丝子组成，具有较好的抗炎镇痛及自身抗免疫效果。动物实验显示昆仙胶囊能消除炎症递质，减少炎性细胞因子 TNF-α、IL-6、IL-10、IL-13 和 GM-CSF 的表达水平，减轻肺组织肺泡炎及肺纤维化程度，起到预防和抑制肺纤维化发展的作用。

昆仙胶囊 0.3g/粒，1次1～2粒，1日2～3次，饭中口服。

6. 其他疗法

（1）针灸　以肺俞为主针灸治疗肺痹由来已久，疗效确切。可取穴位有肺俞、列缺、尺泽、丰隆、少商、天突、大杼、风门、商阳等，根据病情针刺时配合泻法、补法，或点刺放血。此外，可取以下穴位行麦粒灸：肺俞、膏肓俞、中脘、膻中、列缺、足三里、气海、关元、肾俞等。

（2）外治法　哮喘膏冬病夏治，于三伏天每一伏其中一天，取双侧肺俞、心俞、膈俞，每次贴敷4～6小时。

（3）康复锻炼　改善呼吸功能、增强体质、提高抗病能力。训练腹式呼吸，加强横膈的运动。做法：仰卧位，一手放腹部，一手放胸部，深吸气，使腹部鼓起，继而口呼气，腹部下陷，用手感知腹部和胸部运动，腹部之手适当加压，数次后交换手练习，每日数次。坐位时可练习吹蜡烛，辅以散步、保健操、太极拳、气功等，循序渐进，坚持不懈。

三、西药的联合应用

1. 抗生素

当肺组织存在炎性渗出病变或合并感染时，应用抗生素是必须和必要的，有利于抑制白细胞趋化，抗感染治疗可促使炎性吸收。

间质性肺疾病是以弥漫性肺实质、肺泡炎和间质纤维化为基本病理改变，以活动性呼吸困难、X 线胸片弥漫阴影、限制性通气障碍、弥散功能降低和低氧血症为临床表现的不同类型疾病群构成的临床－病理实体的总称。在病理上的改变：肺泡腔和肺泡壁的炎症，肺间质纤维化过程和瘢痕的形成过程。间质性肺疾病急性期以炎症病变和损伤为主，若肺组织损伤严重，炎症波及范围广，肺泡壁中成纤维细胞增殖和聚集，肺泡壁增厚，胶原组织紊乱增生、修复并沉淀，纤维化和瘢痕形成。反复炎症刺激，最终导致肺大面积纤维化，形成间质性肺疾病。总之，抗感染治疗是有效的治疗间质性肺疾病的措施。

2. 糖皮质激素

糖皮质激素可以通过抑制中性粒细胞和淋巴细胞的迁移、降低免疫复合物的水平、抑制肺泡巨噬细胞的功能起到抗炎和免疫抑制的作用。糖皮质激素仍然是间质性肺炎治疗的基础，它的应用能大大提高患者的用力肺活量。糖皮质激素用于肺泡或肺间质中有炎性渗出的良性病理过程，患者反应较好，而对已纤维化或不伴炎性渗出的病变效果甚微。

3. 免疫抑制剂

环磷酰胺是治疗 CTD-ILD 的一线免疫抑制剂，具有抑制 T 细胞和 B 细胞功能且作用持久。联合应用激素和环磷酰胺两种药物，确能取得较好的临床疗效，但是该治疗方案不良反应较多，部分患者不能耐受而无法坚持治疗。

其他常见的免疫抑制剂如来氟米特、甲氨蝶呤等，因易致肺纤维化而不适合用于伴有肺损伤患者。

四、调摄与护理

1. 心理调摄

帮助患者了解疾病的进程和治疗规律，树立信心，保持愉快心情，有利于疾病的恢复。

2.饮食起居调摄

绝对戒烟；忌生冷饮食及辛辣、肥甘厚味之品；避风寒，节房事，慎劳累。

3.护理

（1）呼吸困难时，予低流量吸氧。

（2）排痰不利者，予排痰剂雾化吸入，必要时吸痰。

（3）注意房间温度、湿度，注意定时通风换气，保持环境卫生、舒适，防止病情加重。

（母小真）

第八节　类风湿血管炎的中西医诊治

类风湿血管炎（rheumatoid vasculitis，RV）是 RA 的一种罕见慢性并发症，属于严重的 RA 关节外并发症，在 RA 患者中的发生率在 2% ～ 5%，尸检研究显示高达 25%。RV 基本病理改变为血管炎症，常常累及给皮肤、神经和内部器官供血的动脉，同时静脉也可受累。其临床表现可包括皮肤病变、神经病变、心血管系统缺血性病变、眼部症状和肾脏、胃肠道症状，严重者还可见肺泡出血。本章节主要介绍 RV 皮肤病变、深静脉血栓形成和心血管系统缺血性病变，其他组织器官病变在相应章节中进行介绍。

RA 归属于中医学"痹病"范畴，其并发血管炎若累及外周血管引起皮肤溃疡或肢体麻木疼痛属"体痹"，若累及内脏属"脏痹"。类风湿血管炎没有中医学相对应的病名，依据受累器官出现的不同临床表现，可分属于"脉痹""心痹"等五体痹和五脏痹范畴。

一、皮肤血管炎

皮肤改变是 RV 最典型的特征，表现为外周血管病变，出现紫癜、皮肤溃疡和远端四肢的坏疽，属于西医学变应性皮肤血管炎范畴。变应性皮肤血管炎是指侵犯真皮上部毛细血管及小血管的坏死性血管炎。中医古医籍尚无本病的确切记载。本病特点是常有明显的皮肤损害，如斑丘疹、丘疹、紫癜、结节、溃疡等，多发于下肢，可伴有发热、乏力及关节痛等症，部分患者伴有脏器损害。

1.病因病机

风湿热邪侵及肌肤血脉，使营血运行受阻，风湿热邪气与瘀血凝聚肌肤；或素体蕴热，风湿热邪外侵肌肤，内及营血，致血热内燔而发为本病。

2.临床表现

皮损表现为多形性，可见红斑、丘疹、风团、紫癜、血疱、结节、溃疡等，但以紫癜性斑丘疹，鲜红色至紫红色，压之不褪色为特征性表现，在其基础上可发生血疱、坏死及溃疡。有的可表现为真皮结节，大小不等；有的可表现为多形性红斑样。皮疹吸收后可留有色素沉着、萎缩性疤痕或为正常皮肤。皮疹主要好发于下肢及踝部，也可泛发全身，尤以臀部为著，呈对称性分布，自觉有痒或烧灼感，少数有疼痛感；同时可伴有发热、关节痛及关节肿胀。

3.辅助检查

本病取皮肤活检时可见真皮浅层小血管炎，真皮深层及皮下组织中小血管也可有炎症改变，常有红细胞外渗。

4.证候分型

（1）风热夹湿型 皮疹主要表现为红斑、丘疹、风团，可见紫癜及浅表结节、水疱，自觉有痒感或灼热感，伴发热、头痛及关节痛等症，舌红苔薄黄，脉浮数。

（2）血热夹瘀型 皮疹以紫癜、紫斑、溃疡为主要表现，可兼见红斑、丘疹或结节，可伴腹痛、便血、头痛、咯血等，舌红或红绛，苔黄，脉弦数。

5.分型论治

（1）风热夹湿型

治法：清热疏风，化湿通络。

方药：消风散加减。

蝉衣、防风、牡丹皮、生地黄、栀子、苦参、路路通、赤芍、牛蒡子、当归、银花藤、黄芩。

加减：有溃疡疼痛者，加连翘、野菊；小腿或踝部水肿明显者，加通草、泽泻；瘙痒明显者，加白鲜皮、僵蚕。

（2）血热夹瘀型

治法：清热凉血，活血祛湿。

方药：清营汤合三妙散加减。

犀角（可用水牛角代替）、生地黄、牡丹皮、赤芍、元参、地骨皮、大青叶、槐花、蚤休、黄柏、苍术、生薏苡仁、牛膝。

加减：若见鼻衄、咯血者，加生石膏、黄芩炭、桑皮；腹痛便血者，加制大黄、生地榆、焦白术；头痛、复视者加菖蒲、密蒙花、枸杞子、金银花。

6. 西医治疗

本病重型者可配合皮质类固醇激素，如强的松每日 30 ～ 40mg，病情稳定后逐渐减量。抗生素对本病也有一定疗效。红斑、丘疹，瘙痒明显者，可外涂炉甘石洗剂或外涂皮炎平软膏。

二、深静脉血栓形成

深静脉血栓形成属于中医学"脉痹"的范畴。中医学认为本病的发生与湿热蕴结、络脉不通有关。《备急千金要方》记载："久劳，热气盛，为湿热所折，气结筋中。""气滞血瘀则痛，脉道阻塞则肿，久瘀而生热。"本病主要表现为肢体肿胀、疼痛，皮下可扪及条索状物，沿静脉血管走行压痛，局部温度相对增高或病变远端静脉回流受阻、曲张等。好发部位多见于下肢，包括髂骨静脉、股腘静脉等，上肢较少见。

1. 病因病机

本病是由痹病日久伤及气血，气伤则运行不畅，"气为血帅"，气不畅则血行缓慢，以致瘀血阻于络道。脉络滞塞不通，不通则痛。络道阻塞，营血回流受阻，水津外溢，聚而为湿，停滞肌肤则肿。血瘀阻络，瘀久化热，故有患肢温度升高，气虚不能统摄脉络，瘀血结聚，则表浅脉络显露。总之，脉络湿阻是本病病机的关键。

2. 临床表现

本病多于 RA 病程中晚期出现，可有诱发因素，如感染、外伤、静脉给药、静脉插管、长期卧床、静脉曲张、产后及手术后恢复期、血液高凝状态、肿瘤及消耗性疾病。临床可见皮下沿静脉走行出现条索状物，触痛明显，可伴局部红肿热痛，或红斑结节等，严重者导致站立行走困难。血栓形成血管不同，临床表现也随之有别。如小腿肌肉静脉丛静脉血栓形成时，可见小腿痛，或痉挛性疼痛，腓肠肌和足背压痛，足部背曲检查腓肠肌疼痛，小腿肌紧张，或痉挛感，在腓肠肌肌腹之间触及不固定结节，当足伸直和足趾向足背侧弯曲时小腿下部有疼痛感，有时可有交感神经张力过度增高之表现，如足背发绀、皮温降低、出汗过多等。腓肠肌周径轻度扩大，胫骨表面浅静脉可扩张而隆起。当髂骨静脉与腘静脉血栓形成时，可见高热，剧烈疼痛，沿受累血管径路及腹股沟处或整个下肢痉挛性或波动性疼痛，但有时仅有肢体沉重感，股三角或腹股沟有触痛。肢体活动时症状明显加重，患者不敢行走或站立，可伴肢体水肿，轻者仅限于胫骨前部，重者波及整个下肢，肿硬而坚实。初期可见小腿紫绀，以后由于皮肤被牵拉和微血管水肿液压迫而塌陷变为白色，患肢静脉回流严重障碍，皮肤呈深紫色，伴有紫斑或瘀斑样改变，局部动脉搏动减弱乃至消失，皮温降低，严重者可出现静脉坏疽。

3. 辅助检查

静脉造影为必需。X 线片常显示静脉内球状或蜿蜒状充盈或缺损，或静脉主干不显影，远侧静脉有扩张，附近有丰富的侧支静脉。另外，血管超声检查对胫后静脉、腘静脉和股静脉部位阻塞有意义。

参考检查项目有静脉压测量（患肢静脉压升高，常大于 20cm 水柱；正常范围为 6 ～ 12cm 水柱）、放射性核素检查、血常规、血沉等检查。

4. 证候分型

（1）湿热瘀阻型 患肢局部肿胀较甚，或红肿热痛，皮肤光亮，边缘不清，口渴不欲饮，尿赤，大便不爽，舌质红，苔黄薄腻，脉滑数或濡数。

（2）气滞血瘀型　患肢肿胀，皮色暗红，按之则痛剧，沿静脉走行可有条索状或串珠样结节，舌质暗，有瘀点或瘀斑，苔薄白，脉弦或数。

（3）气虚湿瘀型　患肢肿胀，酸麻沉重，乏力气短，皮肤紫暗发硬，行走后加重，纳呆，舌体胖大，有齿痕，舌苔或薄或腻，脉沉细或缓。

（4）脾肾阳虚型　患肢发凉，腰膝酸软，乏力畏寒，沉重，皮肤色暗，纳少，口不渴，舌质淡或淡暗，苔薄白，脉沉细。

（5）阴虚血瘀型　形体消瘦，腰膝酸软，五心烦热，患肢肿胀，皮色紫暗，头昏目眩，舌质红，体瘦，无苔或少苔，脉细弦数。

5. 分型论治

（1）湿热瘀阻型

治法：清热利湿，活血通络。

方药：三妙丸合四妙勇安汤。

黄柏20g，苍术15g，川牛膝10g，生薏苡仁15g，玄参30g，金银花30g，当归20g，生甘草10g。

（2）气滞血瘀型

治法：活血化瘀，理气通络。

方药：身痛逐瘀汤。

当归30g，川芎15g，桃仁15g，秦艽10g，羌活10g，地龙10g，香附10g，乳香6g，炙甘草6g。

（3）气虚湿瘀型

治法：益气祛湿，化瘀通络。

方药：防己黄芪汤。

炙黄芪15g，党参15g，防己15g，苍术10g，生薏苡仁20g，白术10g，木瓜15g，当归30g，川牛膝10g，桃仁15g，红花15g，炙甘草10g。

（4）脾肾阳虚型

治法：温补脾肾，化湿通络。

方药：济生肾气丸合甘草干姜苓术汤。

熟地黄 15g，山药 30g，山茱萸 10g，泽泻 20g，干姜 10g，云苓 15g，车前子 30g，牡丹皮 10g，川牛膝 15g，当归 15g。

（5）阴虚血瘀型

治法：滋阴清热，化瘀通络。

方药：知柏地黄丸合桃红四物汤。

生地黄 20g，山药 15g，山茱萸 10g，牡丹皮 10g，泽泻 20g，茯苓 15g，知母 10g，黄柏 10g，赤芍 10g，当归 15g，红花 10g，川芎 10g，丹参 30g。

三、心血管系统缺血性病变

心血管系统受累发生在 10%～15% 的 RA 患者，可以是 RA 的首发表现，多侵犯冠状小动脉，偶累及冠状动脉主干。其病变特征为血管壁和血管周围的炎症细胞浸润，免疫球蛋白在血管壁沉着；可有血栓形成，但却没有粥样硬化斑块存在，病变严重者可致心肌梗死。

此病中医学属于"心痹"范畴，有关心痹的论述最早见于《内经》，指由热痹、行痹或脉痹不已，复感外邪，内舍于心，致心脉痹阻不通的一类病证。临证除可见热痹或行痹或脉痹的某些症状外，尚见胸闷、心悸、短气，甚或咯血、水肿、突然气喘心慌等。此处主要介绍类风湿关节炎引起的心脏改变。

1. 病因病机

本病的发生，主要由痹病日久不已，复感外邪，内舍于心，致心脉痹阻不通，损伤心气、心阳或心阴而成。心痹的病位主要在心及心脉。心痹的基本病机是心脉痹阻，瘀血阻滞，心气不足。其病早期或慢性期感邪时，以外邪痹阻肌腠、筋脉、骨节及心脉为主。心脉痹阻之后，心血瘀滞常与心肺气虚并见，但由于胃主受纳，脾主运化，为气血化生之源，肾主藏精，主气化，为阴阳共居之宅，肝主疏泄，为气机升降之枢纽，肺司宣发与肃降，主一身之气，故心痹之病发生及发展与胃、脾、肾、肝、肺等脏腑亦有密切关系。心痹日久不愈，则以阳虚、血瘀、痰凝、水停同时并现为主要病变，甚则发生阴盛格阳之脱证。概括起来，最常见的病因病机有以下几种。

（1）外邪痹心　患有痹病之人，素体气虚之体，卫外之功不足，或因摄生不慎等，在气候骤变、寒暖失常、淋雨受湿等情况下，风、寒、湿、热毒邪乘虚而入侵皮肤、经络、关节，久留不去或反复侵袭，由表入里，内舍于心，客于脉中，"血受寒则凝结成块"，气血凝滞，脉闭不通，致心脉瘀痹，正气受损，则成心痹。

（2）气机失调　由于"喜则气缓""怒则气上""悲则气消""恐则气下""思则气结""惊则气乱"等情志波动过极，均可致气机的升降疏泄失常，心为五脏六腑之大主，精神之所舍，"心动则五脏六腑皆摇"，心神劳伤则营血暗耗，终致气血失和，血行不畅，涩滞成瘀，经脉闭阻，必发心痹。

（3）心血瘀阻　心主血，血行于脉中。若风、寒、湿、热毒邪客于脉，久而不去，内舍于心，则心脉痹阻，血行不畅，瘀血由之而生。

（4）痰浊阻络　久嗜膏粱厚味、油腻醇醴，或过食生冷等，可致中焦脾胃损伤，脾伤气结，运化失司，津液代谢失调，聚湿成痰，痰浊上泛，阻于心胸清旷之区，阴乘阳位，阳气不布，心阳不振，心气不畅，心脉痹阻，必致心痹。

（5）痰热互结　或郁怒伤肝，肝失疏泄，气郁化火，灼津生痰，或忧思伤脾，脾虚气结，津液不布，痰湿内生，蕴结日久，痰湿浊邪从阳化热，痰热互结。痰热浊火，上蒙心窍，心窍不利，脉道不畅，则成心痹。

（6）心肺气虚　肺主气，为相傅之官，贯心脉而行呼吸，气行则血行。若肺气虚，则不能行心血以濡养周身。气虚日久，营血化生不足，则气血亏虚，乃至心阴两虚，气损及阳，则必心阳虚衰而病及脾肾，影响三焦气机而生瘀血、水停、心阳欲脱之危候。

2.临床表现

心痹的临床表现差异极大，轻者无明显自觉症状，重者可出现心悸、怔忡，或疲乏、头晕、耳鸣、气短、气促，动辄加重，甚则深夜不能平卧，干咳或痰中带血丝或咯鲜红色血。左胁肋部胀痛，颈部脉络显露，人迎脉搏动明显，甚则下肢水肿，甚至出现全身水肿、腹水、胸水等。心痹的脉象常随病情而异，轻者可为平脉，重者或数、疾、促，或动、结、代等。

心痹病程中亦常复感外邪，致肺失宣肃而现发热、咳喘、痰黏稠或痰黄而臭、严重呼吸困难。若邪侵心脉，高热不退，全身情况可急剧恶化而危及生命，并可现心下暴痛，惊恐烦闷，或声音嘶哑，或昏厥，甚至出现发热、头痛、神志昏迷、半身不遂等中风证。

3. 分型论治

一般来说，心痹总属本虚标实之证，辨证首先当掌握虚实，分清标本。标实应区别阴寒、痰浊、痰热、血瘀的不同；本虚又应区别气、血、阴、阳亏虚的不同。本病的治疗则应先治其标，后顾其本；先从祛邪入手，再予扶正；必要时可根据虚实标本的主次，兼顾同治。祛邪治标常以辛温通阳、豁痰泄浊、清热化痰、活血化瘀等为主，扶正固本常用健脾补气、益气养阴、滋阴补肾、温阳益肾等为法。

（1）心血瘀阻证

治法：活血化瘀，理气通脉。

方药：血府逐瘀汤加减。

当归 10g，桃仁 10g，红花 10g，赤芍 10g，川芎 10g，炒枳壳 10g，柴胡 6g，降香 6g，苏梗 10g。

加减：若胸痛甚者可加郁金、延胡索、蒲黄、五灵脂等；若胸闷脘堵迟消，苔白腻，脉滑者，可加厚朴、杏仁、白蔻仁、炒莱菔子等；若证情较轻者，可改用丹参饮（丹参、檀香、砂仁）加减治疗。

（2）痰浊壅盛证

治法：通阳泄浊，豁痰开痹。

方药：枳实薤白桂枝汤合瓜蒌薤白半夏汤加减。

枳实 10g，桂枝 10g，瓜蒌 30g，薤白 10g，半夏 10g，陈皮 12g，茯苓 15g，白蔻仁 10g，丹参 15g。

加减：若痰浊壅盛致胸闷气短甚者，可加苏梗、杏仁、参三七等；若胸痛著者，加降香、延胡索、乳香、没药等；若胸闷胸痛伴见咳唾痰涎，可加生姜、橘皮、茯苓、杏仁等；若痰瘀交阻者，则酌加红花、赤芍、川芎等。

（3）痰热互结证

治法：清热涤痰，活血化瘀。

方药：小陷胸汤加减。

全瓜蒌30g，川黄连10g，炒黄芩10g，清半夏10g，当归9g，赤芍9g，红花6g，川芎6g，桃仁6g，陈皮10g。

加减：心胸痛甚者，加延胡索、蒲黄、参三七；气滞胸闷甚者，加香附、苏梗；胸中烦热者，加焦山栀、竹茹；大便秘结者，加炒枳实、酒大黄。

（4）胃失和降证

治法：和胃降逆，宽中通痹。

方药：橘枳姜汤合温胆汤加减。

橘皮10g，枳实10g，生姜10g，半夏10g，苏梗10g，茯苓15g，竹茹12g，瓜蒌12g，桔梗9g。

加减：心胸闷痛者，加丹参、郁金、延胡索；痰多黄稠，大便秘结者，加瓜蒌、黄芩、黄连；脘腹胀满，疼痛痞塞者，加川厚朴、白蔻仁、白檀香、砂仁。

（5）心气虚弱证

治法：补益心气，养血宣痹。

方药：保元汤合甘麦大枣汤加减。

党参15g，黄芪15g，炙甘草10g，紫肉桂1g，浮小麦30g，大枣6枚，当归10g，丹参15g，红花10g。

加减：若心胸隐痛不已，酌加赤芍、降香、延胡索；若气短少力，党参改为人参6g，煎水兑服，加山药、黄精；若心悸汗出明显，则加炒枣仁、珍珠母、紫石英等。

（6）气阴两虚证

治法：益气养阴，活血通络。

方药：生脉散合人参养营汤加减。

党参 15g，黄芪 15g，白术 10g，茯苓 15g，炙甘草 5g，麦冬 10g，地黄 12g，当归 10g，白芍 10g，远志 10g，丹参 15g，五味子 6g，赤芍 10g，砂仁 6g。

加减：若胸闷心痛著者，可加参三七、丹参、益母草、泽兰等；若气虚血少、心动悸、脉结代，则可合用炙甘草汤，以益气养血，滋阴复脉。

（7）心肾阴虚证

治法：滋阴益肾，养心安神。

方药：天王补心丹合左归饮加减。

生地黄 15g，玄参 10g，枸杞子 12g，天冬、麦冬各 10g，柏子仁 30g，炒枣仁 30g，五味子 10g，远志 12g，茯苓 15g，人参 5g（另煎兑入），当归 10g，红花 10g，丹参 30g。

加减：若阴虚，虚火内炽，心烦易怒者，可加知母、炒黄柏、合欢花等；若阴虚兼瘀血明显者，加牡丹皮、赤芍等；若阴伤及气，致气阴两虚者，治当益气养阴，可改用生脉散加味用之。

（8）心肾阳虚证

治法：温阳消水，活络通痹。

方药：人参汤合真武汤加减。

人参 10g（煎水兑服），白术 10g，茯苓 15g，附子 6g，白芍 6g，生姜 10g，丹参 15g，益母草 10g。

随证加减：若心肾阳虚而见虚阳欲脱的厥逆之证，急当回阳救逆，宜用参附龙牡汤治之；若阳损及阴，阴阳两虚者，可加用麦冬、五味子，以温阳滋阴并用；若肾阳虚衰，火不制水，水气凌心证显著者，可加用肉桂、猪苓、车前子等温阳利水。

四、动脉粥样硬化

除了受累血管的血管炎病变之外，RA 患者心脑血管动脉粥样硬化的发病率也明显增加。动脉硬化是指动脉的一种非炎症性、退行性和增殖性疾病，导致管壁增厚变硬、弹性消失和管腔变小。动脉粥样硬化病变常累及大中型动脉，多呈偏心性分布，如发展到足以阻塞动脉腔，则此动脉所供的组织或器官将缺血或坏死。

中医学古代文献没有动脉粥样硬化的病名，根据动脉粥样硬化相关的证候特点，可将其归属于中医学瘀证、痰证、脉痹等范畴。病至后期，涉及五脏，出现相应脏器病变时，则可属于中医学痴呆、中风、胸痹、真心痛、水肿、坏疽等范畴。

1. 病因病机

中医学虽然没有"动脉粥样硬化"的病名，但与本病相关的认识却源远流长。《灵枢·卫气失常》即已指出人体内有"脂"，有"膏"，有"肉"。中医学还有"津血同源"的理论。明代名医张景岳提出："津液和合为膏，以填补于骨空之中，则为脑为髓，为精为血。"清代名医张志聪认为："中焦之气，蒸津液化其精微……溢于外则皮肉膏肥，余于内则膏脂丰满。"说明脂膏源于水谷，经胃的受纳、脾的运化，变成精微物质，精微物质经肺的敷布，转输血脉变成营血，部分变成脂膏。正常脂膏随血的运行营养五脏六腑、四肢百骸以及脑髓。若禀赋不足，饮食不节，脾胃失调，情志内伤，肝胆失利，年老体弱，肾虚不足等原因而致摄食过多或转输、利用、排泄异常，皆可使血中脂膏堆积，过多的脂膏浊化而成为湿浊、痰浊，浸淫脉道，使气血运行障碍，脏腑功能失调，而出现"痰证""瘀证""脉痹"等，致成为本病。

（1）禀赋不足，好逸恶劳　因先天禀赋不足，肾虚不能温煦脾胃，以致脾虚不运，聚湿生痰；或者生性好逸恶劳、贪睡恣食，或终日伏案、多坐少动，致使膏脂来源增多、利用减少，积于体内，而变生本病。

（2）饮食不节，脾胃损伤　因饮食不节损伤脾胃，运化失司，"精微"浊化而成脂浊痰湿；或因恣食肥甘、醇酒乳酪，以致膏脂过多，转输、利用、排泄不及，而成脂浊之变，发为本病。

（3）情志内伤，肝胆失利　除忧思伤脾、脾失健运致使膏脂转输、利用、排泄障碍，浊变痰湿之外，尚可因郁怒伤肝，而致肝胆失利，或肝郁脾虚，或肝郁脾困，最终亦导致膏脂聚集，变生痰湿，还可因肝郁化火，灼津为痰，阻滞脉道，亦可变生此病。

（4）年老体衰，久病虚弱 因久病虚弱或年老体虚，肾气不足，不能温煦脾胃，脂质运化失常，滞留血中；肾阴不足则水不涵木，则疏泄失职，气滞痰凝，而成本病。

上述各种原因，导致血中脂膏过多，过多的脂膏无法利用，滞留血中，浊变而成痰湿，痰湿浸淫脉道，影响气血运行，引起脏腑功能失调，而成痰湿、血瘀、脉痹等证，发为本病。

本病属本虚标实之证，本虚主要是指脏腑虚损，功能失调；标实主要是指痰浊、血瘀、脉道不通。脑脉瘀阻则头痛、眩晕，甚而中风痴呆；心脉瘀阻则为胸痹、心痛；肝脉瘀阻则为胁痛、痞积；肾脉瘀阻则为阳虚、湿浊、瘀血；四肢脉道瘀阻则瘫软无力、麻木不仁，甚至坏疽。

2.临床表现

（1）冠状动脉粥样硬化 心肌供血减少，致心肌缺血缺氧，表现为胸闷、胸痛，甚至伴心衰、心律失常、休克等。

（2）脑动脉粥样硬化 脑动脉壁形成粥样硬化斑块，其管壁增厚、管腔狭窄，使脑部组织供血不足，或由于斑块脂质脱落造成脑部栓塞，产生头痛、头晕、偏瘫失语，或记忆力减退、痴呆等；或脑萎缩引起痴呆、精神变态、行为失常和智力减退等；或脑动脉血栓形成，或破裂出血引起中风。

（3）肾动脉粥样硬化 肾血流减少，可引起肾功能逐渐降低，以致形成慢性肾功能不全；亦可引起顽固性高血压；如有肾动脉血栓形成，可引起肾区疼痛、尿闭和发热等。

（4）肠系膜动脉粥样硬化 可能引起消化不良、肠道张力减低、便秘与腹痛等症状。血栓形成时，有剧烈腹痛、腹胀和发热。肠壁坏死时，可引起便血、麻痹性肠梗阻以及休克等症状。

（5）四肢动脉粥样硬化 以下肢较为多见，由于血供障碍而引起下肢发凉、麻木和间歇性跛行；严重者可有持续性疼痛，足背动脉搏动减弱或消失。动脉管腔如完全闭塞时可产生坏疽。

3. 辅助检查

本病目前尚缺乏敏感而又特异性的早期实验室诊断方法。血液检查患者多有脂质代谢紊乱，血流变学示血黏度增高。血小板活性可增高。

（1）X 线检查　选择性动脉造影可以显示其硬化所造成的管腔狭窄性病变，以及病变的部位、范围和程度。脑 CT、磁共振显像有助于判断脑动脉的功能情况和脑组织的病变。

（2）多普勒超声　能判断四肢动脉、主动脉和肾动脉的血流情况以及狭窄程度。血管内超声和血管镜检查则是直接从动脉腔内观察粥样硬化病变，是最客观、有效的方法。

（3）心电图及其负荷运动试验　其所示的特征性变化有助于诊断冠状动脉粥样硬化。放射性核素检查有助于了解脑、心、肾组织的血供情况。

4. 证候分型

（1）脾虚湿盛型　头重体倦，腹胀纳呆，乏力懒言，口淡不渴，大便溏薄，小便清长，健忘，面色欠华，或有下肢肿，眼睑虚浮，或肢体麻木，舌体淡胖，边有齿痕，苔白浊腻，脉缓无力。

（2）痰浊阻滞型　眩晕头重，心胸憋闷，恶心欲吐，纳呆，腹胀，或有咳嗽、咳痰，形体肥胖，反应迟钝，肢体沉重，或有胁下痞块，舌苔浊腻厚，脉象弦滑。

（3）气滞血瘀型　胸憋心痛，痛处固定，入夜为甚，或头晕头痛，或项强肢麻，舌质暗红，或瘀斑、瘀点，舌下络脉迂曲，脉弦或涩。

（4）阴虚阳亢型　眩晕头痛，烦躁易怒，失眠多梦，腰膝酸软，耳鸣目涩，五心烦热，夜间盗汗，肢体麻木，舌红少苔乏津或无苔，脉弦细数。

（5）肝肾阴虚型　眩晕头痛，失眠健忘，耳鸣耳聋，腰膝酸软，行动迟缓，动作笨拙，手足心热，舌质淡暗，舌红少苔，脉象细数。

（6）脾肾阳虚型　头晕健忘，神疲乏力，形体怯冷，面色淡白，脘腹作胀，纳差便溏，面肢浮肿，舌淡质嫩，苔白腻，脉沉细。

5. 分型论治

（1）脾虚湿盛型

治法：益气健脾，和胃渗湿。

方药：参苓白术散加减。

党参 18g，茯苓 15g，白术 12g，怀山药 15g，炙甘草 6g，薏苡仁 20g，桔梗 12g，砂仁 8g（后下），泽泻 15g，猪苓 12g，荷叶 12g。

（2）痰浊阻滞型

治法：行气除痰，健脾和胃。

方药：涤痰汤加减。

陈皮 10g，半夏 12g，胆南星 10g，枳实 12g，石菖蒲 10g，党参 18g，白术 12g，茯苓 15g，炙甘草 6g，生姜 3 片，大枣 4 枚。

（3）气滞血瘀型

治法：疏肝理气，活血通脉。

方药：血府逐瘀汤加减。

桃仁 12g，红花 9g，当归 9g，生地黄 15g，赤芍 12g，川芎 9g，牛膝 12g，桔梗 10g，柴胡 10g，枳壳 10g，甘草 6g。

（4）阴虚阳亢型

治法：滋阴补肾，平肝潜阳。

方药：天麻钩藤汤加减。

天麻 12g，钩藤 18g，川杜仲 18g，牛膝 12g，白芍 129，茯苓 15g，桑寄生 15g，栀子 10g，石决明 30g，夜交藤 18g，女贞子 12g，决明子 15g，甘草 6g。

（5）肝肾阴虚型

治法：补益肝肾。

方药：六味地黄丸合一贯煎加减。

熟地黄 20g，怀山药 15g，山茱萸 12g，茯苓 15g，牡丹皮 10g，当归 10g，白芍 10g，沙参 15g，枸杞子 15g，女贞子 12g，麦冬 10g，牛膝 10g，菟丝子 10g。

（6）脾肾阳虚型

治法：温补脾肾。

方药：金匮肾气丸合苓桂术甘汤加减。

制附子 10g，桂枝 10g，白术 12g，熟地黄 20g，怀山药 15g，山茱萸 12g，茯苓 15g，牡丹皮 10g，泽泻 15g，炙甘草 6g。

在整体辨证用药的基础上，根据患者某一阶段出现的某些症状，对原有整体辨证用药进行加减调整，以适应每一个体、每一时期具体病情的需要。如兼有气短、心悸者，加用党参 18g、麦冬 15g、五味子 10g 以益气养阴；心窝胸痛明显者，加用丹参 18g、三七末 3g（冲服）以活血通痹；兼见烦躁失眠者，加用酸枣仁 18g、合欢皮 18g 以安神除烦；眩晕明显者，加用天麻 12g、法半夏 15g 以息风化痰；头项强痛者，加葛根 30g 以升津舒筋；若兼气短乏力，声低语微者，加用吉林参 9g（另炖）、黄芪 20g 补气；精神呆钝者，加用石菖蒲 12g、吉林参 6g、远志 10g 以益气安神；肢体麻木者，加用桂枝 12g、赤芍 12g 以温通活血；若大便秘结者，大黄、虎杖可适当加量，并加枳实 12g、决明子 15g 以加强通便之力。

五、研究进展

目前，导致 RV 的原因仍不明，主流观点认为自身免疫因素是参与其中的主要病理机制。相比其他形式的血管炎（系统性血管炎），目前 RV 的相关研究数量很少。有证据表明，RV 的发病率在过去的几十年里有所下降，也许是因为治疗 RA 新型药物的开发应用和更好的 RA 治疗策略。在过去的几十年，虽然 RV 的发病率大幅下降，但死亡率仍然居高不下，有研究报道 RV 5 年的死亡率高达 26%。

中医学关于 RV 的研究寥寥可数。病因病机方面，本病乃外邪久痹，由阳入阴，由气及血，由表及里发病。国内有学者认为 RV 为外邪由表入里，化生痰、瘀、虚等，痰瘀阻络，或于肢体脉络，肌肤不仁；或于五脏脉络，脏腑失调，其病位在络，属脉络瘀阻，气血失运。治疗上当以"通"为本，若络虚瘀阻，则应用"以补通络"之法，寓通于补，气血调和，络脉自通。还有学者认为本病一般发生于痹病后期，肝病及肾，五脏紊乱，气血亏虚，当以祛瘀通络以治其标，补益肝肾以治其本。有学者认为脾虚为 RA 心脏缺血性病变的主要病机，脾生血，心主血，心所主的血受之于脾胃的滋养，如脾胃虚弱，则心气不足，血不养心，湿浊内生，痰瘀互结，脏腑功能失常。治疗方面，有学者主张多以辛味药物、虫类药物、藤类药物为主。

在 RV 心血管系统受累方面，近期有研究显示 RA 患者若表现有类风湿结节、血管炎（皮肤损害、神经病变及巩膜炎）、类风湿因子滴度增高、心肌梗死及进展性症状者，可视为 RA 并发冠状动脉炎的特征性表现。此外，RA 心血管系统受累还包括心包炎、心肌病或心肌炎、心脏淀粉样变性、心脏瓣膜病、心律失常等，还有主动脉炎、主动脉瘤和急性主动脉瓣关闭不全、内脏动脉瘤破裂伴腹腔积血等一些心血管致命的并发症。

除了受累血管的血管炎病变之外，RA 患者冠状动脉和脑血管动脉粥样硬化的发病率也明显增加。一项包括 14 项研究 41490 例 RA 患者的荟萃分析显示，与一般人群相比，RA 患者心血管事件风险增加 48%，心肌梗死、脑血管事件和慢性心力衰竭风险分别增加 68%、41% 和 87%。RA 患者具有不同的患心血管疾病危险因素，如与一般人群相比，吸烟和血脂变化更为常见。此外，全身高度炎症是发病率增高的关键因素，肿瘤坏死因子 –α 和白细胞介素 –6 等炎性细胞因子是心血管病的独立预测因子。欧洲抗风湿病联盟（EULAR）建议，当 RA 患者存在以下 3 种情况中的 2 种时，应将风险评分乘以 1.5：RA 病程超过 10 年；RF 和抗 CCP 抗体阳性；和（或）有关节外疾病表现。

关于 RV 的治疗，普遍共识是必须早期积极采用免疫抑制剂治疗。近年来，越来越多的使用 treat-to-target 治疗策略和新上市的生物治疗联合传统的 DMARDs 药物的应用，革新了 RA 治疗现状，逐步实现了 RA 疾病的控制，并得到了更好的整体改善结果。RV 的治疗方案也有了进步，除了以大剂量皮质激素联合免疫抑制药物（包括环磷酰胺硫和硫唑嘌呤）及血浆置换法外，生物制剂也被尝试应用于 RV 的治疗，而硫酸羟氯喹和低剂量的阿司匹林也都可能对 RV 患者有保护作用。但对于新型生物制剂在 RV 预防、治疗方面的作用仍然存在争议，甚至有观点认为新型生物制剂有触发 RV 的风险。

作为 RA 最严重的并发症，RV 的临床预测因素和可能的保护性因素也被加以研究。RV 发生的危险因素包括血清类风湿因子阳性、吸烟、HLA 特定基因、男性、病程长、血清高滴度 RF 及抗 CCP 抗体、循环冷球蛋白、低补体血症、类风湿结节和关节破坏。

临床医师对于一些存在 RV 高危因素的 RA 患者需要提高警惕，综合判断，早期诊断。虽然生物制剂为 RV 的治疗提供了一种新的思路，但是临床使用也需要慎重选择。

参考文献

[1] 中华中医药学会 . 类风湿关节炎病证结合诊疗指南 [M]. 北京：中国中医药出版社，2017.

[2] 巩勋，姜泉 . 从"五脏应四时"论治类风湿关节炎 [J]. 辽宁中医药大学学报，2017，19（3）：47-49.

[3] 周振婷，徐娟，张作美，等 . 类风湿关节炎的中医病因病机浅析 [J]. 光明中医，2013，28（2）：228-229.

[4] 徐娟，周振婷，王晓瑛，等 . 从五脏浅谈类风湿性关节炎的病因病机 [J]. 辽宁中医杂志，2013，40（3）：451-452.

[5] 栗占国，张奉春，鲍春德 . 类风湿关节炎 [M]. 北京：人民卫生出版社，2009.

[6] Barrett EM, Scott DG, Wiles NJ, et al. The impact of rheumatoid arthritis on employment status in the early years of disease: a UK community-based study[J]. Rheumatology (Oxford), 2000, 39 (12): 1403-1409.

[7] 许宁，刘晓波，李爱民 . 类风湿关节炎中医辨证分型的研究进展 [J]. 世界中西医结合杂志，2013，8（1）：100-101.

[8] Aletaha, D.2010 Rheumatoid arthritis classification criteria: an

American College of Rheumatology/European League Against Rheumatism collaborative initiative[J].Arthritis Rheum，2010，62（9）：2569-2581.

[9] 叶华，苏茵，李茹，等 . 早期类风湿关节炎分类标准的全国多中心临床验证 [J]. 中华风湿病学杂志，2014，18（12）：802-805.

[10] 郭强 . 中医病证结合治疗类风湿关节炎的临床研究 [D]. 济南：山东中医药大学，2011.

[11] 唐先平，胡悦，王飞 . 胡荫奇病证结合辨治类风湿关节炎经验 [J]. 中国中医基础医学杂志，2013，2（19）：220-222.

[12] Smolen JS，Aletaha D，Bijlsma JWJ，et al. Treating rheumatoid arthritis to target：recommendations of an international task force[J]. Ann Rheum Dis，2010，69：631-637.

[13] Wells G，Becker JC，Teng J，et al. Validation of the 28-joint Disease Activity Score（DAS28）and European League Against Rheumatism response criteria based on C-reactive protein against disease progression in patients with rheumatoid arthritis，and comparison with the DAS28 based on erythrocyte sedimentation rate[J]. Ann Rheum Dis，2009，68：954-960.

[14] 姜泉，蒋红，曹炜，等 . 475 例类风湿关节炎患者中医临床证候分析 [J]. 中医杂志，2007，48（3）：253-255.

[15] 王英旭，周晓莉，崔丽，等 . 活动期类风湿关节炎中医证候分布研究 [J]. 中医临床研究，2014，6（10）：1-3.

[16] 姜泉，周新尧 . 从湿热瘀论治类风湿关节炎 [J]. 世界中西医结合杂志，2010，（4）：279-280，287.

[17] 应森林，孟静岩 . 活动期类风湿性关节炎的病机探析 [J]. 天津中医药大学学报，2006，25（2）：60-61.

[18] 齐岩 . 王为兰老师治疗痹症学术思想总结 [A]. 中华中医药学会风湿病分会 . 第十二届全国中医风湿病学术研讨会专辑 [C]. 中华中医药学会风湿病分会，2008：4.

[19] 王鑫，周彩云，马芳，等 . 房定亚运用专方治疗风湿病经验 [J]. 上

195

海中医药杂志，2012，46（3）：1-3.

　　[20]周定华，周正球，朱婉华，等.朱良春经验方治疗类风湿性关节炎38例 [J].新中医，2007，39（9）：71-72.

　　[21]巩勋，姜泉，曹炜，等.湿热瘀阻与活动期类风湿关节炎骨侵蚀[J].中医杂志，2014，（14）：1189-1192.

　　[22]周新尧，吕爱平，姜泉，等.清热活血类方药对类风湿关节炎骨破坏影响的研究与思考 [J].中国中西医结合杂志，2016（7）：891-895.

　　[23]姜泉，李纪川，焦娟，等.清热活血方药对活动期类风湿关节炎患者生活质量的影响 [J].中国康复，2012，27（2）：119-120.

　　[24]周新尧，王雷，余卫，等.清热活血方药治疗类风湿关节炎1年后双手X线变化临床观察 [J].中国骨伤，2011，24（12）：992-996.

　　[25]姜泉，殷海波，罗成贵，等.清热活血方药治疗类风湿关节炎骨破坏2年期放射学研究 [J].世界中西医结合杂志，2012，7（4）：343-347.

　　[26]姜泉，周新尧，唐晓颇，等.清热活血方在类风湿关节炎相关动物实验和体外研究中对白介素17的影响 [J].中国中医基础医学杂志，2013，19（8）：907-909.

　　[27]韩文霞，周翠英.痹速清合剂对类风湿性关节炎炎性细胞因子作用的临床研 [J].山东中医药大学学报，2000，24（5）：381-384.

　　[28]唐晓颇，姜泉，刘维，等.清热利湿活血综合疗法治疗活动期类风湿关节炎患者212例疗效分析 [J].世界中西医结合杂志，2012，7（11）：978-981.

　　[29]李巧林，牛彦红，樊斗霜，等.中医综合疗法对活动期类风湿性关节炎相关指标的影响 [J]，实用中西医结合临床，2013，13（4）：24-26.

　　[30]姜泉，焦娟.清热活血法外治类风湿关节炎疗效观察 [J].中医正骨，2006，18（3）：21-22.

　　[31]李琴.中药外用治疗类风湿性关节炎60例 [J].陕西中医，2004，25（6）：526-527.

　　[32]胡永芳，程清琳.中药熏蒸治疗类风湿关节炎的护理 [J].河北中医，

2006，28（11）：863，871.

[33] 李丹丹，陆进明 . 糖皮质激素在类风湿关节炎中的应用进展 [J]. 中国临床药理学与治疗学，2012（1）：116-120.

[34] 杨昆蓉，舒然，许东云，等 . 类风湿关节炎使用糖皮质激素治疗后的中医治疗探讨 [J]. 风湿病与关节炎，2013（7）：58-59.

[35] 万丽艳，李金萍 . 活血化瘀药物在糖皮质激素治疗类风湿性关节炎过程中的应用 [J]. 甘肃中医学院学报，2009，26（1）：24-25.

[36] 杨媛 . 甲氨蝶呤在治疗类风湿性关节炎的应用 [J]. 天津药学，2009，21（4）：58-59.

[37] 王安敏 . 中医辨证论治加小剂量甲氨蝶呤治疗类风湿关节炎 [J]. 上海中医药杂志，2003，37（3）：15.

[38] 舒秀梅 . 辨证论治联合甲氨蝶呤、白芍总苷治疗类风湿关节炎 102 例临床观察 [J]. 中医临床研究，2012，8（4）：92-93.

[39] 母小真，姜泉，史群，等 . 应用重复测量分析评价清热活血法治疗活动期类风湿关节炎的临床研究 [J]. 河北医药，2010，32（24）：3478-3480.

[40] 姜泉，冯兴华，王承德，等 . 清热活血方治疗类风湿关节炎患者 71 例临床观察 [J]. 中医杂志，2012，53（6）：488-491.

[41] Pinals RS，Masi AT，Lamen RA.Preliminary criteria for clinical remission in rheumatoid arthritis[J].Arthritis Rheum，1981，24：1308-1315.

[42] 方樑，周学平，李国春，等，类风湿关节炎 83 例病机演变规律研究 [J]. 中华中医药杂志，2012，27（7）：1970-1972.

[43] 李荣唐，牛彦红 . 类风湿关节炎缓解期的中医辨证治疗 [J]. 中医临床，2014，6（30）：82-84.

[44] 考希良 . 宋绍亮教授治疗缓解期类风湿关节炎经验撷萃 [J]. 中国中医急症，2010，19（11）：1888-1889.

[45] 李满意 . 类风湿关节炎疼痛症状的治疗 [J]. 中国中医风湿病学杂志，2010，13（3）：277-279.

[46] 杨铭，付海强.朱良春教授妙用僵蚕经验 [J]. 中医研究，2014，27（7）：46-48.

[47] 谭凯丽，廖海民.何首乌的药理作用研究进展 [J] . 山地农业生物学报，2010，29（1）：72-75.

[48] 姜泽群，吴琼，徐继敏，等.中药何首乌促进黑色素生成的作用机理研究 [J].南京中医药大学学报，2010，26（3）：190-192.

[49] 陈献，王艳红.墨旱莲的化学成分与药理作用研究进展 [J].广西中医学院学报，2008，11（1）：76-78.

[50] 熊源胤，李勇.类风湿关节炎合并汗出异常的经方辨治心得 [J].风湿病与关节炎，2014，3（10）：62-63.

[51] 修建军，李轶忻.间质性肺疾病的高分辨 CT（HRCT）诊断 [J].医学影像学杂志，2004，14（7）：585-588.

[52] Travis WD，Costabel U，Hansell DM，et al. American Thoracic Society，European Respiratory Society. An official American Thoracic Society/European Respiratory Society statement：update of the international multidisciplinary classification of the idiopathic interstitial pneumonias[J]. Am J Respir Crit Care Med，2013，188（6）：733-748.

[53] 李满意，娄玉钤.肺痹的源流及相关历史文献复习 [J].风湿病与关节炎，2015，4（1）：48-56.

[54] 高维琴.风湿性肺间质病变的中医认识 [J].河南中医,2013,33（8）:1203-1206.

[55]杨晓燕，沈杰.类风湿关节炎相关间质性肺疾病的诊治研究进展[J].中国中医急症，2016，25（1）：102-105.

[56] 蒋军艳，郑聪，刘柳，等.类风湿关节炎合并肺间质病变的中医研究进展 [J].风湿病与关节炎，2018，7（9）：77-80.

[57] 何弈坤，杨光辉，胥晓芳，等.类风湿关节炎继发肺间质病变的中医药治疗进展 [J].西部中医药，2018，31（3）：140-143.

[58] 石朝民.蜈蚣治疗间质性肺病的临床观察和实验研究 [D].济南：

山东中医药大学，2015.

[59]左艇，李桓，李松伟，等.类风湿关节炎相关肺间质病变的中医证素分布及组合规律研究[J].中华中医药杂志，2015，50（8）：2942-2944.

[60]朱金凤.朱良春治疗肺系难治病的理论与经验述要[J].中国中医基础医学杂志，2015，21（1）：59-60.

[61]高维琴，陈湘君，顾军花.陈湘君教授治疗风湿性肺间质病变用药经验数据挖掘分析[J].江西中医药，2015，46（1）：47-49.

[62]夏婷婷，杨珺超，褚栩霞.宋康从络病论治间质性肺病经验[J].浙江中医杂志，2017，52（4）：237-238.

[63]王慧莲，李松伟，王济华，等.益气养阴通痹方治疗类风湿关节炎合并肺间质病变临床观察[J].中国实验方剂学杂志，2017，23（7）：185-190.

[64]唐小蓉，沈杰，何东仪，等.陈氏清肺方治疗类风湿关节炎合并肺间质病变的临床疗效[J].中成药，2017，39（10）：2019-2033.

[65]杨科朋，张芹，张攀科，等.三藤汤联合百令胶囊治疗 RA-ILD 疗效观察[J].中国实用医药，2013，8（9）：106-107.

[66]廖东江，卢心鹏，赵瑾，等.人工冬虫夏草在大鼠慢性阻塞性肺疾病中的治疗作用和机制研究[J].国际呼吸杂志，2012，32（13）：969-973.

[67]陈晓云，苏励，顾军花，等.活血化瘀法治疗类风湿性关节炎并肺间质病变[J].中华中医药杂志，2010，25（4）：629-631.

[68]燕小宁，张娜.丹参下调早中期肺间质纤维化模型大鼠肺组织中 VEGF 的表达[J].临床医药实践，2015，24（6）：438-441.

[69]刘新年.当归注射液辨治对肺纤维化患者肺组织影响的临床研究[J].中国中医基础杂志，2014，20（3）：351-352.

[70]罗文哲，王建杰，乔晓峰，等.川芎嗪对类风湿关节炎所致肺功能损伤的调整作用[J].中国老年学杂志，2014，34（3）：701-702.

[71]李松伟，郭洪涛，王子华，等.雷公藤多苷治疗类风湿关节炎肺间质病变的临床研究[J].中华中医药学刊，2017，35（7）：1662-1664.

[72]Zhu X, Zhang J, Huo R, et al. Evaluation of the efficacy and safety of different Tripterygium preparations on collagen-induced arthritis in rats Author links open overlay panel[J]. Journal of Ethnopharmacology, 2014, 158, Part A: 283-290.

[73] 周荣伟, 穆冰瑶, 赵丽珂, 等. 昆仙胶囊对博来霉素诱导的肺间质纤维化小鼠病理及血清细胞因子的影响 [J]. 中国药物与临床, 2017, 17（10）: 1427-1430.

[74] 蒋明, DAVID Yu, 林孝义, 等. 中华风湿病学 [M]. 北京: 华夏出版社, 2004.

[75] Ntatsaki E, Mooney J, Scott DG, et al. Systemic rheumatoid vasculitis in the era of modernimmunosuppressive therapy[J]. Rheumatology（Oxford）, 2014, 53（1）: 145-152.

[76] Makol A, Crowson CS, Wetter DA, et al. Vasculitis associated with rheumatoid arthritis: a case-control study[J]. Rheumatology（Oxford）, 2014, 53（5）: 890-899.

[77] 赵文修, 苏晓, 夏嘉, 等. 类风湿关节炎并发血管炎从络辨治探析 [J]. 现代中西医结合杂志, 2016, 25（6）: 654-656.

[78] 唐瑛, 闫颖, 赵庆. 试析类风湿关节炎的中医病情进展分期 [J]. 中国中医基础医学杂志, 2014, 20（7）: 930-931.

[79] 刘健, 朱艳, 曹云祥. 类风湿关节炎心脏病变的中医学病机探讨 [J]. 中医药临床杂志, 2011, 23（6）: 473-474.

[80] 赵文修, 苏晓, 夏嘉, 等. 类风湿关节炎并发血管炎从络辨治探析 [J]. 现代中西医结合杂志, 2016, 25（6）: 654-656.

[81] Avina-Zubieta JA, Thomas J, Sadatsafavi M, et al. Risk of incident cardiovascular events in patients with rheumatoid arthritis: a meta-analysis of observational studies[J]. Ann Rheum Dis, 2012, 71: 1524-1529.

[82] Myasoedova E, Crowson CS, Kremers HM, et al. Lipidparadox in rheumatoid arthritis: the impact of serum lipid measures and systemic

inflammation on the risk of cardiovascular disease[J]. Ann Rheum Dis, 2011, 70（3）：482-487.

[83] Crowson CS, Myasoedova E, Davis JM.Increased prevalence of metabolic syndrome associated with rheumatoid arthritis in patients without clinical cardiovascular disease[J]. J Rheumatol, 2011, 38（1）：29-35.

[84] Bartels CM, Bridges AJ. Rheumatoid vasculitis: vanishing menace or target for new treatments? [J] .Curr Rheumatol Rep, 2010, 12（6）：414-419.

[85] 王承德，沈丕安，胡荫奇.实用中医风湿病学 [M] .2 版.北京：人民卫生出版社，2012.

[86] 焦树德，路志正.实用中医心病学 [M]. 北京：人民卫生出版社，2001.

[87] 沈绍功，王承德，闫希军.中医心病诊断疗效标准与用药规范 [M]. 北京：北京出版社，2002.

[88] 沈绍功，王承德，韩学杰.中医心病治法大全 [M]. 北京：中国中医药出版社，2005.

[89] 陈淑长.中医血管外科学 [M]. 北京：中国医药科技出版社，1993.

[90] 刘忠恕，姜相德，王家林.现代中医皮肤病学 [M]. 天津：天津科技翻译出版公司，1997.

（焦娟）

第五章

类风湿关节炎的西医治疗

一、治疗原则

类风湿关节炎的治疗目的在于减轻关节的炎症反应，抑制病变发展及骨破坏，尽可能保护关节和肌肉的功能及达到病情完全缓解。

本病的治疗原则应包括以下四个方面：①早期治疗。尽早应用慢作用抗风湿药（slow action antirheumatic drugs，SAARDs）或称缓解病变的抗风湿药（disease modifying antirheumatic drugs，DMARDs），以控制类风湿关节炎病变的进展。②联合用药。联合应用两种以上慢作用抗风湿药可抑制免疫或炎症损伤的不同环节，产生更好的治疗作用。③方案个体化。应根据患者的病情特点、对药物的反应及副作用等选择个体化治疗方案，国内学者提出持续积极治疗策略（prolonged intensive therapy，PRINT），对于提高临床缓解率具有重要意义。④功能锻炼。在全身治疗的同时，应强调关节的功能活动。

在治疗策略上，目前公认应注重达标治疗（treat-to-target）。治疗目标为达到临床缓解或至少低活动度，密切监测病情，3个月病情无改善或6个月不能达标的患者，应调整为更积极的治疗方案。常用评价临床缓解的指标包括DAS28、SDAI、CDAI、ACR/EULAR Boolean、CliDR等。不同缓解指标严格程度不同，具体哪种缓解指标临床最实用，目前尚无定论。

RA治疗措施主要包括一般治疗、药物和外科治疗。

二、治疗药物

为达到临床缓解或低疾病活动度，选择合理的个体化治疗方案和治疗药物至关重要。目前RA常用的药物如下。

1. 非甾体类抗炎药（NSAIDs）

NSAIDs是一大类化学结构各不相同的抗炎止痛药，其主要机制是抑制炎症部位的环氧化酶活性，减少前列腺素（PG）的合成，此外，还通过抑制脂氧酶，抑制中性粒细胞的聚集、粘连和酶的释放，抑制淋巴细胞转化及抑制细胞因子产生等多种途径发挥抗炎、镇痛和解热作用。在RA的治疗中，NSAIDs 起到缓解症状的作用，起效快，但不能控制病情的发展，不能抑制骨破坏的进展。

根据化学结构、对环氧化酶（COX）的抑制作用及半衰期长短不同，可将 NSAIDs 分为不同类别。具体分类如下。

（1）根据化学结构分类

①水杨酸类：阿司匹林（aspirin）、双氟尼酸（diflunisal）、水杨酸钠（sodium salicylate）。

②丙酸类：布洛芬（ibuprofen）、萘普生（naproxen）、芬布芬（fenbufen）、酮基布洛芬（ketoprofen）、洛索洛芬（loxoprofen）、噁丙嗪（oxaprozin）。

③苯乙酸类：双氯芬酸（diclofenac）、醋氯芬酸（aceclofenac）。

④吲哚乙酸类：吲哚美辛（indometacin）、舒林酸（sulindac）、阿西美辛（acemetacin）、依托度酸（etodolac）。

⑤吡咯乙酸类：托美丁（tolmetin）。

⑥吡唑酮类：保泰松（phenybutazone）、羟基保泰松（oxyphenbutazone）。

⑦昔康类：吡罗昔康（piroxicam）、美洛昔康（meloxicam）、伊索昔康（isoxicam）、氯诺昔康（lornoxicam）。

⑧昔布类：塞来昔布（celecoxib）、罗非昔布（rofecoxib）。

⑨其他：尼美舒利（nimesulide）、萘丁美酮（nabumetone）。

（2）根据对环氧化酶的抑制作用分类

① COX-1 特异性抑制的药物：如小剂量阿司匹林。

② COX 非特异性抑制的药物：如吲哚美辛、吡罗昔康、萘普生、布洛芬、双氯芬酸等。

③ COX-2 选择性抑制的药物：如美洛昔康、萘丁美酮、尼美舒利、依托度酸。

④ COX-2 特异性抑制的药物：如塞来昔布、依托考昔。

（3）根据半衰期长短分类

①短半衰期的，仅 0.25 ～ 4 小时，如阿司匹林、双氯芬酸、布洛芬。

这些药物每日需要服用 3 ～ 4 次。

②中等半衰期的，在 14 小时左右，如萘普生、舒林酸、塞来昔布。这些药物每日需服用 2 次。

③长半衰期的，可达 20 小时左右，如萘丁美酮、美洛昔康、吡罗昔康。每日只需服用一次。

根据不同 NSAIDs 的特点选择用药及剂量非常重要。关于 NSAIDs 在 RA 治疗中使用的共识是：①注重 NSAIDs 的种类、剂量和剂型的个体化；②尽可能用最低有效量、短疗程；③一般先选用一种 NSAIDs，应用数日至一周无明显疗效时再换用另一种制剂，避免同时服用两种或两种以上 NSAIDs；④对有消化性溃疡病史者，宜选择性 COX-2 抑制剂或其他 NSAIDs 加质子泵抑制剂；⑤老年人可选用半衰期短或较小剂量的 NSAIDs；⑥心血管高危人群应谨慎选用 NSAIDs，如需使用建议选用对乙酰氨基酚或萘普生；⑦肾功能不全者应慎用 NSAIDs；⑧注意血常规和肝肾功能的定期监测。常用 NSAIDs 见表 5-1。

表 5-1　治疗类风湿关节炎的主要 NSAIDs

分类	英文	半衰期（小时）	最大剂量（mg/d）	每次剂量（mg）	次/日
丙酸类					
布洛芬	ibuprofen	1.8	2400	400 ～ 600	3
洛索洛芬	loxoprofen	1.2	180	60	3
精氨洛芬	ibuprofen arginine	1.5 ～ 2	1.2	0.2	3
酮洛芬	ketoprofen	3	200	50	3
萘普生	naproxen	13	1500	250 ～ 500	2
苯乙酸类					
双氯芬酸	diclofenac	2	150	25 ～ 50	3
吲哚乙酸类					
吲哚美辛	indometacin	4.5	150	25 ～ 50	3
舒林酸	sulindac	18	400	200	2

续表

分类	英文	半衰期（小时）	最大剂量（mg/d）	每次剂量（mg）	次/日
阿西美辛	acemetacin	3	180	30～60	3
吡喃羧酸类					
依托度酸	etodolac	7.3	1200	200～400	3
非酸性类					
萘丁美酮	nabumetone	24	2000	1000	1
昔康类					
吡罗昔康	piroxicam	50	20	20	1
氯诺昔康	lornoxicam	4	16	8	2
美洛昔康	meloxicam	20	15	7.5～15	1
磺酰苯胺类					
尼美舒利	nimesulide	2～5	400	100～200	2
昔布类					
塞来昔布	celecoxib	11	400	100～200	2
依托考昔	etoricoxib	22	120	120	1

注：摘自2010年中华医学会风湿病学分会《类风湿关节炎诊断及治疗指南》。

2. 改善病情的抗风湿药（DMARDs）

该类药物可延缓或控制病情的进展，阻止关节侵蚀及畸形发生，故称改善病情的抗风湿药。其包括3类：①传统合成DMARDs（csDMARDs）：特点是起效慢，一般1～3个月起效，故又称慢作用抗风湿药（SAARDs），包括甲氨蝶呤（MTX）、来氟米特、柳氮磺吡啶等。②生物DMARDs（bDMARDs）：又可分为生物原研DMARDs（biological originator DMARDs，boDMARDs）和生物类似物DMARDs（biosimilar DMARDs，bsDMARDs）。bDMARDs指TNF-α抑制剂、抗IL-6单抗、抗CD20单抗等。这些生物DMARDs的特点是起效快，能够快速控制RA病情进展，阻止关节侵蚀和畸形。③靶向合成DMARDs（targeted synthetic DMARDs， tsDMARDs）：JAK3 抑制剂托法替布。

对于 RA 患者应强调早期应用 DMARDs。病情较重、有多关节受累、伴有关节外表现或早期出现关节破坏等预后不良因素者应考虑 DMARDs 的联合应用。可用于治疗 RA 的 DMARDs 如表 5-2 所示。

（1）传统合成 DMARDs

①甲氨蝶呤（methotrexate，MTX）：从 20 世纪 70 年代开始用于 RA 治疗以来，MTX 逐渐成为 RA 治疗的锚定药（anchor drug），是 RA 起始及维持治疗的首选和联合治疗的基石。常用剂量为每周 7.5 ～ 20mg，口服、皮下或肌内注射。常见的不良反应有恶心、口腔溃疡、脱发、皮疹及肝损害，少数出现骨髓抑制，偶见肺间质病变。适当补充叶酸可减轻 MTX 引起的恶心、黏膜溃疡等不良反应，一般每周 5mg 即可。

②来氟米特（leflunomide，LEF）：作用机制为通过抑制二氢乳清酸脱氢酶，抑制嘧啶核苷酸的从头合成，从而抑制 T 细胞、B 细胞的增殖。近年来，LEF 在 RA 治疗中的地位逐渐提高。临床研究显示，LEF 与 MTX 疗效相当，均能抑制 RA 影像学进展，因此可作为 MTX 的替代药物或用于 MTX 不耐受或有禁忌时。常用剂量为 10 ～ 20mg/ 日，口服。主要不良反应有腹泻、瘙痒、高血压、肝酶增高、皮疹、脱发和白细胞下降等。药物诱发间质性肺损害的发生率小于 0.1%。因有致畸作用，建议用药期间避孕。

③柳氮磺吡啶（sulfasalazine，SSZ）：用于 RA 治疗已有 70 余年的历史。目前多用于 RA 联合治疗。常用剂量每日 2000 ～ 3000mg，从小剂量逐渐加量有助于减少不良反应。可每次口服 250 ～ 500mg 开始，3 次 / 日，之后渐增至 750mg，3 次 / 日。如疗效不明显可增至每日 3g，一般服用 4 ～ 8 周后起效。主要副作用有胃肠道反应、皮疹、转氨酶增高，偶有白细胞、血小板减少，对磺胺过敏者慎用。

④抗疟药（antimalarials）：可用于轻症无预后不良因素的 RA 患者或与其他 DMARDs 联合治疗。临床常用羟氯喹（HCQ），该药起效缓慢，服用后 2 ～ 3 个月见效。用法为每次 200mg，2 次 / 日。该药总体不良反应少，

但需注意眼安全性。在每日最大剂量不超过 5mg/kg（体重）情况下，发生视网膜损害的风险低。HCQ 使用前应进行眼科筛查，包括视野检查和 / 或光学相干断层扫描。视网膜病变高危因素包括羟氯喹累积剂量达到 1000g、服用 HCQ 超过 7 年、肥胖、严重肝肾疾病或高龄以及既往存在视网膜、黄斑病变或白内障。对于有视网膜病变高危因素的患者，应每年进行 1 次眼底检查；没有视网膜毒性高危因素的患者，使用 5 年后也应每年进行眼科筛查。此外，HCQ 少见不良反应还包括过敏、皮肤色素沉着和心脏传导异常。

⑤环孢素 A（cyclosporin A，CsA）：常用剂量为每日 1 ～ 3mg/kg。研究显示，其与 MTX 合用的效果优于 MTX 单用。与其他免疫抑制剂相比，Cs A 的主要优点为很少有骨髓抑制，可用于病情较重或病程长及有预后不良因素的 RA 患者。主要不良反应有高血压、肝肾毒性、胃肠道反应、齿龈增生及多毛等。不良反应的严重程度、持续时间均与剂量和血药浓度有关。

⑥艾拉莫德：是我国研发上市的新型 DMARDs，其 RA 治疗机制可能与作用于 B 细胞，减少免疫球蛋白的生成，同时抑制炎症因子 TNF、IL-1 和 IL-6R 的表达有关。研究显示，艾拉莫德单用或与 MTX 合用治疗 RA 安全且有效。常用剂量为每次 25mg，2 次 / 日。主要不良反应包括肝功能异常、大便潜血、食欲减退、腹胀、腹痛、血尿、蛋白尿、口炎、头晕、味觉障碍等。

⑦米诺环素：作用机制可能是抑制基质金属蛋白酶（MMP）的生物合成和活性。研究显示，米诺环素治疗 RA 有效，且疗效优于羟氯喹。常用剂量为每次 100mg，1 ～ 2 次 / 日。主要不良反应包括头昏、眩晕及肝毒性。此外，有报道显示米诺环素可能出现狼疮样综合征的表现，包括关节炎、皮疹、发热及自身抗体阳性等，用药过程应密切监测。

⑧其他：金诺芬（auranofin）初始剂量为每日 3mg，2 周后增至每日 6mg 维持治疗。常见的不良反应有腹泻、瘙痒、口炎、肝肾损伤、白细胞减少等。硫唑嘌呤（azathioprine，AZA）常用剂量为每日 1 ～ 2mg/kg，一般每日 100 ～ 150mg。不良反应有恶心、呕吐、脱发、皮疹、肝

损害、骨髓抑制。青霉胺（D-penicillamine，D-pen）起始用量在每日125～250mg，几个月内逐渐加到最大剂量每日 750～1500mg，但由于该剂量副作用发生率高，多数患者无法耐受。上述药物均可用于 RA 治疗，但起效慢、作用弱、副作用相对较多，随着生物制剂及新型 DMARDs 的广泛应用，这些药物已很少用于 RA 患者治疗。当其他药物不能耐受或无效时，才考虑上述药物的应用。

表 5-2　治疗类风湿关节炎的传统合成 DMARDs

药物	起效时间（月）	常用剂量（mg）	给药途径	毒性反应
甲氨蝶呤	1～2	7.5～20mg/w	口服，肌注，静注	胃肠道症状、口腔炎、皮疹、脱发、骨髓抑制、肝脏毒性，偶有肺间质病变
柳氮磺吡啶	1～2	500～1000mg, tid	口服	皮疹、胃肠道反应，偶有骨髓抑制。对磺胺过敏者不宜服用
来氟米特	1～2	10～20mg, qd	口服	腹泻、瘙痒、转氨酶升高、脱发、皮疹
氯喹	2～4	250mg, qd	口服	头晕、头痛、皮疹、视网膜毒性，偶有心肌损害，禁用于窦房结功能不全、传导阻滞者
羟氯喹	2～4	200mg, bid	口服	偶有皮疹、腹泻、视网膜毒性
金诺芬	4～6	3mg, qd-bid	口服	口腔炎、皮疹、腹泻、骨髓抑制，偶有蛋白尿
硫唑嘌呤	2～3	50～150mg, qd	口服	胃肠道症状、肝功能异常、骨髓抑制
青霉胺	3～6	250～750mg, qd	口服	皮疹、口腔炎、味觉障碍、蛋白尿等
环孢素 A	2～4	1～3mg/（kg·d）	口服	胃肠道反应、高血压、肝肾损害、齿龈增生和多毛等
环磷酰胺	1～2	1～2mg/（kg·d）400mg/（2～4）w	口服，静注	恶心、呕吐、骨髓抑制、肝功损害、脱发、性腺抑制等

注：摘自中华医学会风湿病学分会《类风湿关节炎诊断及治疗指南》。

（2）生物 DMARDs

①TNF-α 抑制剂：依那西普（etanercept）是第一种被美国食品药品监督管理局（FDA）批准用于 RA 治疗的 TNF-α 抑制剂，是可溶性人 TNF 受体 p75 链与人 IgG1 的 Fc 段融合的蛋白。推荐剂量和用法是：每次 25mg，皮下注射，每周 2 次；或每次 50mg，每周 1 次。英利昔单抗（infliximab）为人鼠嵌合型抗 TNF 单抗，推荐剂量为每次 3mg/kg，第 0、2、6 周各 1 次，之后每 4 ～ 8 周 1 次。阿达木单抗（adalimumab）是全人源的 TNF 单抗，推荐每次 40mg，皮下注射，每 2 周 1 次。与传统 DMARDs 相比，TNF-α 抑制剂的主要特点是起效快，总体耐受性好，可以有效抑制骨破坏的进展。研究显示，上述 TNF-α 抑制剂与 MTX 合用可以明显改善 RA 患者病情，抑制骨侵蚀。这类制剂对血象、肝肾功能及胃肠道影响较小，主要不良反应包括注射部位反应或输液反应，可能增加感染和肿瘤的风险，偶有药物诱导的狼疮样综合征及脱髓鞘病变等。用药前应进行结核筛查，除外活动性感染和肿瘤。

②IL-1 拮抗剂：阿那白滞素（anakinra）推荐剂量为每天 100mg，皮下注射。研究显示，其单用或与其他 DMARDs 联用均有效、安全性好，但疗效可能弱于 TNF-α 拮抗剂且费用较高，因此不常用于 RA 治疗。

③IL-6 拮抗剂（tocilizumab）：主要用于中重度 RA，对 TNF-α 拮抗剂反应欠佳的患者可能有效。推荐的用法是 4 ～ 10mg/kg，静脉输注，每 4 周给药 1 次。常见的不良反应是白细胞下降和转氨酶升高、感染等。

④抗 CD20 单抗：利妥昔单抗（rituxiamb）主要用于 TNF-α 拮抗剂疗效欠佳的活动性 RA。推荐剂量为静脉输注 500 ～ 1000mg，两周后重复一次。根据病情可在 6 ～ 12 个月后重复治疗。利妥昔单抗最常见的不良反应是输液反应，用药前静脉给予糖皮质激素可将输液反应的发生率和严重度降低。

⑤CTLA4-Ig：阿巴西普（abatacept）是 CTLA-4 和修饰过的 IgG1 的 Fc 段组成。研究显示，其能明显改善关节功能和减轻疼痛。目前主要用于治疗病情较重或 TNF-α 拮抗剂反应欠佳的患者。根据患者体重不同，

推荐剂量分别是 500mg（＜ 60kg）、750mg（60 ～ 100kg）、1000mg（＞ 100kg），分别在第 0、2、4 周经静脉给药，之后每 4 周注射 1 次。主要的不良反应是头痛、恶心，可能增加感染和肿瘤的发生率。

（3）靶向合成 DMARDs 托法替布（tofacitinib）是目前为止国内唯一一个批准用于 RA 治疗的小分子靶向药物。托法替布是一种新型小分子口服的 JAK3 抑制剂，主要阻断 JAK3、JAK1，轻度阻断 JAK2，抑制 IFN-γ、IL-6 等信号转导通路，同时抑制 Th1 细胞分化和 Th17 细胞增殖。在一项临床试验中，RA 患者接受托法替布每天 2 次口服 1mg、3mg、5mg、15mg 及阿达木单抗每 2 周 1 次皮下注射 40mg，结果显示，12 周后 ≥ 3mg 各治疗组患者 ACR20 反应率均高于安慰剂组和阿达木单抗组；治疗 24 周后托法替布剂量 ≥ 3mg 各治疗组患者 ACR50、ACR70 反应率和疾病活动度评分（DAS28）均与安慰剂组有明显统计学差异。不良反应多数轻微至中等强度，常见的不良反应有胃痛、鼻咽炎、转氨酶及血脂升高等。目前，托法替布已纳入 ACR 及 EULAR 关于 RA 的治疗指南。

自 JAK 抑制剂用于 RA 治疗研究以来，目前已有 6 个小分子靶向药物进入临床前或临床试验阶段。除托法替布外，巴瑞克替尼（baricitinib）已在美国和欧洲批准用于 RA 治疗，国内的 Ⅲ 期临床试验也已完成，peficitinib 的 Ⅲ 期国际多中心研究正在进行，有望在近年为中国 RA 治疗提供更多的小分子靶向药物选择。

（4）糖皮质激素 糖皮质激素（简称激素）能迅速改善关节肿痛和全身症状。在重症 RA 伴有心、肺或神经系统等受累的患者，可给予短效激素，其剂量依病情严重程度而定。激素的适应证为：①伴有血管炎等关节外表现的重症 RA。②不能耐受 NSAIDs 的 RA 患者作为"桥梁"治疗。③其他治疗方法效果不佳的 RA 患者。④伴局部激素治疗指征（可关节腔内注射）。关节腔注射激素有利于减轻关节炎症状，但过频的关节腔穿刺可能增加感染风险，并可发生类固醇晶体性关节炎，一般 1 年内不超过 4 次。

激素治疗 RA 的原则是小剂量、短疗程。使用激素必须同时应用 DMARDs。在激素治疗过程中，应补充钙剂和维生素 D 以防止骨质疏松。

3. RA 治疗的国际指南解读

随着 RA 诊断和治疗研究的不断进展，各国及国际组织关于 RA 的治疗指南和共识不断更新，最受临床关注的 RA 治疗指南来自欧洲抗风湿病联盟（EULAR）、美国风湿病学会（ACR）和亚太抗风湿病联盟（APLAR）三大主要国际组织。以下对最近更新的 2016 年 EULAR、2018 年 APLAR 指南的异同进行解读。

共同点：

（1）均建议一旦确诊 RA，应尽快开始 DMARDs 治疗。

（2）达到临床缓解，或低疾病活动度为治疗目标。

（3）甲氨蝶呤为首选。

（4）对于 MTX 不耐受或者禁忌，可考虑 LEF（来氟米特）或者 SASP（柳氮磺胺吡啶）。

（5）初始 csDMARDs 疗效不佳，无预后不良因素，可更换其他的 DMARDs。

（6）csDMARDs 治疗未达标，有预后不良因素，可考虑 bDMARDs 或 tsDMARDs。

（7）bDMARDs 和 tsDMARDs 应与 csDMARDs 联合使用。

（8）bDMARDs 或 tsDMARDs 疗效不佳时，可以更换其他 bDMARDs 或 tsDMARDs。

不同点：

（1）EULAR 指南强调了治疗方案应由患者与医生共同决策，以疾病活动度及其他因素为依据，应充分考虑个体化、医疗以及社会成本。

（2）APLAR 指南提出，患者如果不能耐受 MTX，来氟米特、柳氮磺胺吡啶可作为一线治疗，也可以考虑羟氯喹、艾拉莫德、布西拉明、环孢素、肌注金制剂或他克莫司，增加了传统 DMARDs 的选择。

（3）EULAR 指南提出激素的使用，在初始和更换 csDMARDs 时，可考虑不同剂量和途径的糖皮质激素，但应该尽快减量。APLAR 在这方面没有给出建议。

（4）EULAR 指南提出当患者对 csDMARDs 不耐受时，IL-6 抑制剂和 tsDMARDs 可能比 TNF 抑制剂更具优势。

（5）治疗调整方面，EULAR 建议密切监测疾病进展，每 1 ～ 3 个月进行随访；若 3 个月未改善、6 个月未达标，建议调整治疗方案。APLAR 提出靶向治疗 6 个月仍不能达到缓解或者低疾病活动度者，建议考虑调整靶向治疗方案。

（6）药物减量方面，EULAR 提出了减药顺序，即激素减量后，持续缓解者 bDMARDs 减量，如持续缓解，可考虑 csDMARDs 减量。APLAR 指南提出了减药的时间，对确诊的 RA 患者，特别是还同时联合使用 csDMARDs 治疗的患者，建议在疾病持续缓解至少 12 个月时才考虑靶向治疗的减停。

（7）APLAR 建议对高疾病活动度患者可考虑初始给予 csDMARDs 联合治疗。EULAR 指南建议初始给予单药治疗，不达标的患者再采用联合治疗方式。

（8）APLAR 指南对靶向治疗前的安全性评估给出了建议：启动靶向治疗之前，要评估者是否存在活动性感染，是否有淋巴细胞增生性疾病、皮肤肿瘤、疫苗接种、怀孕等情况（推荐 4）；启动靶向治疗前，所有患者要筛查是否存在如结核杆菌（TB）、乙型肝炎病毒（HBV）、丙型肝炎病毒（HCV）的感染，对存在活动性或潜伏性上述感染的患者应接受相应治疗（推荐 5）。

（9）APLAR 指南对疫苗接种的建议：①疫苗接种在靶向治疗开始前；②靶向治疗期间禁止接种活疫苗；可接种肺炎球菌和流感疫苗；HBV、HPV 和脑膜炎球菌的疫苗在合适的时机下可以接种。

（10）APLAR 指南建议所有接受靶向治疗的 RA 患者都应严密监测治疗相关毒性的不良反应。

（11）APLAR 指南对结核和乙肝等传染病的建议：对既往有结核或潜伏性结核的 RA 患者，靶向治疗优选非单抗类 TNF 抑制剂；对合并 HBV 感染的 RA 患者，除利妥昔单抗外其他靶向治疗均可使用。

（12）APLAR 提出，对既往患有实体癌并接受治疗的 RA 患者，靶向治疗可以使用，但需谨慎。对接受外科手术治疗的 RA 患者，推荐暂停使用靶向治疗，待伤口愈合良好再恢复使用。对于确诊 RA 的妊娠患者，如果病情不能控制，可考虑继续 TNF 抑制剂的治疗。

4. DMARDs 用药安全性

（1）实验室指标监测　在 DMARDs 给药前和治疗期间，定期进行实验室指标监测是保证用药安全的重要手段。2015 年 ACR 提出的传统 DMARDs 治疗期间监测推荐意见见表 5-3。

表 5-3　传统 DMARDs 治疗期间监测血常规及肝肾功的时间间隔

治疗药物	监测间隔		
	< 3 个月	3 ~ 6 个月	> 6 个月
羟氯喹	不需监测	不需监测	不需监测
来氟米特	2 ~ 4 周	8 ~ 12 周	12 周
甲氨蝶呤	2 ~ 4 周	8 ~ 12 周	12 周
柳氮磺吡啶	2 ~ 4 周	8 ~ 12 周	12 周

（2）使用生物制剂及托法替布前的结核筛查　在应用生物制剂及托法替布前，为排除活动性结核病及结核潜伏感染者，所有患者必须进行结核菌素皮肤试验或 IGRA 检查，阳性者需行胸部影像学检查，怀疑活动性结核者应进行痰结核杆菌检查加以确证。如排除活动性结核，考虑为结核潜伏感染，应预防性抗结核治疗至少 1 个月以上后开始生物制剂及托法替布治疗。如发现活动性结核，应经标准治疗后才能应用。既往有结核病史且已经接受标准治疗者无须再进行预防治疗，但需临床密切随访和每隔 3 个月查胸片。既往有未足量治疗结核史或结核疑似者，都应进行预防治疗。如临床急需治疗关节炎，应在结核标准治疗启动 2 个月后，并征得结核病专科医生的同意和建议，才可考虑应用生物制剂治疗。治疗中应加强对结核的监测。由于英夫利昔消除半衰期较长，应在停用后的 6 个月内继续进行结核监测。

（3）**合并心衰** TNF 抑制剂可加重心衰，不推荐用于射血分数 ≤ 50% 的患者，而非 TNF 生物制剂未见加重心衰的报道，对于 NYHA Ⅲ / Ⅳ 级或应用 TNF 抑制剂心衰加重的患者，传统 DMARDs 或非 TNF 生物制剂优于 TNF 抑制剂。

（4）**乙肝和丙肝** 美国肝病研究学会指南提出，对于乙肝患者，在应用免疫抑制剂治疗的同时应加用预防性抗病毒治疗。2015 年 ACR 指南提出，活动性乙肝感染且接受积极的抗病毒治疗者，治疗药物选择与非乙肝患者相同。对于 HBcAb 及 HBsAb 阳性而肝功正常者，生物制剂的治疗与其他患者相同，但应每 6 ～ 12 个月定期检测病毒载量。

对于丙肝患者 DMARDs 及生物制剂的使用，目前仍缺乏大样本随机对照研究结论。一项小样本随机对照研究显示，合并丙肝未抗病毒治疗的 RA 患者应用 MTX 或 TNF 抑制剂后病毒载量均未增加。但另一项小样本长期观察性研究报道，未抗病毒治疗的丙肝患者应用 TNF 抑制剂后病毒活性增加。对于合并丙肝的患者，风湿科医生应与消化科或肝病科医生共同决定是否需要抗病毒治疗，尽可能降低免疫抑制剂的用量或选择相对安全的DMARDs（如柳氮磺吡啶、羟氯喹等）。在积极抗病毒的基础上，合并丙肝的 RA 患者 DMARDs 的治疗选择应与非丙肝患者相同。

（5）**肿瘤** 目前的观察性研究数据库和病例对照研究显示，TNF 拮抗剂治疗不增加实体瘤发生的风险，但早期的两个荟萃分析提示英夫利昔单抗和阿达木单抗可能会增加黑色素皮肤瘤的风险。托法替布对肿瘤的影响尚缺乏可靠数据。对于合并皮肤癌的 RA 患者，传统 DMARDs 为首选。但对于经治的低分化黑色素皮肤瘤或非黑色素瘤皮肤癌，当病情仍中高度活动时，在与皮肤科医生共同监测的情况下，仍可考虑应用生物制剂。

目前的资料显示使用 TNF 拮抗剂的 RA 患者发生淋巴瘤（尤其是非霍奇金淋巴瘤）的风险增加 2 ～ 5 倍。对于经治的淋巴细胞增殖性疾病，首选利妥昔单抗。

有证据显示，TNF 拮抗剂不导致原有实体瘤复发。目前专家共识认为，对于既往有经治的实体瘤患者，治疗选择同无实体瘤患者。

（6）既往严重感染 对于既往有严重感染的患者，传统 DMARDs 优于 TNF 抑制剂。有研究显示，在感染发生率上，阿巴西普也优于 TNF 抑制剂。

三、治疗的研究进展

随着基础免疫学的快速进展，目前针对 RA 的新型生物制剂、基因治疗、干细胞治疗、肽疫苗等的研究也得到快速发展。

1. 新型细胞因子及辅助因子抑制剂

随着对 RA 发病机制的认识进展，新的治疗靶点带动一系列新型生物制剂及小分子靶向药物不断涌现，为 RA 患者带来新的希望。

近年来的研究证实，IL-17 是 RA 发病机制中的主要致炎细胞因子。IL-17 的增加可增加关节炎症的严重程度。抗 IL-17 抗体可延缓 CIA 的发生。临床研究显示，抗 IL-17A 抗体 secukinumab 与安慰剂相比可降低患者病情活动度，但未获得 ACR20 缓解，其在 RA 中的治疗作用还有待证实。

表 5-4 列出了目前处于临床前或临床试验阶段的新型生物制剂或小分子靶向药物，这些药物的进一步研究有望为 RA 患者找到新的治疗方法。

表 5-4 临床前或临床试验阶段的新药

名称	靶点
激酶抑制剂	
fostamatinib	SYK 抑制剂
P505-15	SYK 抑制剂
BMS-582949	p38a MAP 激酶抑制剂
KR-003048	p38a MAP 激酶抑制剂
pamapimod	p38a MAP 激酶抑制剂
ibrutinib（PCI-32765）	Btk 抑制剂
CC-292	Btk 抑制剂
GDC-0834	Btk 抑制剂
RN486	Btk 抑制剂

名称	靶点
GM-CSF抑制剂	
mavrilimumab	人抗 GMCSFR-a 抗体
MOR103	人抗 GM-CSF 抗体
IL-17抑制剂	
secukinumab（AIN457）	人抗 IL-17A 抗体
ixekizumab（LY2439821）	人抗 IL-17A 抗体
IL-20 抑制剂	
NNC0109-0012	human anti-IL-20 antibody
B cell 抑制剂	
ofatumumab	人抗 CD20 抗体
anti-CD79b 抗体	鼠抗 CD79b 抗体
IL-6抑制剂	
ALX-0061	人抗 IL-6R 纳体
sarilumab	人抗 L-6R 抗体
sirukumab	人抗 IL-6 抗体
MR16-1	鼠抗 IL-6R 抗体
LMT-28	合成的 IL-6R 抑制剂
其他	
apremilast	PDE4 抑制剂
rebamipide	2（1H）- 喹啉酮氨基酸类似物
resveratrol	小分子多酚化合物
ABT-737	Bcl-2 家族拮抗剂

2. 间充质干细胞治疗

间充质干细胞是一种多能分化潜能的体细胞来源的干细胞，在特定的体内外微环境条件下，能够诱导分化成为各种中胚层的组织细胞。间质干细胞主要分布于骨髓和脂肪组织中，也可从脐带血、滑膜组织中分离出来，外周血中亦存在少量间质干细胞。由于该细胞具有非特异性的免疫抑制和抗增殖作用，目前已试用于风湿病的治疗。研究显示，间充质干细胞治疗可抑制胶原诱导关节炎的发展，抑制 T 淋巴细胞增殖，降低血清中的炎性细胞因子水平，并可诱导抗原特异性调节 T 细胞的产生，延缓骨和软骨损伤。目前证据显示，间充质干细胞治疗可能是一种安全有效的新方法，其临床效果和不良反应以及操作规范化问题尚需更多研究评价。

3.HLA–DRB1 特异性结合肽

抗原特异性 T 细胞的激活是启动 RA 自身免疫应答的中心环节，而 HLA–DR、抗原肽和 T 细胞受体三者之间的相互识别以及三分子复合物的形成是 T 细胞激活的第一信号。通过改变 RA 相关抗原肽的 HLA 或 TCR 结合位点设计合成的 HLA–DRB1 特异性结合肽，可干扰 HLA–DRB1 对抗原肽的提呈，从而抑制 T 细胞活化，抑制 RA 发病。研究证明，RA 自身抗原Ⅱ型胶原或流感病毒血凝素来源的 HLA–DRB1 特异性非 T 细胞激活肽可抑制 RA 患者自身反应性 T 细胞的激活，抑制胶原性关节炎的发生和发展，可能成为 RA 的一种新免疫治疗方法。目前，基于这一理论研发的Ⅱ型胶原变构肽已完成临床前研究，作为Ⅰ类新药获批进入Ⅰ期临床试验。

（李茹　苏茵）

第六章

类风湿关节炎的
常用中药与方剂

第一节　常用中药

中医药治疗类风湿关节炎有着悠久的历史和文化，是我国的创举。中医药的独特优势是将机体作为一个统一的有机整体，治疗从整体功能出发，对人体进行辨证论治。由于中医药治疗是在调节机体内部平衡，以提高机体抗病能力的原则下进行辨证论治，其对机体正常功能影响小，不良反应较少，因此，越来越受到广大类风湿关节炎患者的青睐。

1. 雷公藤

雷公藤系卫矛科雷公藤属木质藤本植物的木质部或根。

【性味归经】苦、辛，寒；有大毒。归肝、肾经。

【功效主治】祛风除湿，活血通络，消肿止痛，杀虫解毒。主治类风湿关节炎、风湿性关节炎、红斑狼疮及其他结缔组织疾病。对于各型肾炎、麻风病、疥疮、顽癣等均有一定疗效。

【用法用量】常用量 10 ～ 25g（带根皮者减量），水煎服，文火煎 1 ～ 2 小时。外敷不可超过半小时，以免起疱。

【使用注意】内脏有器质性病变及白细胞减少者慎服，孕妇禁用，哺乳期妇女禁用，因雷公藤能通过乳汁影响胎儿。未生育患者慎用，雷公藤长期使用可以使男性精子生成受阻，影响精子发育，导致不育；使女性月经紊乱，甚至闭经。服药期间应定期复查血尿常规及肝肾功能。

【现代研究】

①化学成分：雷公藤的化学成分较多且复杂，主要含生物碱类如雷公藤春碱、二萜类雷公藤内酯醇、三萜类雷公藤红素等。

②药理作用：雷公藤有抗炎、镇痛、抑制免疫、抗肿瘤、抗生育作用；有降低血液黏滞性、抗凝、纠正纤溶障碍、改善循环的作用；有促进肾上腺合成皮质激素样作用；对免疫系统主要表现为抑制作用。研究表明，雷公藤及其主要成分可以显著抑制二甲苯或巴豆油致耳肿胀，减轻大鼠佐剂性关节炎的足肿胀度，降低蛋清或角叉菜胶所致大鼠足肿胀的肿胀度。作

用机理可能与抑制一系列重要的细胞因子，如 TNF-α、IL-2、IL-6、IL-8 等，与黏附分子如 VCAM、ICAM 等的表达相关。研究发现，雷公藤可通过调节 Th1/Th2 的比值来达到调节机体免疫功能的作用。研究发现，雷公藤多苷、雷公藤甲素、雷公藤红素能上调 OPG，抑制 RANKL 而发挥骨保护作用；雷公藤内酯醇可明显降低滑膜组织中 bFGF 的表达，下调 AA 大鼠关节腔滑液水平的表达，抑制大鼠滑膜中新生血管的生成，抑制滑膜细胞的增殖。

2. 青风藤

青风藤为防己科植物青藤及毛青藤的干燥藤茎。

【性味归经】苦、辛，平。归肝、脾经。

【功效主治】祛风湿，通经络，利小便。本品有较强的祛风湿，通经络作用。治风湿痹痛，伴有关节肿胀或麻木，单用即效，亦常与防风、防己、红藤、桂枝等同用；肩臂痛可配姜黄、羌活等；腰膝痛可伍独活、牛膝等。

【用法用量】煎服，6～12g。外用适量。

【古籍摘要】

①《本草纲目》："治风湿流注，历节鹤膝，麻痹瘙痒，损伤疮肿，入酒药中用。"

②《本草汇言》："青风藤，散风寒湿痹之药也，能舒筋活血，正骨利髓，故风病软弱无力，并劲强偏废之证。久服常服，大建奇功。"

【现代研究】

①化学成分：青风藤主要含挥发油、生物碱类、脂类、甾醇类等成分，其中生物碱为祛风止痛的主要有效成分。

②药理作用：青风藤生物碱类具有镇痛、抗炎、免疫抑制与免疫调节等作用。有研究表明青藤碱能显著抑制与 CD147、MMP-2、MMP-9 相关的细胞迁移和侵袭能力，并提出这可能是其治疗 RA 的机制；青藤碱（SIN）能有效减少滑膜炎性因子 TNF-α 的表达，改善其病理改变，从而缓解佐剂性关节炎大鼠关节疼痛；研究发现 SIN 可呈剂量依赖性抑制 TNF-α、IL-1β、IL-6 等炎症因子的释放；青藤碱还能抑制活性氧（ROS）

223

的产生；降低 NF-κB 信号通路的活化，抑制小胶质细胞活化介导的炎症反应，从而部分改善脑出血（ICH）所致的脑损伤。SIN 对免疫抑制的作用机理可能是通过调控 T 细胞与 Th17 细胞在肠淋巴结内的出现频率，并促使淋巴细胞（尤其是 T 细胞）从肠道到关节的转运，从而起到抗 RA 的作用。

3. 络石藤

络石藤为夹竹桃科植物络石藤的干燥带叶藤茎。

【性味归经】苦，微寒。归心、肝、肾经。

【功效主治】祛风通络，凉血消肿。本品尤宜于风湿热痹，筋脉拘挛，腰膝酸痛者，每与忍冬藤、秦艽、地龙等配伍。本品入心肝血分，味苦性微寒，能清热凉血，利咽消肿，故可用于热毒壅盛之喉痹、痈肿。本品能通经络，凉血而消肿止痛。治跌仆损伤，瘀滞肿痛，可与伸筋草、透骨草、桃仁等同用。

【用法用量】煎服，6～12g。外用适量，鲜品捣敷。

【古籍摘要】

①《本草纲目》："络石，气味平和，其功主筋骨关节风热痈肿。"

②《要药分剂》："络石之功，专于舒筋活络，凡病人筋脉拘挛不宜伸屈者，服之无不获效。"

【现代研究】

①化学成分：络石藤主要含有黄酮类及其苷类化合物、木质素类、三萜类化合物等。

②药理作用：络石藤具有抗疲劳、抗氧化、抗肿瘤、抗炎镇痛的药理作用。络石藤总黄酮高剂量组对 Xyl 引起的小鼠耳肿胀、CAR 引起的大鼠足趾肿胀有明显抑制作用，与空白对照组（生理盐水组）相比存在显著性差异（$P < 0.01$）；络石藤总黄酮高剂量组能明显提高小鼠热板反应的痛阈值，显著减少由 HAc 引起的小鼠扭体次数，且效果与阿司匹林相当。

4. 海风藤

海风藤为胡椒科植物风藤的干燥藤茎。

【性味归经】辛、苦，微温。归心、肝经。

【功效主治】祛风湿，通络止痛。本品辛散、苦燥、温通，为治风寒湿痹、肢节疼痛、筋脉拘挛、屈伸不利的常用药，每与羌活、独活、桂心、当归等配伍，如《蠲痹汤》。本品能通络止痛，治跌打损伤，瘀肿疼痛，可与三七、土鳖虫、红花等配伍。

【用法用量】煎服，6～12g。外用适量，鲜品捣敷。

【古籍摘要】

《本草再新》："行经络，和血脉，理气宽中，下湿除风，理腰脚气，治疝，安胎。"

【现代研究】

①化学成分：海风藤中分离的化学成分主要有木脂素类、挥发油、生物碱类、黄酮类、环氧化合物及其他类化合物。

②药理作用：海风藤具有抑制血小板活化的作用。海风藤具有抗炎、镇痛作用，体外研究表明，海风藤提取成分能通过抑制 COX-1 和 5-LOX 减少前列腺素（PG）和白细胞三烯的生物合成，海风藤酮对急性胰腺炎合并肺损伤大鼠炎症介质 PAF、TNF-α、IL-6 均有明显的抑制作用。海风藤还具有保护局部缺血组织损伤及抗氧化活性的作用，海风藤中分离得到的化合物 piperlactam S 可对铜诱导的 LDL 过氧化有抑制作用，对 H_2O_2/$FeSO_4$ 介导的血管内皮氧化损伤也有较好的保护作用。

5. 伸筋草

伸筋草为石松科植物石松的干燥全草。

【性味归经】微苦、辛，温。归肝经。

【功效主治】祛风湿，舒经活络。本品辛散苦燥，入肝尤善通经络。用于风寒湿痹，肢体麻木，关节酸痛，屈伸不利。本品可单用煎服，治风湿筋骨痛（《岭南采药录》）；或与黄芪、五加皮、威灵仙等同用，治腰膝冷痛，肌肤不仁（《本草拾遗》）；或与寻骨风、威灵仙等同用，治肌肉痿软，筋脉拘急。

【用法用量】煎服，3～12g。外用适量。孕妇慎服。

【古籍摘要】

①《本草拾遗》："主久患风痹，腰膝冷痛，皮肤不仁，气力衰竭。"

②《生草药性备要》："用其根治气结疼痛，损伤，金疮内伤，祛痰止咳，消肿，祛风湿。"

【现代研究】

①化学成分：伸筋草主要含生物碱类、三萜类，此外还含有少量蒽醌类成分及挥发油等。

②药理作用：伸筋草有多种药理作用，如抗炎、镇痛、抗菌、抑制乙酰胆碱酯酶活性等。相关研究发现伸筋草乙醇、正丁醇提取物能有效降低大鼠血清中 RF 和 IgA 的量，乙醇提取物高剂量时能降低 IgM 的量，且无明显的副作用。有学者研究了伸筋草乙醇提取物对佐剂性关节炎大鼠 RF 因子和血清细胞因子如白细胞介素（IL）–1β、IL–6 及肿瘤坏死因子 – α（TNF– α）的作用，ELISA 法和放射性免疫法检测结果表明其均可使模型组 RF 和 IL–1B、IL–6、TNF– α 水平显著降低，提示伸筋草乙醇提取物可能是通过调节细胞因子的水平抑制 RF，从而达到治疗或减轻类风湿关节炎的目的。伸筋草还具有清除活性氧自由基抗氧化的作用。

6. 海桐皮

海桐皮为豆科植物刺桐或乔木刺桐的干燥干皮或根皮。

【性味归经】苦、辛，平。归肝经。

【功效主治】祛风湿，通络止痛，杀虫止痒。本品辛能散风，苦能燥湿，主入肝经。尤善治下肢关节痹痛，四肢拘挛，腰膝酸痛，或麻痹不仁，常与丹参、肉桂、附子、防己等配伍，如海桐皮汤（《圣济总录》）。本品能杀虫，故可治疥癣、湿疹瘙痒，可单用或配蛇床子、苦参、土茯苓、黄柏等煎汤外洗或内服。

【用法用量】煎服，5 ～ 15g；或酒浸服。外用适量。

【古籍摘要】

①《海药本草》："主腰脚不遂，顽痹，腿膝疼痛，霍乱，赤白泻痢，血痢，疥癣。"

②《本草纲目》："能行经络，达病所，又入血分及祛风杀虫。"

【现代研究】

①化学成分：海桐皮主要含有刺桐文碱、水苏碱、刺桐特灵碱等生物碱类，以及异补骨脂双氢黄酮、菜豆素、油菜素甾醇，还含有植物凝血素。

②药理作用：海桐皮对心血管系统具有强心、降压的作用。海桐皮还具有明显的抗炎作用，对非黏膜性、非感染性的炎症有显著疗效；对小鼠棉球性肉芽增生有极显著的抑制作用；对二甲苯所致小鼠耳部炎症肿胀有较弱的抑制作用。海桐皮具有抗菌、抗真菌的作用，还具有镇静、镇痛的作用。

7. 豨莶草

豨莶草为菊科植豨莶、腺梗豨莶或毛梗豨莶的干燥地上部分。

【性味归经】辛、苦，寒。归肝、肾经。

【功效主治】祛风湿，利关节，清热解毒。本品辛能祛筋骨间风湿，通经络、利关节。生用性寒，用于风湿热痹；酒炙后寓补肝肾之功，常用于风湿痹痛，筋骨无力，腰膝酸软，四肢麻痹，或中风半身不遂。本品生用苦寒能清热解毒，化湿热。治风疹湿疮，亦可配白蒺藜、地肤子、白鲜皮等祛风利湿止痒之品；治疮痈肿毒红肿热痛者，可配蒲公英、野菊花等清热解毒药。

【用法用量】煎服，9～12g；外用适量。治风湿痹痛、半身不遂宜制用；治风疹湿疮、疮痈宜生用。

【古籍摘要】

①《本草图经》："治肝肾风气，四肢麻痹，骨间疼，腰膝无力者，亦能行大肠气……兼主风湿疮，肌肉顽痹。"

②《本草蒙筌》："疗暴中风邪，口眼㖞斜者立效；治久渗湿痹，腰脚酸痛者殊功。"

【现代研究】

①化学成分：豨莶草主要含有二萜类、倍半萜类、黄酮类等化学成分。

②药理作用：现代药理实验表明，豨莶草的提取物具有抗炎镇痛、抗

血栓、抗过敏、抗菌及抗肿瘤等活性。研究表明，豨莶草所含奇任醇能降低 AA 大鼠血清细胞因子 IL-1β、TNF-α、IL-6 的水平，下调滑膜细胞 Bcl-2 蛋白表达，上调 Fas-L 蛋白表达，从而起到抑制急慢性炎症的作用。腺梗豨莶水提取物对 IgE 介导的大鼠腹腔肥大细胞脱颗粒而释放组胺的抑制作用随浓度的增强而增强，表明腺梗豨莶水提取物对免疫反应导致的组胺释放有抑制作用。

8. 威灵仙

威灵仙为毛茛科植物威灵仙、棉团铁线莲或东北铁线莲的干燥根及根茎。

【性味归经】辛、咸，温。归膀胱经。

【功效主治】祛风湿，通络止痛，消骨鲠。用于类风湿关节炎，症见肢体麻木，筋脉拘挛，屈伸不利，无论上下皆可应用，尤宜于风邪偏盛，拘挛掣痛者。可单用或与当归、肉桂、独活、海风藤等同用。

【用法用量】煎服，6 ~ 9g。外用适量。

【使用注意】本品辛散走窜，气虚血弱者慎服。

【古籍摘要】

①《开宝本草》："主诸风，宣通五脏，去腹内冷气，心膈痰水久积，癥瘕痃癖气块，膀胱蓄脓恶水，腰膝冷痛及疗折伤。"

②《药品化义》："灵仙，性猛急，善走而不守，宣通十二经络。主治风、湿、痰壅滞经络中，致成痛风走注，骨节疼痛，或肿，或麻木。"

③《本草汇言》："大抵此剂宣行五脏，通利经络，其性好走，亦可横行直往。追逐风湿邪气，荡除痰涎冷积，神功特奏。"

【现代研究】

①化学成分：本品含原白头翁素、白头翁素、白头翁内酯、甾醇、糖类、皂苷、生物碱等。

②药理作用：威灵仙有抗炎镇痛、松弛平滑肌、利胆、降尿酸、抗氧化、降血糖等作用；其煎剂有明显的广谱抗菌作用，总皂苷有显著的抗肝纤维化、免疫抑制和抗肿瘤作用。威灵仙总皂苷对 AA 大鼠具有较好的

治疗效果，其机制可能与抑制 IL-6 和提高 IL-10 的含量，抑制 p-JAK2、p-STAT3 蛋白的表达，从而调控 JAK2/STAT3 通路有关。另有研究表明，总皂苷含量最高的威灵仙丙酮提取物 CC6 呈剂量依赖性地抑制脂多糖预刺激的主要人软骨细胞分泌 PGE2、MMP-3、MMP-13 和 COX-2，并以此发挥其抗炎和软骨保护作用。

9. 独活

独活为伞形科植物重齿毛当归的干燥根。

【性味归经】辛、苦，微温。归肾、膀胱经。

【功效主治】祛风湿，止痹痛，解表。本品辛散苦燥，为治风湿痹痛的要药。用于类风湿关节炎属风寒湿邪所致之关节痹痛，无论新久，均可应用，尤宜于腰膝、腿足关节疼痛属于下部寒湿者。常与牛膝、杜仲、桑寄生等配伍，可治疗证日久正虚、腰膝酸软、关节屈伸不利者，如独活寄生汤（《备急千金要方》）。

【古籍摘要】

①《名医别录》："疗诸贼风，百节痛风无久新者。"

②《本草正》："专理下焦风湿，两足痛痹，湿痒拘挛。"

③《本草求真》："两足湿痹，不能动履，非此莫痊，风毒齿痛，头晕目眩，非此莫攻。"

【现代研究】独活具有镇静、抗炎镇痛、抑制血小板聚集等作用。现代研究表明独活的镇痛主要成分为蛇床子素。独活能抑制或明显抑制蛋清致大鼠足肿胀，大鼠佐剂性关节炎的原发性和继发性肿胀以及小鼠腹腔毛细血管的通透性，说明其具有抗风湿性关节炎的作用。独活对环氧化酶 -1（COX-1）和环氧化酶 -2（COX-2）都有不同程度的抑制作用，提示其祛风湿作用可能是通过抑制环氧化酶而介导。独活挥发油高剂量、低剂量可显著抑制蛋清所致大鼠足肿胀，具有良好的抗炎作用；独活挥发油高剂量组可显著减少醋酸所致的小鼠扭体次数，镇痛率可达 76.8%；独活挥发油对热板所致小鼠疼痛无明显抑制作用。

10. 川乌

川乌为毛茛科植物乌头的干燥母根。

【性味归经】辛、苦，大热；有大毒。归心、肝、肾、脾经。

【功效主治】祛风湿，温经止痛。本品味辛热升散苦燥，"疏利迅速，开通关腠，驱逐寒湿"，温通，善于祛风除湿、温经散寒，有明显的止痛作用，为治疗风寒湿痹之佳品，尤宜于寒邪偏盛之风湿痹痛。治疗寒湿侵袭，历节疼痛，不可屈伸者，常与麻黄、芍药、甘草等配伍；若与草乌、地龙、乳香等同用，可治寒湿瘀血流滞经络，肢体经脉挛痛，关节屈伸不利，日久不愈者，如活络丹（《太平惠民和剂局方》）。

【用法用量】煎服，1.5～3g；宜先煎、久煎。外用适量。

【使用注意】阴虚阳盛、热证疼痛及孕妇忌服。不宜与贝母类、半夏、白及、白蔹、天花粉、瓜蒌类同用；酒浸、酒煎服易致中毒，应慎用。

【古籍摘要】

①《神农本草经》："主中风，恶风，洗洗出汗，除寒湿痹，咳逆上气，破积聚寒热。"

②《药性论》："气锋锐，通经络，利关节，寻蹊达径而直达病所。"

③《药类法象》："治风痹血痹，半身不遂，行经药也。"

【现代研究】

①川乌含多种生物碱。其中生川乌含乌头碱、次乌头碱、中乌头碱、塔拉弟胺、川乌碱甲和川乌碱乙。川乌炮制后，生物碱含量明显降低，乌头碱等双酯类水解生成毒性小的单酯类碱；如再进一步水解，则变成毒性更小的胺醇类碱。

②川乌有明显的抗炎、镇痛作用，有强心作用，但剂量加大则引起心律失常，终致心脏抑制。乌头碱对免疫器官和体液免疫均呈免疫抑制作用，提示乌头碱可对 T 细胞及其细胞亚群产生抑制作用，另有结论相反的报道。川乌具有抗炎作用，川乌总碱对各种致炎剂如角叉菜胶、蛋清、二甲苯、组胺、五羟色胺的致炎作用，巴豆油气囊肿渗出，肉芽组织增生，白细胞游走，PGE 合成均有明显抑制作用；对大鼠迟发型过敏反应、佐剂关节炎

等免疫性炎症也有显著抑制作用。

11. 木瓜

木瓜为蔷薇科植物贴梗海棠的干燥近成熟果实。

【性味归经】酸，温。归肝、脾经。

【功效主治】舒经活络，化湿和胃。本品味酸入肝，益筋和血，能祛湿除痹，尤为湿痹筋脉拘挛要药，亦常用于腰膝关节酸重疼痛。常与乳香、没药、生地黄同用，治筋急项强，不可转侧，如木瓜煎。本品温通能祛湿舒筋，为脚气水肿常用药，多配吴茱萸、槟榔、苏叶等，治脚气肿痛不可忍者，如鸡鸣散（《朱氏集验方》）。本品能化湿和胃，治湿阻中焦之腹痛吐泻转筋，偏热者，多配蚕砂、薏苡仁、黄连等，如蚕矢汤（《霍乱论》）。

【用法用量】煎服，6～9g。

【古籍摘要】

①《名医别录》："主湿痹邪气，霍乱大吐下，转筋不止。"

②《本草衍义》："益筋与血病，腰肾脚膝无力，此物不可阙也。"

【现代研究】

①化学成分：木瓜含有黄酮类、有机酸类、萜类、糖类、挥发油类、生物酶类等有效成分。

②药理作用：木瓜具有抗肿瘤、保肝、抑菌等药理作用，还具有一定的免疫抑制作用。木瓜提取液，有效剂量为 2mg/mL，对体外培养细胞的生长有一定阻抑作用，以 85mg/d 剂量对小鼠进行腹腔注射，观察到木瓜可较显著降低巨噬细胞的吞噬作用，从而降低机体免疫功能。木瓜所含齐墩果酸和熊果酸等代表性物质，具有抗炎护肝祛风湿等多种作用。

12. 秦艽

秦艽为龙胆科植物秦艽、麻花秦艽、粗茎秦艽或小秦艽的干燥根。

【性味归经】辛、苦，平。归胃、肝、胆经。

【功效主治】祛风湿，通络止痛，退虚热，清湿热。本品辛散苦泄，质偏润而不燥，为风中之润剂，其性偏寒，兼有清热作用，故对热痹尤为适宜，多配防己、牡丹皮、络石藤、忍冬藤等；若配天麻、羌活、当归、川芎等，可治风寒湿痹，如秦艽天麻汤（《医学心悟》）；还可用于中风半身不遂，口眼㖞斜，四肢拘急，舌强不语等。本品能退虚热，除骨蒸，亦为治虚热要药。治骨蒸日晡潮热，常与青蒿、地骨皮、知母等同用，如秦艽鳖甲散（《卫生宝鉴》）。本品尚能清湿热黄疸。

【用法用量】煎服，3～9g。

【古籍摘要】

①《神农本草经》："主寒热邪气，寒湿风痹，肢节痛，下水，利小便。"

②《名医别录》："疗风无问久新，通身挛急。"

【现代研究】

①化学成分：秦艽中主要含有环烯醚萜苷类、木脂素类、黄酮类及三萜类等化学成分。

②药理作用：秦艽的药理研究主要集中在抗炎、镇痛、保肝、免疫抑制、降血压、抗病毒、抗肿瘤等作用方面。龙胆苦苷和獐牙菜苦苷是其抗炎的主要活性成分，Saravanan 等应用组织病理学和影像学方法评价了灌胃獐牙菜苦苷（2、5、10mg/kg）对佐剂性关节炎大鼠的影响，结果提示龙胆苦苷可以显著改善关节炎症状，其作用机制可能涉及减少 IL-1β 等炎症因子的生成，促进抗炎因子 IL-10、IL-4 释放，调节 NF-κB 抑制蛋白（NF-κB/IκB）及蛋白质酪氨酸激酶 2/信号传导子与激活子 3（JAK2/STAT3）蛋白表达水平，并采用体外 RAW264.7 细胞模型实验及分子对接实验加以证实。秦艽的免疫抑制作用：龙启才等研究表明秦艽醇提物可抑制正常小鼠脾脏淋巴细胞和胸腺淋巴细胞增殖，其抑制脾脏淋巴细胞增殖作用存在一定的量效关系。

13. 防己

防己为防己科植物粉防己的干燥根。

【性味归经】苦、辛，寒。归膀胱、肺经。

【功效主治】祛风除湿，通络止痛，利水消肿。用于风湿痹痛，因其苦寒之性，故有较好的清热作用，尤宜于湿热偏盛，症见骨节烦痛、屈伸不利者。治风湿热痹，关节红肿热痛，常配伍薏苡仁、滑石、蚕砂、栀子等，如《温病条辨》宣痹汤。因其祛风湿及止痛力较强，配伍附子、桂枝等，对风寒湿痹、历节疼痛者亦可选用，如《备急千金要方》防己汤。

【使用注意】本品苦寒，易伤胃气，胃纳不佳、阴虚体弱及无湿热者慎用。另外，马兜铃科植物广防己的根称为"广防己"或"木防己"，含有马兜铃酸，具有肾毒性，临床应加以区别。

【古籍摘要】

①《名医别录》："疗水肿，风肿，去膀胱热，伤寒，寒热邪气，中风手足挛急……通腠理，利九窍。"

②《本草求真》："防己辛苦大寒，性险而健，善走下行，长于除湿、通窍、利道，能泻下焦血分湿热，及疗风水要药。"

【现代研究】

①化学成分：防己含多种生物碱，其中大部分是双苄基异喹啉类生物碱，包括粉防己碱，即汉防己甲素；防己诺林碱，即汉防己乙素等。粉防己碱和防己诺林碱是公认的防己主要活性成分。

②药理作用：防己具有抗炎作用，防己中的粉防己碱具有广谱抗炎作用，对全身各部位急性、慢性炎症均能有效抑制，其抗炎机制复杂，几乎包括了炎症反应的各个环节。研究发现，粉防己碱对小鼠局部烫伤性炎症、家兔实验性葡萄膜炎和前色素膜炎、大鼠角叉菜胶性胸腹膜炎、大鼠溃疡性结肠炎、大鼠原发性关节炎、大鼠类风湿关节炎、实验性自身免疫性脑脊髓炎（EAE）等都具有较为明确的抗炎作用。防己还具有抗心律失常、抗心肌损伤、抗高血压、抗肿瘤的药理作用；能够抗纤维化及抑制胶原增生；还具有抗矽肺的作用。

14. 桑寄生

桑寄生为桑寄生科植物桑寄生的干燥带叶茎枝。

【性味归经】苦、甘、平。归肝、肾经。

【功效主治】祛风湿，补肝肾，强筋骨，安胎。本品甘补苦燥，药性平和，补而不滞，善于养血和血、益肝肾而强筋骨，又能祛风除湿、舒筋活络而止痹痛，对类风湿关节炎肝肾亏虚证最宜。常与独活、杜仲、牛膝等善治腰膝疼痛之品合用，如《备急千金要方》独活寄生汤。

【古籍摘要】

①《日华子本草》："助筋骨，益血脉。"

②《滇南本草》："生桑树者，治筋骨疼痛，走筋络，风寒湿痹。"

【现代研究】

①化学成分：桑寄生主含黄酮类有效成分。桑寄生黄酮类化合物主要包括槲皮素、萹蓄苷等，因寄主不同，有效成分存在较大差异。

②药理作用：桑寄生主要有抗肿瘤、降脂、降压、降血糖的药理作用，还有抗炎、镇痛作用。桑寄生可减轻因二甲苯引起的小鼠耳肿程度，加速其消退，具有明显的抗炎作用，其效果接近阿司匹林，且桑寄生组小鼠对疼痛的抑制率 > 50%，说明桑寄生兼具抗炎和镇痛作用。桑寄生还具有抗氧化、抗变态反应作用。研究表明桑寄生水提取物的抗过敏作用可能与抑制 β–氨基己糖苷酶的释放、减小 5–脂氧合酶磷酸化作用及环氧合酶 –2 的表达有关。桑寄生还具有增强记忆、保护神经作用。

15. 穿山龙

穿山龙为薯蓣科植物穿龙薯蓣的干燥根茎。

【性味归经】苦，微寒。归肝、肺经。

【功效主治】祛风除湿，活血通络，清肺止咳。本品能祛风湿，入肝经活血通络，常用于风湿痹痛，腰腿疼痛，肢体麻木。因其微寒清热，以治热痹为多，或与桑枝、络石藤、忍冬藤等配伍。本品又能入肺止咳平喘，治咳喘，多与瓜蒌、杏仁、黄芩等同用。

【用法用量】煎服 10 ～ 15g；或酒浸服。外用适量。

【现代研究】

①化学成分：本品有效成分主要为甾体皂苷类，包括薯蓣皂苷（dioscin）、纤细皂苷（gracillin）、延龄草皂苷（trillin，为薯蓣皂苷元 –3– 葡萄糖）等和水溶性皂苷。

②药理作用：穿山龙具有镇痛、抗炎作用，穿山龙提取成分能明显抑

制小鼠晚期的肉芽组织增生、耳肿胀和炎症早期的毛细血管渗出。穿山龙具有平喘作用。穿山龙具有免疫抑制作用，其总皂苷可抑制小鼠绵羊红细胞溶血素抗体的生成，抑制小鼠二硝基氟苯所致迟发型超敏反应，表明其对细胞免疫和体液免疫均有抑制作用。近年来许多关于穿山龙总皂苷药理作用的实验研究证实了其对痛风性关节炎的治疗作用，发现其可调控尿酸的合成、排泄，并通过对信号转导通路的调控治疗痛风性关节炎。穿山龙具有抗类风湿关节炎的作用，其能通过多个靶点对类风湿关节炎模型（CIA）大鼠起到治疗作用。穿山龙还具有抗高脂血症、抗氧化、保肝的作用。

16. 川芎

川芎为伞形科植物川芎的干燥根茎。

【性味归经】辛，温。归肝、胆、心包经。

【功效主治】活血行气，祛风止痛。用于风湿痹阻之肢节疼痛、游走不定等症，常与羌活、防风、细辛、独活等同用。

【古籍摘要】

①《神农本草经》："主中风入脑头痛，寒痹，筋挛缓急……"

②《本草备要》："搜风散瘀，止痛调经。"

【现代研究】

①化学成分：其化学成分包含简单苯酞及其二聚体类、有机酸酚类、黄酮类、香豆素类、生物碱类、挥发油以及多糖类等。

②药理作用：现代药理研究表明，其在中枢神经系统、心血管系统、子宫平滑肌和增强免疫力等方面具有显著的药理作用。川芎具有抗惊厥作用，其所含有效成分川芎嗪具有抗血小板聚集、扩张血管、抗门静脉高血压的作用；其所含酚酞类物质具有调节心脑血管系统和神经系统，舒张平滑肌，抑制平滑肌细胞增殖，抑制学习记忆力损伤，诱导血红素氧合酶 –1 的表达以及抗菌、抗真菌和抗病毒等活性。

17. 姜黄

姜黄为姜科植物姜黄的干燥根茎。

【性味归经】辛、苦，温。归肝、脾经。

【功效主治】活血行气，通经止痛。姜黄辛散苦燥温通，外散风寒湿邪，内行气血，通经活络而止痛，不论是风寒湿邪痹阻，或是气血不调、经脉不和所致之臂背疼痛均可治之，尤长于行肢臂而除痹痛。

【古籍摘要】

①《新修本草》："主心腹积结，疰忤，下气，破血，除风热，消痈肿，功力烈于郁金。"

②《本草纲目》："治风痹臂痛……而姜黄兼入脾，兼治气。"

【现代研究】

①化学成分：姜黄的根茎含二苯基庚烷类、倍半萜类、挥发油类成分等。

②药理作用：姜黄具有抗肿瘤、抗慢性肝病的作用，其可抗纤维化，减少鼠肝脏胶原沉积和星形细胞 DNA 合成。姜黄具有抗肾病的作用，姜黄素能降低肾炎模型大鼠（CIN）肾小管上皮细胞坏死指数，减少肾小管上皮细胞的凋亡率，减轻肾髓质瘀血程度、肾脏丙二醛水平、血肌酐和肾重指数。姜黄素具有抗炎作用，研究发现姜黄对胶原诱导性关节炎模型组（CIA 模型组）大鼠滑膜组织炎症有抑制作用，能够减轻肿胀，减少滑膜组织炎性细胞浸润。姜黄素还具有神经保护作用。

18. 鸡血藤

鸡血藤为豆科植物密花豆的干燥藤茎。

【性味归经】苦、微甘，温。归肝、肾经。

【功效主治】祛风湿，舒筋络。本品气味平和，守走兼备，能化阴生血，温经通脉，活血化瘀，推陈出新。苦而不燥，温而不烈，为补肝血、通经络、治痹病之良品。用于类风湿关节炎肢体麻木拘挛等症，尤宜于兼血虚者，常与桑椹、当归、牛膝等同用。

【用法用量】煎服，10～30g。或浸酒、熬膏服。

【古籍摘要】

①《本草纲目拾遗》："其藤最活血，暖腰膝，已风瘫。""壮筋骨，已

酸痛，和酒服……"

②《饮片新参》："去瘀血，生新血，流利经脉。治暑痧，风血痹症。"

【现代研究】

①化学成分：鸡血藤主要含有黄酮类、萜类、甾醇类、蒽醌类、内酯类、苷类及其他类型化合物。

②药理作用：鸡血藤具有促进造血细胞增殖的功能，研究发现鸡血藤总黄酮可促进血虚动物模型（环磷酰胺、盐酸苯肼、^{60}Co 照射、失血性贫血）造血功能恢复，具有抗贫血的作用。鸡血藤具有抗肿瘤、抗病毒、免疫调节的作用，对酪氨酸酶具有双向调节功能。此外，鸡血藤有一定的抗炎、抗氧化、镇静催眠等作用，相关研究发现，鸡血藤乙醇提取物（除去多酚类化合物）对除 COX-2 以外的与抗炎作用有关的酶均具有抑制作用，表明鸡血藤具有一定的抗炎作用。

19. 没药

没药为橄榄科植物没药树或其他同属植物皮部渗出的油胶树脂。

【性味归经】辛、苦，平。归心、肝、脾经。

【功效主治】活血止痛，消肿生肌。常与乳香相须为用，治疗跌打损伤，瘀滞肿痛，痈疽肿痛，疮疡溃口久不收口以及一切瘀滞疼痛证。

【用法用量】煎服，3 ~ 10g。或浸酒、熬膏服。

【古籍摘要】

①《本草纲目》："散血消肿，定痛生肌。""乳香活血，没药散血，皆能止痛消肿生肌，故二药每每相兼而用。"

②《医学衷中参西录》："乳香、没药，二药并用，为宣通脏腑，流通经络之要药，故凡心胃胁腹肢体关节诸疼痛皆能治之。又善治女子行经腹痛，产后瘀血作痛，月事不能时下。其通气活血之力，又善治风寒湿痹，周身麻木，四肢不遂及一切疮疡肿疼，或其疮硬不疼……虽为开通之药，不至耗伤气血，诚良药也。"

【现代研究】

①化学成分：没药中主要化学成分类型有单萜、倍半萜、三萜、甾体、

木脂素等。

②药理作用：没药具有抗真菌和消炎作用，没药中含有的曼速宾酸，无论对急性炎症或慢性炎症均有良好抑制作用，对生物体内引起炎症的主要物质过氧化物酶有很强的抑制作用。研究表明，没药甾酮能抑制 RANKL 激活 NF-κB、IκB 磷酸化和降解，从而缓解关节炎症。没药具有很强的镇痛作用，有报道称非洲没药中提取出的 3 种倍半萜烯成分的动物实验表明，至少有两种成分具有强烈镇痛作用，其效力与吗啡相当。没药还具有抗肿瘤、降血脂、保护肝脏的作用，以及明显的抗血小板聚集活性的作用。

20. 莪术

莪术为姜科植物蓬莪术，或温郁金、广西莪术的干燥根茎。

【性味归经】辛、苦，温。归肝、脾经。

【功效主治】破血行气，消积止痛。莪术既能入血分，又入气分，能破血散瘀，消癥化积，行气止痛，适用于气滞血瘀、食积日久而成的癥瘕积聚以及气滞、血瘀、寒凝所致的诸般疼痛，常与三棱相须为用。治体虚而瘀血久留不去，配伍黄芪、党参等以消补兼施。本品既破血祛瘀，又消肿止痛，可用于跌打损伤，瘀肿疼痛，常与其他祛瘀疗伤药同用。

【用法用量】煎服，3～15g。醋炙后可加强祛瘀止痛作用。外用适量。

【注意使用】孕妇及月经过多者忌用。

【古籍摘要】

①《药品化义》："蓬术味辛性烈，专攻气中之血，主破积消坚，去积聚痞块，经闭血瘀，扑损疼痛。与三棱功用颇同，亦勿过服。"

②《日华子本草》："治一切血气，开胃消食，通月经，消瘀血，止扑损痛，下血及内损恶血。"

【现代研究】

①化学成分：莪术主要含有挥发油、姜黄素类化合物及多糖、酚酸类、甾醇类、生物碱类等化学成分，挥发油主要含有莪术醇、β-榄香烯、莪术二酮、异莪术烯醇和吉马酮等。

②药理作用：莪术具有较好的抗肿瘤、抗血栓、抗炎、抗病毒、抗早

孕、抗菌、保肝、抗银屑病、抗纤维组织增生等多种药理作用。一定剂量的姜黄素可以通过直接抑制 NF-κB 信号传导通路，进而影响 IL-6、IL-1α、TNF-α、PPAR-α、COX-2 等促炎因子等来发挥抗炎作用；也可以通过抑制 IκB 磷酸化、对 CpG 去甲基化以及抑制脂多糖（LPS）诱导的 TNF-α 和 IL-6 分泌等间接影响 NF-κB 信号传导通路，最终发挥抗炎作用；可通过抑制信号转导通路如 JAK3/STAT5、JAK2/STAT3 及 NF-κB，下调 IGF-1R 和上调 p38MAPK 信号通路等来抑制肿瘤细胞增殖，诱导细胞凋亡；还可以通过抑制 VEGF 的生成，从而起到抗肿瘤、抗炎的作用。

21. 赤芍

赤芍为毛茛科植物赤芍或川赤芍的干燥根。

【性味归经】苦，微寒。归肝经。

【功效主治】清热凉血，散瘀止痛。本品苦寒入肝经血分，善清肝泻火，泄血分郁热而奏凉血止血之功。温毒发斑，可配水牛角、牡丹皮、生地黄等药。本品清热凉血，散瘀消肿之功可治热毒壅盛，痈肿疮疡，可配金银花、天花粉、乳香等药用，如仙方活命饮。治肝瘀血滞之胁痛，可配柴胡、牡丹皮等药用。治跌打损伤，瘀肿疼痛，可配虎杖用，如虎杖散（《圣济总录》）。

【用法用量】煎服，6～12g。

【注意使用】血寒经闭不宜用。反藜芦。

【古籍摘要】

①《神农本草经》："主邪气腹痛，除血痹，破坚积，寒热疝瘕，止痛，利小便。"

②《本草求真》："赤芍与白芍主治略同，但白则有敛阴益营之力，赤则止有散邪行血之意…故凡腹痛坚积，血瘕疝痹，经闭目赤，因于积热而成者，用此则能凉血逐瘀，与白芍主补无泻，大相远耳。"

【现代研究】

①化学成分：赤芍含有多种化学成分，主要包括萜类及其苷、黄酮及其苷、鞣质类、挥发油类、酚酸及其苷等，此外还有多糖类、醇类、酚类、

生物碱、微量元素等成分。

②药理作用：赤芍具有多种药理作用，如保肝、抗肿瘤、对神经系统和心脏的保护作用、抗凝、抗血栓、抗氧化、抗内毒素等。赤芍具有免疫调节的作用，赤芍总苷（TPG）能够降低 bcl-2、bcl-xL、C-myc mRNA 的表达而上调 bax、p16 的表达而具有抗肿瘤作用，可能对于滑膜细胞异常增殖具有相同的抑制作用；可使荷瘤鼠的胸腺指数和脾指数均增加，降低 IL-10、TGF-β1 分泌而增加 IL-12 分泌，纠正荷瘤机体的 Th1/Th2 漂移现象，调节 CD4+/CD8+ 细胞的比例。赤芍能够下调金属蛋白酶 -2（MMP-2）、MMP-9 及上调基质金属蛋白酶组织抑制因子 2（TIMP-2）水平，使 MMP-TIMP 达到平衡。赤芍具有显著的抗炎作用，所含芍药苷可抑制促炎性介质如 TNF-α、IL-1β、iNOS、环氧合酶 -2（COX-2）、5- 脂氧酶（5-LOX）的上调，而抑制 JNK、p38 MAPK 的活化，最终对缺血性脑损伤发挥一定的保护作用。

22. 川牛膝

川牛膝为苋科植物川牛膝的根。

【性味归经】甘、微苦，平。归肝、肾经。

【功效主治】逐瘀通经，通利关节，利尿通淋。用于风湿痹痛、气血阻滞之关节不利，以及痹证日久、筋骨失养所致的足痿筋挛。

【使用注意】煎服，6～15g。本品为动血之品，性专下行，孕妇及月经过多者忌服。

【古籍摘要】

①《神农本草经》："主寒湿痿痹，四肢拘挛，膝痛不可屈伸，逐血气，伤热火烂，堕胎。"

②《本草正义》："用之于肩背手臂，疏通脉络，流利关节。"

【现代研究】

①化学成分：川牛膝的化学成分主要为生物碱和甾酮类，如杯苋甾酮、头花蒽草甾酮、促脱皮甾酮、红甾酮等。

②药理作用：川牛膝具有改善微循环的作用，且川牛膝作用强于怀牛

膝，两者均能降低血浆黏度，怀牛膝高剂量降低全血黏度，川牛膝则能增强红细胞变形能力。川牛膝具有抗炎作用，对大鼠蛋清性足肿胀及炎症的影响，川牛膝功效胜于怀牛膝；川牛膝的苯提取物对小鼠有抗生育、抗早孕和抗着床作用；川牛膝含的昆虫变态激素、脱皮甾酮、杯苋甾酮有促进蛋白质合成、抗血小板聚集等活性，与川牛膝补肝肾、强筋骨功效相符。

川牛膝的几个品种具有不同程度的免疫抑制作用，对小鼠网状内皮系统吞噬功能和正常免疫器官存在抑制作用。

23. 金银花

金银花为忍冬科植物忍冬、红腺忍冬、山银花或毛花柱忍冬的干燥花蕾或带初开的花。

【性味归经】甘，寒。主归肺、心、胃经。

【功效主治】清热解毒，疏散风热。用于热痹之关节红肿热痛，痛不可触，触之发热，得冷则舒，关节不得屈伸，常与石膏、知母等同用。

【用法用量】煎服，10～15g。脾胃虚寒者忌用。

【现代研究】

①化学成分：金银花含有有机酸类、黄酮类、三萜皂苷类、环烯醚萜类、挥发油等成分。

②药理作用：金银花具有解热、抗菌、抗病毒的作用，金银花中含有的二咖啡酰奎宁酸（DCQ）对乙型肝炎病毒抗原表达、病毒 DNA 复制及 DNA 聚合酶活性有较强的抑制作用。金银花具有较显著的抗炎作用，其提取物对蛋清引起的局部急性炎症有明显的抑制作用，效果与地塞米松及皮炎平相当。金银花水提物显著抑制角叉菜胶所致大鼠足肿胀，还可显著降低渗出液中前列腺素（PGE2）、组胺、5- 羟色胺与丙二醛（MDA）含量，但不影响肾上腺中 VitC 的含量，表明金银花的抗炎机理与抑制炎性介质合成释放有关。金银花挥发油具有显著的抗炎活性，外用 1mg/mL 或灌服 0.8mg/kg 对二甲苯鼠耳炎症的抗炎活性与 5 倍量氢化可的松作用相近。金银花对免疫功能具有调节作用，金银花中黄酮类化合物能显著调节小鼠血清免疫酶活性，提高淋巴器官的抗氧化功能。金银花中酚酸类化合物具有

显著的抗补体活性，可治疗补体过度激活而引起的多种疾病，且以 3,5- 二咖啡酰奎宁酸活性最强。金银花还具有保肝利胆、降脂、降血糖以及抗血小板聚集的作用。

24. 土茯苓

土茯苓为百合科植物光叶菝葜的干燥块茎。

【性味归经】甘、淡，平。主归肝、胃经。

【功效主治】解毒除湿，通利关节。用于湿热痹证之关节红肿疼痛、重着，常与忍冬藤、防风、木瓜等同用。

【古籍摘要】

①《本草纲目》："健脾胃，强筋骨，去风湿，利关节，止泄泻，治拘挛骨痛，恶疮痈肿，解汞粉、银朱毒。"

②《本草再新》："祛湿热，利筋骨。"

③《常用中草药彩色图谱》："治风湿关节炎，腹痛，消化不良，膀胱炎。"

【现代研究】

①化学成分：土茯苓主要含有生物碱、甾醇、己糖类、丹宁、微量挥发油、亚油酸、油酸等。近年来分离出赤土茯苓苷、异黄杞苷、落新妇苷、新落新妇苷、异落新妇苷、新异落新妇苷等成分。

②药理作用：土茯苓具有较强的抗菌作用，对多种细菌具有抑制作用。土茯苓具有受体阻滞样作用、抗动脉硬化和抗血栓作用、抗心肌缺血作用及对心脏缺血再灌注损伤的保护作用。土茯苓具有利尿、镇痛、抗肿瘤作用，对消化系统具有抗胃溃疡及对肝脏的保护作用。土茯苓具有抗炎及免疫调节作用，能明显地抑制二甲苯所致的耳壳炎症及蛋清所致的小鼠足趾炎症反应，对体液免疫反应无抑制作用，但可选择性地抑制细胞免疫反应，后者主要是影响致敏－淋巴细胞释放淋巴因子以后的炎症过程。落新妇苷还能调节 Th 细胞间的平衡，上调 Treg 细胞的数量，调节过度免疫状态。

25. 薏苡仁

薏苡仁为禾本科植物薏苡的干燥成熟种仁。

【性味归经】甘、淡，凉。归脾、胃、肺经。

【功效主治】利水渗湿，健脾，除痹，清热排脓。本品既可除湿，又能通利关节，舒筋脉，缓和拘挛，宜于湿痹而经脉挛急疼痛者，常与独活、防风、苍术同用；若治湿热蕴于经络，常与防己、晚蚕砂、赤小豆等同用；用于风湿，肢体痿痹，腰脊酸疼者，以之与桑寄生、当归、续断、苍术等同用。

【古籍摘要】

①《神农本草经》："主筋急拘挛，不可屈伸，风湿痹，下气。"

②《本草纲目》："薏苡仁，阳明药也，能健脾益胃……筋骨之病，以治阳明为本，故拘挛筋急、风痹者用之……"

【现代研究】

①化学成分：薏苡仁的主要活性成分包括酯类、不饱和脂肪酸类、糖类及内酰胺类等。

②药理作用：薏苡仁具有抗肿瘤作用，其抗肿瘤作用的机制主要包括抑制肿瘤血管的形成、促进细胞凋亡和抑制细胞增殖、对酶的抑制调节等几个方面。薏苡仁具有温和的镇痛抗炎作用，薏苡素也称薏苡酰胺是其镇痛活性成分。薏苡仁还具有抗动脉血栓形成和抗凝血作用。用薏苡仁水溶性提取物处理体外培养大鼠组织的方法，结果提示薏苡仁有抑制大鼠骨质疏松的能力。薏苡仁提取物及其有效成分对多种高血糖模型动物和高血脂肥胖模型动物均呈现出降糖、降脂作用，并能对抗高血糖、高血脂引起的代谢综合征及其并发症（包括氧化应激反应、动脉粥样硬化、脑缺血和免疫功能异常）。

26. 蚕砂

蚕砂为蚕蛾科昆虫家蚕幼虫的粪便。

【性味归经】甘、辛，温。归肝、脾、胃经。

【功效主治】祛风除湿，化湿和胃。本品辛甘发散，温燥而通，又善除湿舒筋，作用缓和，可用于各种痹证。与防己、薏苡仁、栀子等配伍，可治风湿热痹，支节烦疼，如宣痹汤（《温病条辨》）；又可治湿浊中阻而致的腹痛吐泻转筋，常与木瓜、吴茱萸、薏苡仁等配伍，如蚕矢汤（《霍乱论》）。

【用法用量】煎服，5～15g；宜布包入煎。外用适量。

【古籍摘要】

①《名医别录》："主肠鸣，热中，消渴，风痹，瘾疹。"

②《本草求原》："原蚕砂，为风湿之专药……凡风湿瘫缓固宜，即血虚不能养经络者，亦宜加入滋补药中。"

【现代研究】

①化学成分：蚕砂主含生物碱、黄酮类、木质素类、萜类、植醇和叶绿素盐、氨基酸等化合物。

②药理作用：蚕砂主要有抗肿瘤、抗病毒、保肝等药理作用，还有补血的药理作用，对多种贫血有效，能有效改善缺铁性贫血患者的实验室指标，治疗前后血红蛋白、平均血红蛋白浓度、血清铁蛋白有非常明显的变化。蚕砂还具有抗炎、抗菌、降糖等药理作用。夏德娣等运用蚕砂、土茯苓代茶饮治疗口腔溃疡20例，研究表明蚕砂与土茯苓联用对各种口腔溃疡，甚至包括化疗后的口腔溃疡均有疗效。

27. 苍术

苍术为菊科多年生草本植物茅苍术或北苍术的干燥根茎。

【性味归经】辛、苦，温。归脾、胃、肝经。

【功效主治】燥湿健脾，祛风散寒。用于湿阻经脉、关节所致肢体重着、关节屈伸不利、麻木疼痛之着痹，多与薏苡仁、羌活、独活等同用，如《类证治裁》薏苡仁汤；若湿欲化热或湿热之邪直入关节、经络而致关节红肿热痛，屈伸不利之湿热痹痛，用苍术增强燥湿之力，如《成方便读》四妙散。

【古籍摘要】

①《神农本草经》："主风寒湿痹……"

②《珍珠囊》："诸肿湿非此不能除，能健胃安神。"

【现代研究】

①化学成分：苍术的化学成分主要为倍半萜类、烯炔类、三萜及甾体类、芳香苷类等。

②药理活性：研究表明，苍术具有保肝、抗菌、抗病毒、抗肿瘤、中枢抑制及促进胃肠道蠕动、抗溃疡、抑制胃酸分泌等作用。研究表明，苍术的正丁醇提取物对大鼠心肌缺血及缺血再灌注所导致的心律失常有改善作用，且能降低大鼠心肌缺血及缺血再灌注后的血浆 SOD 活性，降低了心肌梗死的范围。苍术中的挥发油具有明显的抗炎作用，其机制与抑制组织中的 PGE 2 生成有关。有研究指出，β-桉叶醇和苍术醇是苍术的镇痛作用有效成分，并且 β-桉叶醇还有降低骨骼肌乙酰胆碱受体敏感性的作用。

28. 萆薢

萆薢为薯蓣科植物绵萆薢、福州薯蓣、粉背薯蓣的干燥根茎。

【性味归经】苦，平。归肾、胃经。

【功效主治】利湿去浊，祛风除痹。本品能祛风除湿，通络止痛，善治腰膝痹痛，筋脉屈伸不利。若偏于寒湿者，可与附子、牛膝同用，如萆薢丸（《圣济总录》）；属湿热者，则与黄柏、忍冬藤、防己等配伍用。本品善利湿而分清去浊，为膏淋要药，常与乌药、益智仁、石菖蒲同用，如萆薢分清饮（《杨氏家藏方》）。

【古籍摘要】

①《神农本草经》："主腰背痛强，骨节风寒湿周痹，恶疮不瘳，热气。"

②《本草纲目》："治白浊，茎中痛，痔瘘坏疮。"

【现代研究】

①化学成分：萆薢的化学成分主要有甾体皂苷、二芳基庚烷、木脂素类等。

②药理作用：萆薢具有抗肿瘤、抗骨质疏松、降尿酸、降血脂、抗真菌、抗心肌缺血及预防动脉粥样硬化的作用。萆薢总皂苷可以有效降低血清中尿酸含量，同时具有很强的抗炎作用；萆薢水提物可以降低高尿

酸血症大鼠肿瘤坏死因子 –α、单核细胞趋化蛋白 –1（MCP-1）、细胞间
黏附因子 –1 在肾组织的基因表达水平，同时，外周血单个核细胞产生的
MCP-1 也有所降低；萆薢总皂苷在未影响血清胆固醇水平的情况下，能够
显著降低动脉粥样硬化斑块的发生率。研究发现萆薢所含二芳基庚烷、木
脂素及甾体皂苷类均具有很强的抑制骨吸收活性，具有明显的抑制破骨细
胞形成的作用。

29. 知母

知母为百合科植物知母的干燥根茎。

【性味归经】苦、甘、寒。归肺、胃、肾经。

【功效主治】清热泻火，滋阴润燥。临床用于类风湿关节炎，多与桂
枝、防风、白芍、附子等同用，如《金匮要略》桂枝芍药知母汤。

【用法用量】6 ～ 15g。本品苦寒质润，有滑肠作用，故脾虚便溏者
不宜。

【古籍摘要】

①《神农本草经》："主消渴热中，除邪气，肢体浮肿，下水，补不足，
益气。"

②《用药法象》："泻无根之肾火，疗有汗之骨蒸，止虚劳之热，滋化
源之阴。"

【现代研究】

①化学成分：知母中含有甾体皂苷、双苯吡酮类、木质素类和多糖类
成分，其主要药理活性成分是甾体皂苷及皂苷元成分。

②药理作用：知母具有降血脂及抗动脉粥样硬化作用，对血管内皮具
有保护作用，知母多酚可以一定程度地预防棕榈酸对血管内皮的破坏作用，
可抑制体外糖基化蛋白的生成，从而起到对血管内皮的保护作用。知母可
抑制血小板血栓的形成，具有抗衰老及预防老年痴呆、抗抑郁的作用，能
够减轻脑组织轻缺血再灌注损伤。知母具有抗肿瘤、抗氧化、抗炎的作用，
知母中的木脂素类成分尼艾酚可以有效抑制神经炎症病变的发生，其原理
是通过抑制小胶质细胞中一氧化氮合酶和 COX-2 的表达，从而减弱炎细

胞的生成和抑制核因子 NF-κB 的活性实现的。此外，知母总多糖可以显著改善二甲苯致小鼠耳郭肿胀、醋酸致小鼠腹腔毛细血管通透性增高等炎症反应。知母有预防骨质疏松的作用。

30. 黄柏

黄柏为芸香科植物黄皮树的干燥树皮。

【性味归经】苦，寒。归肾、膀胱、大肠经。

【功效主治】清热燥湿，泻火解毒，除骨蒸。本品苦泄下行，性寒清利，治湿热下注，着于下肢，症见足膝红肿，常与苍术同用，以清热燥湿，如《丹溪心法》二妙散；若再加牛膝，以增强引湿热下行之功，治湿热下注之两脚麻木或脚膝红肿热痛，如《医学正传》三妙丸。

【古籍摘要】

①《神农本草经》："主五脏肠胃中结热，黄疸，肠痔，止泻利，女子漏下赤白，阴伤蚀疮。"

②《珍珠囊》："黄柏之用有六：泻膀胱龙火，一也；利小便结，二也；除下焦湿肿，三也；痢疾先见血，四也；脐中痛，五也；补肾不足，壮骨髓，六也。"

【现代研究】

①化学成分：黄柏化学成分以生物碱为主，主含小檗碱及少量巴马亭，并认为是黄柏的主要药效成分之一。

②药理作用：现代研究表明，黄柏具有抗菌、抗滴虫、治疗肝炎、抗溃疡、抗氧化、抗痛风、抗癌、利尿、降压、降血糖、免疫调节、促进皮下溢血吸收等多种药理活性。黄柏具有显著的抗炎作用：川黄柏和关黄柏的甲醇提取物对 TPA 所致的小鼠炎症具有明显的抑制作用，但川黄柏作用更强，机制为其抑制了 TNF-α、IL-1β、IL-6、COX-2 炎症因子 mRNA 的表达。黄柏可抑制二硝基氟苯（DNFB）诱导的小鼠迟发型超敏反应（DTH），降低血清 IFN-γ 水平，抑制体内 IL-1、TNF-α、IL-2 等细胞炎症因子的产生，从而抑制免疫反应，减轻炎症损伤。

31. 乌梢蛇

乌梢蛇为游蛇科动物乌梢蛇的干燥体。

【性味归经】甘，平。归肝经。

【功效主治】祛风，通络，止痉。本品性走窜，能搜风邪，透关节，通经络，常用于风湿痹证及中风半身不遂，尤宜于风湿顽痹，日久不愈者。常配全蝎、天南星、防风等，治风痹，手足缓弱，麻木拘挛，不能伸举，如乌蛇丸（《太平圣惠方》）。

【古籍摘要】

①《开宝本草》："主诸风瘙瘾疹，疥癣，皮肤不仁，顽痹诸风。"

②《雷公炮制药性解》："专主去风，以理皮肉之症。"

【现代研究】

①化学成分：乌梢蛇主要含氨基酸、果糖 1, 6- 二磷酸酯酶、蛇肌醛缩酶、骨胶原、脂肪等。

②药理作用：乌梢蛇水煎液和醇提液具有抗炎、镇静、镇痛作用。口服乌梢蛇二型胶原蛋白（ZC Ⅱ）能明显改善 CIA 小鼠的关节炎症，抑制关节滑膜细胞增生，减少炎性细胞浸润及新生血管生成，降低软骨受损程度。口服 ZC Ⅱ 能够升高 CIA 小鼠脾脏、肠系膜淋巴结及关节滑膜组织中 Treg 的比例，同时降低 Th17 的比例；ZC Ⅱ 促进 Treg 及其相关细胞因子 TGF-β 产生的同时抑制了 Th17 及致炎性细胞因子 IL-17 等的分泌，打破了 CIA 小鼠的病理性免疫失衡，重新诱导 CIA 小鼠产生免疫耐受。

32. 地龙

地龙为钜蚓科动物参环毛蚓、通俗环毛蚓、威廉环毛蚓或栉盲环毛蚓的干燥体。

【性味归经】咸，寒。归肝、脾、膀胱经。

【功效主治】清热息风，通络，平喘，利尿。本品性走窜，能通经活络，类风湿关节炎属风寒湿痹，肢节疼痛，屈伸不利者，可与川乌、乳香、没药等同用，如《太平惠民和剂局方》小活络丹；若风湿痹证属热而关节红肿热痛者，可与桑枝、赤芍、忍冬藤等合用，以清热通络止痛。

【古籍摘要】

①《本草纲目》："性寒而下行，性寒故能解诸热疾，下行故能利小便，治足疾而通经络也。"

②《滇南本草》："祛风，治小儿瘰疬惊风，口眼㖞斜，强筋治痿。"

【现代研究】

①有效成分：地龙中含有多种成分，研究最为深入的是具有纤溶活性的蛋白酶类成分，此外，还有脂类、核苷酸、微量元素等其他成分。

②药理作用：地龙具有纤溶和抗凝血、降压作用，地龙提取物能明显地促进神经修复和再生。地龙具有平喘以及抗肺纤维化作用，盛丽等通过药理实验发现地龙（品种不明）给药组与模型组小鼠 HYP 平均含量分别为 1.36、1.78mg/g（$P < 0.05$），反映出肺组织胶原的含量下降，从而起到了减轻肺纤维化的作用。地龙具有抗肝纤维化、保护肾脏的作用。地龙具有增强免疫作用，研究报道，从鲜地龙（品种不明）中提取的活性蛋白明显提高了机体免疫功能，包括提高巨噬细胞的吞噬功能，促进淋巴细胞的转化和 BC 反应的增强；同时也发现它对骨髓造血祖细胞有明显促进作用。地龙具有解热、抗炎、镇痛、镇静抗惊厥作用，对各种原因引起的发热均有明显的退热作用，其解热有效成分为蚯蚓解热碱，它作用于体温调节中枢，使散热增加，因而体温下降；鲜地龙外敷对二甲苯致小鼠急性炎症耳肿胀、蛋清致大鼠足爪肿胀均有明显的抑制作用，具有良好的抗炎消肿作用。

33. 蜂房

蜂房为胡蜂科昆虫果马蜂、日本长脚胡蜂或异腹胡蜂的巢。

【性味归经】甘，平。归胃经。

【功效主治】攻毒杀虫，祛风止痛。本品性善走窜，通经入骨，能祛风杀虫、除痹止痛，用于风湿之邪留滞经络关节，以致关节疼痛、屈伸不利之风湿痹痛，多与蜈蚣、土鳖虫、鸡血藤等同用。

【古籍摘要】《本草汇言》："驱风攻毒，散疔肿恶毒。"

【现代研究】

①活性成分：蜂房的化学成分多而复杂，主含蜂蜡、树脂和有毒的"露蜂房油"，目前，国内外学者从该药材中分离得到的化学成分主要包括黄酮类、萜类、苯丙素类、甾类等。

②药理作用：蜂房具有抗菌作用，对多种耐药性细菌具有较强的抑制作用，认为其抗菌机制可能是破坏细菌的耐药基因，抑制细菌耐药基因的转录，进而使得耐药酶无法表达而丧失耐药性。抗炎、抗过敏的作用：露蜂房水提液（1mg/mL）能够显著抑制二甲苯导致的小鼠耳郭肿胀（$P < 0.05$），并对小鼠耳郭肿胀的抑制率呈良好的量效关系；露蜂房提取物对透明质酸酶活性具有明显的抑制作用，从而具有抗过敏作用。蜂房具有抗肿瘤、镇痛、益肾壮阳的作用。对免疫系统的作用：露蜂房水提液对淋巴细胞的转化具有明显的抑制作用，即可抑制 T 细胞介导的免疫功能。牛新武等用蜂房治疗银屑病，可能其有效地抑制了患者皮损区中某些 Th 细胞因子的表达及转录，从而纠正了银屑病皮损区 Th 细胞的平衡紊乱，达到治疗银屑病的目的。

34. 蜈蚣

蜈蚣为蜈蚣科动物少棘巨蜈蚣的干燥体。

【性味归经】辛，温；有毒。主归肝经。

【功效主治】息风镇痉，攻毒散结，通络止痛。蜈蚣性善走窜，通络止痛力强，与全蝎相似，故二药常与防风、独活、威灵仙等祛风、除湿、通络药同用，以治风湿痹痛、游走不定、痛势剧烈者。

【用法用量】煎服，3 ～ 5g。研末吞服，每次 0.6 ～ 1g；或入丸散剂。本品有毒，用量不宜过大，血虚发痉者、孕妇忌服。

【古籍摘要】《医学衷中参西录》："蜈蚣走窜之力最速，内而脏腑，外而经络，凡气血凝聚之处皆能开之。性有微毒，而转善解毒，凡一切疮疡诸毒皆能消之，其性尤善搜风，内治肝风萌动，癫痫眩晕，抽掣瘛疭，小儿脐风；外治经络中风，口眼歪斜，手足麻木。"

【现代研究】

①活性成分：蜈蚣的有效成分主要包括蛋白质、肽类、糖类、脂肪酸、氨基酸、微量元素等，其中蛋白质含量最丰富，64% 左右，总脂 7.2%，总氨基酸 9%。

②药理作用：蜈蚣药理作用主要有抗肿瘤作用。对心血管及循环系统的作用：药蜈蚣酸性蛋白可明显改善阿霉素所致急性心衰大鼠心功能，对心肌具有一定的保护作用。蜈蚣所含组胺样物质及溶血性蛋白适当剂量可扩张血管，降低血液黏滞度，改善局部组织因长期血循不畅缺氧所致的高凝血状态，利于病变组织细胞的复原。蜈蚣具有镇静、镇痛、解痉和抗炎作用，蜈蚣中含有镇痛活性的热稳定性多肽单体，这类粗蛋白和多肽镇痛机制属于外周部位的抗炎镇痛药物。蜈蚣醇提物、水提物均有明显的镇痛、抗炎作用，对热板法刺激引起的疼痛有显著镇痛作用，且小剂量优于大剂量，对二甲苯引起的小鼠耳郭炎症也有显著的抑制作用。对免疫功能作用：研究表明，高剂量蜈蚣水煎液一方面有抑制肿瘤作用，另一方面也可能加重免疫器官的损害，说明对免疫力的调节有可能是双向调节。蜈蚣还具有促消化及中枢抑制作用。

35. 全蝎

全蝎为钳蝎科动物东亚钳蝎的干燥体。

【性味归经】辛，平；有毒。归肝经。

【功效主治】息风镇痉，攻毒散结，通络止痛。全蝎有很好的通络止痛之功，用于风湿痹痛、关节拘挛、病情较重者，常于祛风通络之品中加入全蝎，如《仁斋直指方》以全蝎、麝香共研末，酒调服，治风淫湿痹、筋节挛痛、手足不举。临床上常与川芎、白花蛇、没药等祛风、活血、舒筋活络之品同用。

【用法用量】煎服，3 ～ 6g。研末吞服，每次 0.6 ～ 1g。本品有毒，用量不宜过大。全蝎属窜散之品，血虚生风者慎服；可引起宫缩，孕妇慎服。

【古籍摘要】《玉楸药解》："穿筋透骨，逐湿除风。"

【现代研究】

①活性成分：鲜全蝎含有蝎毒、三甲胺、甜菜碱、硫磺酸、棕榈酸、胆甾醇及铵盐、卵磷脂，还含有苦味酸。

②药理作用：全蝎具有抗哮喘、抗凝、抗血栓、促纤溶的作用。蝎毒对内脏痛有明显的镇痛作用，后经研究发现无论是外周还是中枢给药，全蝎均具有显著的镇痛作用。全蝎还具有抗癫痫、抗肿瘤的作用。全蝎具有抗炎作用，全蝎乙醇提取物灌胃给药，具有抗大鼠足趾肿、肉芽肿作用。全蝎对免疫系统具有调节作用，自蝎毒中提取的小分子蛋白质——蝎毒纤溶活性肽能减少脑缺血再灌注损伤早期炎性细胞因子 IL-6、TNF-α、IL-8 的释放，减轻缺血／再灌注后炎症反应分泌炎性因子所致的脑损伤作用。

36. 羌活

羌活为伞形科植物羌活或宽叶羌活的干燥根及根茎。

【性味归经】辛、苦，温。归膀胱、肾经。

【功效主治】解表散寒，祛风胜湿，止痛。用于治疗风湿痹痛，善治伏风头痛，两足湿痹，腰膝酸重疼痛等症。尤适用于由寒湿较重而引起的上半身肌肉风湿痛，以及腰背正中部肌肉有冷感和挛缩感的患者。因其善入足太阳膀胱经，以除头项肩背之痛见长，故上半身风寒湿痹、肩背肢节疼痛者尤为多用，常与防风、姜黄、当归等药同用。

【古籍摘要】

①《医学启源》："其用有五：手足太阳引经，一也；风湿相兼，二也；去肢节痛，三也；除痈疽败血，四也；治风湿头痛，五也。"

②《汤液本草》："羌活治风寒湿痹，酸痛不仁，诸风掉眩，颈项难伸。"

【现代研究】

①化学成分：本品含挥发油、β-谷甾醇、香豆素类化合物、酚类化合物、欧芹属素乙、生物碱等。

②药理作用：羌活具有抑菌、抗炎、镇痛、解热作用。羌活可抑制角叉菜胶足肿胀，对乙酸引起的扭体反应有抑制倾向，对热痛刺激引起的小

鼠甩尾反应潜伏期有延长作用，且可使致热性大鼠体温明显降低。羌活水提物对胶原诱导的 Jurkat 细胞分泌基质金属蛋白酶及迁移功能亦有显著的抑制作用。羌活对血液流变学的影响：羌活能显著降低佐剂型足肿胀大鼠血浆黏度；羌活能抑制血小板聚集及抗血栓作用；羌活能够促进脑血流量。

37. 白芷

白芷为伞形科植物白芷或杭白芷的干燥根。

【性味归经】辛，温。归肺、胃、大肠经。

【功效主治】解表散寒，祛风止痛，通鼻窍，燥湿止带，消肿排脓。用于风寒湿痹，关节疼痛，屈伸不利，可与苍术、乌头、川芎等同用。

【古籍摘要】《滇南本草》："祛皮肤游走之风，止胃冷腹痛寒痛，周身寒湿疼痛。"

【现代研究】

①化学成分：白芷主要含有香豆素类、挥发油类化合物及胡萝卜苷、生物碱、微量元素等。主要有效成分为香豆精类，其中主要有氧化前胡素、欧前胡素、异欧前胡素。

②药理作用：白芷具有多重药理作用，主要有解热、镇痛与抗炎作用，小鼠热板法试验表明，给药后 60 分钟，能使痛阈值明显提高，白芷煎液 4g/kg 灌胃，对二甲苯所致小鼠耳部炎症也有显著抑制作用。白芷具有抗病原微生物作用。白芷具有光敏性作用，口服白芷 15mg（相当于生药 2.3g/kg）加体外黑光照射，对人淋巴细胞的 DNA 合成有显著抑制作用。比克白芷素对冠状血管有扩张作用，白芷和杭白芷的醚溶性成分对离体兔耳血管有显著扩张作用。白芷及其多种有效成分对平滑肌具有解痉作用。此外，白芷对动物放射性皮肤损害有保护作用。

38. 防风

防风为伞形科植物防风的根。

【性味归经】辛、甘，微温。归膀胱、肝、脾经。

【功效主治】祛风解表，胜湿止痛，止痉。防风善祛经络及筋骨中的风湿，治疗风寒湿痹，肌肉关节疼痛，以风邪偏盛者，可配羌活、桂枝、秦艽、苍术等除痹止痛；疼痛剧烈，游走不定，手足屈伸不利者，可配川乌、附子等以加强祛风散寒、除痹止痛之功。

【古籍摘要】《神农本草经》："主大风头眩痛，恶风，风邪，目盲无所见，风行周身，骨节疼痹，烦满。"

【现代研究】

①化学成分：防风含挥发油、色原酮、香豆素、有机酸、杂多糖、丁醇等化合物。

②药理作用：防风具有抗菌、抗病毒、解热镇痛作用，对腹膜化学性刺激引起的疼痛及温度刺激引起的小鼠疼痛均有明显的抑制作用。抗炎作用：防风有效成分对小鼠腹腔注射醋酸所引起的腹腔毛细血管通透性增高炎症模型有一定的抑制作用，其中以大剂量明显。防风还具有抗过敏作用，对 2,4- 二硝基氯苯所致迟发型超敏反应有抑制作用。防风对血液流变学中所测指标，如血浆黏度、凝血酶原时间、血小板聚集，中剂量和大剂量都有较好的改善作用。

39. 细辛

细辛为马兜铃科植物北细辛、汉城细辛或华细辛的根及根茎。

【性味归经】辛，温；有小毒。归肺、肾、心经。

【功效主治】解表散寒，祛风止痛，通窍，温肺化饮。用于风湿痹痛，可与独活、秦艽、防风、当归等同用，如独活寄生汤；若阳虚寒盛，关节冷痛者，可配乌头、附子之类，如《备急千金要方》乌头汤。

【古籍摘要】

①《神农本草经》："主咳逆，头痛脑动，百节拘挛，风湿痹痛……"

②《医学启源》："《主治秘要》云：止诸阳头痛，诸风通用之。辛热温阴经，散水寒，治内寒。"

【现代研究】

①化学成分：本品含挥发油，主要成分为甲基丁香油酚、细辛醚、黄樟醚等。另含 N- 异丁基十二碳四烯胺、消旋去甲乌药碱、谷甾醇、豆甾醇等。

②药理作用：细辛具有解热镇痛、抗炎作用。细辛对醋酸致小鼠腹痛、热板法致小鼠足痛均有明显的镇痛作用。细辛有促肾上腺皮质激素样作用，对炎症介质释放、毛细血管通透性增加、白细胞游走、结缔组织增生等均有明显的抑制作用。细辛还具有镇静、抗惊厥及局麻作用，所含消旋去甲乌药碱有强心、扩张血管、松弛平滑肌、增强脂代谢及升高血糖等作用。体外实验证明细辛有明显的抑菌作用。

40. 葛根

葛根为豆科植物野葛的干燥根。

【性味归经】甘、辛，凉。归脾、胃经。

【功效主治】解肌退热，透疹，生津止渴，升阳止泻。本品既能辛散发表以退热，又长于缓解外邪痹阻、经气不利、筋脉失养所致的项背强痛，故风寒感冒，表实无汗，恶寒，项背强痛者，常与麻黄、桂枝等同用，如葛根汤；若表虚汗出，恶风，项背强痛者，常与桂枝、白芍等配伍，如桂枝加葛根汤（《伤寒论》）。

【古籍摘要】

①《神农本草经》："主消渴，身大热，呕吐，诸痹，起阴气，解诸毒。"

②《名医别录》："疗伤寒中风头痛，解肌发表，汗出，开腠理，疗金疮，止痛，胁风痛。""生根汁，疗消渴，伤寒壮热。"

【现代研究】

①化学成分：葛根主要含有异黄酮类，包括大豆苷元、大豆苷、葛根素等，以及葛根苷类、葛根醇、大豆皂醇B、大豆苷醇A等，还含有卡赛因及生物碱类。

②药理作用：葛根可扩张冠脉血管和改善心肌缺血缺氧状态，具有降血压、降血脂、抑制血小板聚集、β-受体阻断作用，具有抗心律失常及改善血循环作用。葛根中多种异黄酮成分具有舒张平滑肌的作用，它的解痉作用已广泛应用于临床。葛根还具有抗氧化损伤、抗癌、保护神经损伤的作用。葛根醇浸剂灌胃，对伤寒菌所致家兔发热具有明显的解热作用。

41. 附子

附子为毛茛科植物乌头子根的加工品。

【性味归经】辛、甘，大热；有毒。归心、肾、脾经。

【功效主治】回阳救逆，补火助阳，散寒止痛。本品气雄性悍，走而不守，能温通经络，逐经络中风寒湿邪，有较强的散寒止痛作用，凡风寒湿痹周身骨节疼痛者均可用之，尤善治寒痹痛剧者。

【古籍摘要】

①《药性论》："气锋锐，通经络，利关节，寻蹊达径而直抵病所。"

②《药类法象》："治风痹血痹，半身不遂，行经药也。"

【现代研究】

①化学成分：本品含乌头碱、中乌头碱、异飞燕草碱、新乌宁碱、去甲乌药碱等。附子炮制和作煎剂久煎煮能降低乌头碱的含量，既能增强其强心作用，又能降低其毒性。

②药理作用：附子具有强心、扩张血管、抗心律失常的作用，有研究证明去甲乌药碱能恢复窦性心律，改善房室传导，再加上其扩张血管和增压的作用，对异位搏定型心律失常有明显防治功能。附子具有显著的镇痛、抗炎作用，能抑制蛋清、角叉菜胶、甲醛等所致大鼠足趾肿胀，抑制醋酸所致毛细血管通透性亢进，抑制肉芽肿形成及佐剂型关节炎对免疫系统的作用。附子中很多成分能直接作用于神经，其兴奋下丘脑 CRH 神经细胞，与其显著增强肾上腺皮质激素分泌的作用相关，其抗炎作用可能是通过多途径实现的，此外有研究支持附子本身的成分里还含有皮质激素类似物。

42. 杜仲

杜仲为杜仲科植物杜仲的树皮。

【性味归经】甘，温。归肝、肾经。

【功效主治】补肝肾，强筋骨，安胎。用于治疗肝肾不足所致的风寒湿痹，症见腰膝重痛、痿弱无力，常与桑寄生、川牛膝、当归等同用，如独活寄生汤。

【用法用量】煎服，10～15g。炒用破坏其胶质，更有利于有效成分煎出，故比生用效果好。阴虚火旺者慎用。

【古籍摘要】

①《神农本草经》："主腰脊痛，补中，益精气，坚筋骨，强志……"

②《名医别录》："治脚中酸痛，不欲践地。"

【现代研究】

①化学成分：杜仲所含有效成分按其结构分为木脂素类、环烯醚萜类、黄酮类、苯丙素类、甾醇类及三萜类、多糖类、抗真菌蛋白和矿物元素等。

②药理作用：杜仲具有降压、降血糖、降血脂、抗肿瘤的药理作用，此外还具有抗氧化、抗炎的药理作用，目前认为桃叶珊瑚苷（AU）是杜仲抗炎作用的主要活性成分，其机制与抑制 NF-κB 的活性有关。NF-κB 调控促炎因子 TNF-α 和 IL-6 的表达，AU 能抑制 IκB 的降解，降低 NF-κB 的活性，引起 TNF-α 和 IL-6 表达下调，抑制炎症反应。杜仲还具有保护肝肾功能、调节骨代谢、抗骨质疏松的作用。其主要机制：刺激成骨细胞增殖、分化和成熟并抑制破骨细胞生长；促进骨髓间充质细胞的增殖；促进矿物质化，增加骨密度，改善骨小梁微体结构。

43. 淫羊藿

淫羊藿为小檗科植物淫羊藿和箭叶淫羊藿或柔毛淫羊藿等的全草。

【性味归经】辛、甘，温。归肾、肝经。

【功效主治】补肾壮阳，祛风除湿。用于风寒湿痹偏于寒湿者以及四肢麻木不仁或筋骨拘挛等症，常与巴戟天、威灵仙、川芎、桂枝、苍耳子等同用。

【现代研究】

①化学成分：淫羊藿含有多种有效成分，淫羊藿苷类黄酮化合物为其主要有效成分，此外含有生物碱、木脂素、多糖和微量元素、酚苷类、有机酸、紫罗酮类和苯乙醇苷类等。

②药理作用：淫羊藿除了具有调节性腺轴作用，还具有调节免疫作用，可以增加慢性肾功能不全大鼠脾淋巴细胞和 IL-2 产生能力，可以使丙型肝炎患者和血透者血清 IL-6 水平均显著下降，使 TNF-α 水平显著降低。

淫羊藿对心脑损伤具有保护作用，具有消除应激损伤自由基的作用。淫羊藿总黄酮对下丘脑－垂体－肾上腺轴（HPA）具有调节作用，并能使其调整到接近正常的水平。淫羊藿具有抗炎、抗过敏作用，淫羊藿甲醇提取物能明显减轻大鼠蛋清性关节炎的肿胀程度，降低组胺所致的家兔毛细血管通透性增强，淫羊藿总黄酮对角叉菜胶所致组织肿胀及巴豆油所致肉芽组织增生有显著抑制作用。淫羊藿经口给予可改善多种原因引起的骨损伤，加速骨修复重建。淫羊藿可促进体外培养成骨细胞增殖、骨髓间充质干细胞向成骨细胞或软骨细胞分化，抑制破骨细胞形成或增殖。

44. 续断

续断为川续断科植物川续断的干燥根。

【性味归经】苦、辛，微温。归肝、肾经。

【功效主治】补肝肾，强筋骨，止血安胎，疗伤续折。治疗风寒湿痹、筋挛骨痛，常与萆薢、防风、牛膝等同用，如《太平惠民和剂局方》续断丸。

【古籍摘要】

①《本草经疏》："为治胎产、续绝伤、补不足、疗金疮、理腰肾之要药也。"

②《滇南本草》："补肝，强筋骨，走经络，止经中酸痛……"

【现代研究】

①化学成分：续断主含皂苷类、生物碱类、环烯醚萜、挥发油类等成分，另外还含有丰富的微量元素等。

②药理作用：实验证明续断水煎液高中低剂量组能显著促进成骨细胞增殖，增加碱性磷酸酶（ALP）表达，增加矿化结节形成的数量，促进成骨细胞骨钙素和Ⅳ型前胶原 mRNA 的表达。续断总皂苷能促进骨伤愈合，且是主要的活性成分，对骨损伤愈合有明显促进作用且具有明显的量效关系。续断具有类激素样作用，能够改善卵巢切除大鼠骨质疏松症状，增加骨量。续断具有抗炎、抗过敏作用，70% 乙醇提取物能显著抑制蛋清所致大鼠足肿胀，显效快，持续时间长，显著抑制二甲苯所致小鼠耳壳炎症，

对小鼠腹腔毛细管亢进有显著抑制作用。续断还具有保护肌腱损伤的作用，续断水煎液能显著增强髌腱成纤维细胞 decorin、Ⅳ型前胶原基因的表达。现代实验研究证实续断有安胎样作用，川续断总生物碱可显著抑制妊娠大鼠在体子宫平滑肌的自发收缩活动，降低收缩幅度和张力。

45. 何首乌

何首乌为蓼科植物何首乌的块根。

【性味归经】苦、甘、涩，微温。归肝、肾经。

【功效主治】制用：补益精血；生用：解毒，截疟，润肠通便。制首乌功善补肝肾、益精血、乌须发，治血虚萎黄，失眠健忘，常与熟地黄、当归、酸枣仁等同用；与当归、枸杞子、菟丝子等同用，治精血亏虚，腰酸脚弱、头晕眼花、须发早白及肾虚无子，如七宝美髯丹（《积善堂方》）；亦常配伍桑椹子、黑芝麻、杜仲等，用治肝肾亏虚，腰膝酸软，头晕眼花，耳鸣耳聋，如首乌延寿丹（《世补斋医书》）。

【古籍摘要】

①《开宝本草》："主瘰疬，消痈肿，疗头面风疮，五痔，止心痛，益血气，黑髭鬓，悦颜色，久服长筋骨，益精髓，延年不老；亦治妇人产后及带下诸疾。"

②《本草纲目》："能养血益肝，固精益肾，健筋骨，乌髭发，为滋补良药，不寒不燥，功在地黄、天冬诸药之上。"

【现代研究】

①化学成分：何首乌主含二苯乙烯苷类和蒽醌类、糖类、磷脂类、黄酮类、鞣质类化合物等，经炮制后，何首乌新产生的化学成分有 5-羟基麦芽酚（DDMP）和 5-羟甲基糠醛（5-HMF）。

②药理作用：何首乌的主要作用有抗氧化及抗衰老、保肝（最近报道有肝损伤）、降血脂及抗动脉粥样硬化等。何首乌还具有免疫调节作用，能增加胸腺核酸和蛋白质水平，延缓老年大鼠胸腺年龄性退化，继而抵抗机体胸腺依赖性免疫功能的衰退。何首乌具有抗菌、抗炎等作用：何首乌乙醇提取物可明显抑制致炎动物的局部肿胀程度，降低血管通透性，作用时

间可维持 4 小时，大剂量组显示明显的镇痛效果，其抗炎机制可能与免疫抑制作用有关。何首乌中提取的活性成分二苯乙烯苷对实验性结肠炎的保护作用是通过减轻氧和氮自由基水平和 iNOS 的表达实现的。何首乌还具有肾上腺皮质激素样作用，可以兴奋肾上腺皮质功能，调整机体非特异免疫力。

46. 石斛

石斛为兰科植物环草石斛、马鞭石斛、铁皮石斛或金钗石斛的茎。

【性味归经】甘，微寒。归胃、肾经。

【功效主治】益胃生津，滋阴清热。本品长于滋养胃肾之阴，兼能清胃热，降虚火。主治热病伤津，烦渴，舌干苔黑之证，常与天花粉、鲜生地黄、麦冬等品同用，如（《时病论》）清热保津法；肾阴亏虚，筋骨痿软者，常与熟地黄、山茱萸、杜仲、牛膝等补肝肾、强筋骨之品同用；肾虚火旺，骨蒸劳热者，宜与生地黄、知母、黄柏、地骨皮等滋肾阴、退虚热之品同用。

【古籍摘要】

①《神农本草经》："主伤中，除痹，下气，补五脏虚劳羸瘦，强阴，久服厚肠胃。"

②《本草纲目拾遗》："清胃，除虚热，生津，已劳损。"

【现代研究】

①化学成分：石斛化学成分多样，主要有生物碱、多糖、氨基酸、菲类化合物等。不同的石斛其化学成分和功效不尽相同，如铁皮石斛的代表性成分为多糖含量较高，生物碱仅为 0.019%～0.043%；而金钗石斛中总生物碱含量远较其他石斛高，是其代表性成分，质量分数达 0.41%～0.64%，多糖质量分数仅为 4%。

②药理作用：以铁皮石斛为例，具有抗疲劳、抗氧化的药理作用，能够促进唾液腺分泌。现代研究表明，铁皮石斛能对抗阿托品对兔唾液分泌的抑制作用，合用西洋参还能促进家兔的正常唾液分泌，且能改善甲亢型阴虚小鼠的虚弱症状。另有研究表明，铁皮石斛能增加干燥综合征模型小

鼠的唾液分泌量。石斛具有降血糖、降血压的作用，尤其对于气阴两虚的证候效果明显。石斛具有抗肝损伤的药理作用。石斛对于免疫功能具有调节作用，铁皮石斛与其原球茎均能升高环磷酰胺所致免疫低下小鼠外周血白细胞数，增强巨噬细胞吞噬功能，促进淋巴细胞转化，促进淋巴细胞产生移动抑制因子。另外铁皮石斛还具有抗肿瘤的作用。

47. 山慈菇

山慈菇为兰科植物杜鹃兰、独蒜兰或云南独蒜兰的干燥假鳞茎。

【性味归经】甘、微辛，凉。归肝、脾经。

【功效主治】清热解毒，消痈散结。本品辛能散，寒能清热，故有清热解毒、消痈散结之效，近年来本品广泛地用于癥瘕痞块和多种肿瘤。如以本品配伍土鳖虫、穿山甲、蝼蛄等同用，治疗肝硬化，对软化肝脾、恢复肝功能有明显疗效；若与蚤休、丹参、栀子、浙贝母、柴胡、夏枯草等制成复方，对瘰疬瘿瘤有较好疗效。

【古籍摘要】

①《本草拾遗》："疗痈肿瘘疮，瘰疬结核等，醋磨敷之。"

②《本草纲目》："主疔肿，攻毒破皮，解诸毒……蛇虫狂犬伤。"

【现代研究】

①化学成分：国内外学者对山慈菇的两个品种杜鹃兰和独蒜兰的化学成分陆续进行了研究，其中从独蒜兰假鳞茎中分离鉴定了 31 个化合物，主要为二氢菲类和联苄类化合物；从杜鹃兰假鳞茎中分离鉴定了 26 个化合物，主要为菲类、苷类和芳香类化合物。

②药理作用：山慈菇具有抗肿瘤、抗血管生成作用，Joong 等利用活性跟踪法发现从杜鹃兰假鳞茎乙醇提取物中分离出 5，7- 二羟基 -3-（3- 羟基 - 甲氧基苯基）-6- 甲氧基苯并二氢吡喃 -4- 酮，其无论是在体外还是体内试验中都表现出很强的抗血管生成活性。山慈菇具有降压、抗菌的作用，还具有毒蕈碱 M3 受体阻断作用。另有研究表明，山慈菇对酪氨酸酶具有激活作用，可抑制细胞分裂，并有抗辐射、降糖、镇痉等作用。

48. 半夏

半夏为天南星科植物半夏的块茎。

【性味归经】辛，温；有毒。归肺、脾、胃经。

【功效主治】燥湿化痰，降逆止呕，消痞散结。本品为温化寒痰湿痰要药，尤善治疗脏腑湿痰，常配陈皮、茯苓同用，如二陈汤（《太平惠民和剂局方》）。半夏味苦降逆和胃，为止呕要药，各种原因的呕吐皆可配伍应用。半夏辛开散结，化痰消痞，治痰热阻滞致心下痞满者，常配干姜、黄连、黄芩以苦辛通降，开痞散结，如半夏泻心汤（《伤寒论》）。本品外用能消肿散结止痛，治瘿瘤痰核，痈疽发背，无名肿毒初起，可生品研磨调敷或鲜品捣敷。

【古籍摘要】

①《名医别录》："消心腹胸膈痰热满结，咳嗽上气，心下急痛，坚痞，时气呕逆，消痈肿，堕胎。"

②《医学启源》："治寒痰及形寒饮冷伤肺而咳，大和胃气，除胃寒，进饮食。治太阴痰厥头痛，非此不能除。《主治秘要》云：燥脾胃湿一也，化痰二也，益脾胃之气三也，消肿散结四也……除胸中痰涎。"

【现代研究】

①化学成分：半夏的主要有效成分为生物碱、半夏淀粉、半夏蛋白、β-谷甾醇及其葡萄糖苷等。生物碱的主要成分有左旋盐酸麻黄碱、胆碱、鸟苷、胸苷、次黄嘌呤核苷等。

②药理作用：半夏对呼吸系统具有镇咳、祛痰、抗矽肺作用；对消化系统具有止呕、镇吐作用，半夏能激活迷走神经传出活动而具有镇吐作用，半夏水煎醇沉液具有抗大鼠幽门结扎性溃疡、消炎痛型溃疡的作用；对循环系统具有抗心律失常、降血脂的作用。半夏具有抗肿瘤的作用，半夏蛋白能凝集人肝癌细胞（QGY7703-3，7402）、艾式腹水癌和腹水型肝癌细胞，而对正常细胞无影响，其对皮肤癌和肺癌细胞有抑制作用。半夏能抑制中枢神经系统，具有一定程度的镇痛、镇静、催眠作用。半夏具有抗炎作用，半夏总生物碱对二甲苯致小鼠耳郭肿胀、小鼠腹腔毛细血管通透

性等急性炎症有抑制作用，对大鼠棉球肉芽肿亚急性炎症也具有较强的抑制作用，半夏生物碱可使炎症气囊 PGE2 明显降低。半夏还具有抗早孕的作用。

49. 胆南星

胆南星为天南星用牛胆汁拌制而成的加工品。

【性味归经】苦、微辛，凉。归肺、肝、脾经。

【功效主治】清热化痰，息风定惊。用于痹病之痰湿阻络，肢体关节疼痛重着、麻木不仁等，用之涤痰祛风、蠲痹活络，常与川乌、乳香、没药、半夏等同用。

【现代研究】

①化学成分：胆南星除含天南星的成分外，还含总胆酸、胆红素等。天南星含有三帖皂苷、安息香酸、D- 甘露醇、β - 谷甾醇和微量元素等。

②药理作用：胆南星具有抗惊厥作用，胆南星的浸剂能对抗戊四氮的致惊厥作用，可用于治疗癫痫小发作。胆南星具有较明显的祛痰作用，因其含有皂苷，对胃黏膜具有刺激性，因而口服时能反射性地增加气管或支气管的分泌液。胆南星还具有抗肿瘤的作用，现有报道表明，天南星块茎中所含凝集素体外具抗肿瘤活性。天南星煎剂有明显的镇静、镇痛作用，能明显延长戊巴比妥钠对小鼠的催眠作用。

50. 白芥子

白芥子为十字花科植物白芥的种子。

【性味归经】辛，温。归肺、胃经。

【功效主治】温肺化痰，利气散结，通络止痛。本品辛温，能散肺寒，利气机，通经络，化寒痰，逐水饮。善除"皮里膜外"之痰，又能消肿散结止痛。治痰湿留驻所致的阴疽肿毒，常配鹿角胶、肉桂、熟地黄等药，以温阳化滞，消痰散结，如阳和汤（《外科全生集》）；若治痰湿阻滞经络之肢体麻木或关节肿痛，可配马钱子、没药等，如白芥子散（《校注妇人大全良方》），亦可单用研末，醋调敷患处。

【古籍摘要】

①《本草纲目》："利气豁痰，除寒暖中，散肿止痛。治喘嗽反胃，痹木脚气，筋骨腰节诸痛。"

②《药品化义》："白芥子……横行甚捷……通行甚锐，专开结痰，痰属热者能解，属寒者能散。痰在皮里膜外，非此不达，在四肢两胁，非此不通。若结胸证，痰涎邪热固结胸中及咳嗽失音，以此同苏子、枳实、瓜蒌、杏仁、黄芩、黄连为解热下痰汤，诚利气宽胸神剂。"

【现代研究】

①化学成分：本品含芥子油苷、白芥子苷，还含脂肪油、芥子碱、芥子酶及数种氨基酸。

②药理作用：白芥子具有镇咳祛痰平喘的作用，研究发现，炒白芥子醇提取物有明显的镇咳作用，白芥子水提取物有良好的祛痰作用，炒白芥子石油醚提取物可对抗 4% 氯乙酰胆碱诱导的豚鼠哮喘。白芥子具有抗炎镇痛作用，白芥子醇提物能明显抑制二甲苯所致的小鼠耳肿胀和醋酸所致的小鼠毛细血管通透性增加；并能延长小鼠痛反应时间，减少扭体次数。白芥子具有抑制前列腺增生的作用，白芥子苷能明显降低滤纸片埋藏引起的大鼠肉芽肿增殖；还具有促进透皮吸收的作用。

（李剑明　李光耀　姜泉）

第二节　常用方剂

1. 羌活胜湿汤

【出处】《内外伤辨惑论》。

【组成】羌活，独活，藁本，防风，甘草（炙），川芎，蔓荆子。

【煎服方法】水煎服。

【功能主治】祛风胜湿。治风湿在表，头痛项强，腰背重痛，一身尽痛，难以转侧，恶寒发热，脉浮。

【方解】方中羌活、独活祛风湿，利关节；防风、藁本祛风除湿，发汗止痛；川芎活血，祛风止痛；蔓荆子治头风疼痛；炙甘草调和诸药。合用具有祛风胜湿之效。

【名家论述】

①《医方集解》："此足太阳药也。经曰：风能胜湿。羌、独、防、藁、芎、蔓，皆风药也。湿气在表，六者辛温升散，又皆解表之药，使湿从汗出，则诸邪散矣。若水湿在里，则当用行水渗泄之剂。"

②《张氏医通》："此治头项之湿，故用羌、防、芎、藁一派风药，以祛上盛之邪。然热虽上浮，湿本下著，所以复用独活透达少阴之经。其妙用尤在缓取微似之汗，故剂中加用甘草，以缓诸药辛散之性，则湿著之邪，亦得从之缓去，无藉大开汗孔，急驱风邪之法，使肌腠偎弱无力，湿邪因之内缩，但风去而湿不去也。其有腰以下重，寒湿之邪留于阴分也，本方加防己以逐湿，必兼生附以行经；或见身重腰沉沉然，湿热之邪遍于阳分也，本方加苍术以燥湿，必兼黄柏以清热，非洞达长沙术附、桂附、栀子柏皮等方，不能效用其法。"

③《医门法律》："按：湿上甚而热，汗之则易，下之则难，故当变其常法而为表散，此方得之。"

④《顾松园医镜》："此升阳散湿之剂，凡湿从外受者，无论在上在下，俱以此方随证加减治之。按《金匮》云：太阳关节疼痛而烦，脉沉而细者，此名中湿，亦名湿痹。言太阳病则必有发热恶风之候，湿留关节则痛，阳郁不伸则烦，脉不沉细，则非有外风与之相搏，故只名中湿，亦名湿痹者，谓湿邪痹闭其身中之阳气也。治宜此方，微汗以通其阳。"

【现代研究】

①临床研究：用羌活胜湿汤加味治疗偏头痛，5剂，水煎分2次温服，日1剂。再诊，疼痛明显减轻，于上方加当归、白芍、熟地黄各12g，随症调理15剂痊愈，随访半年未复发。

②实验研究：采用中药血清药理学研究方法，观察在内毒素诱导兔单核细胞产生内生致热原过程初期，羌活胜湿汤对单核细胞内DNA合成均有明显抑制作用。对蛋白质合成的影响，羌活胜湿汤在大剂量呈促进作用。

对 Ca 离子内流的影响，羌活胜湿汤则呈显著量效递减性抑制作用，最后在较大剂量时翻转为促进内流作用。

2. 蠲痹汤

【出处】《医学心悟》。

【组成】羌活，独活，桂心，秦艽，当归，川芎，甘草（炙），海风藤，桑枝，乳香，木香。

【煎服方法】水煎服。风气胜，更加秦艽、防风；寒气胜者，加附子；湿气胜者，加防己、草薢、薏苡仁；痛在上者，去独活，加荆芥；痛在下者加牛膝；间有湿热者，其人舌干喜冷、口渴溺赤、肿处热辣，此寒久变热也，去桂心，加黄柏 3 分。

【功能主治】祛风除湿，蠲痹止痛。治风寒湿三气合而成痹，肢体重着，关节酸痛，活动不利，得热则减，遇阴雨寒冷则加剧，舌苔白腻，脉象弦紧等。

【方解】方中独活、羌活、秦艽、海风藤、桑枝祛风除湿；桂心温散寒邪，通利血脉；当归、川芎养血调营；乳香、木香和血止痛；甘草益气补中。诸药合用，共奏祛风除湿、蠲痹止痛的作用。

【名家论述】《医学心悟》曰："痹者，痛也。风寒湿三气杂至，合而为痹也。其风气胜者为行痹，游走不定也。寒气胜者为痛痹，筋骨挛痛也。湿气胜者为着痹，浮肿重坠也。然既曰胜，则受病有偏重矣。治行痹者，散风为主，而以除寒祛湿佐之，大抵参以补血之剂，所谓治风先治血，血行风自灭也。治痛痹者，散寒为主，而以疏风燥湿佐之，大抵参以补火之剂，所谓热则流通，寒则凝塞，通则不痛，痛则不通也。治着痹者，燥湿为主，而以祛风散寒佐之，大抵参以补脾之剂，盖土旺则能胜湿，而气足自无顽麻也。通用蠲痹汤加减主之，痛甚者，佐以松枝酒。"

【现代研究】

①临床研究：30 例活动性 RA 患者，采用蠲痹汤治疗 3 个月，观察治疗前后肿胀关节数、压痛关节数、患者对疼痛的 VAS 评分、患者和医生对总体病情的 VAS 评分、HAQ、ESR、CRP、RF、晨僵时间的变化。结果：

治疗后肿胀和压痛关节个数减少、晨僵时间缩短（$P < 0.05$）；患者对疼痛的 VAS 评分、患者和医生对总体病情的 VAS 评分及 HAQ 较治疗前明显改善（$P < 0.05$）；ESR、CRP、RF 明显降低（$P < 0.05$）。

将 112 例膝骨关节炎患者随机分为试验组 57 例和对照组 55 例，对照组采用中低频电治疗仪和膝关节松动手法治疗，试验组加用蠲痹汤离子导入治疗。结论：蠲痹汤离子导入联合关节松动手法治疗膝骨关节炎能减轻疼痛，改善体征，促进关节功能恢复，提高患者生活质量。

②实验研究：将 SD 正常大鼠（SPF 级）经灌胃给药益肾蠲痹汤，收集大鼠含药血清，分离大鼠成骨细胞和破骨细胞，将体外培养的成骨细胞和破骨细胞分别分为 6 组：空白对照组，益肾蠲痹汤大、中、小剂量含药血清组，双氯芬酸对照组和阿仑膦酸盐对照组。使用 CKK-8 法测定成骨细胞、破骨细胞的生长曲线，收集并测定成骨细胞培养液上清碱性磷酸酶活性。结论：益肾蠲痹汤可促进成骨细胞增殖及提高成骨细胞活性，同时，对破骨细胞增殖有抑制作用，作用强度随药物浓度增加而增强。

将大鼠随机分为正常对照组、模型对照组、甲氨蝶呤对照组及蠲痹汤高、低剂量组，制备类风湿关节炎大鼠模型，给药组以不同剂量蠲痹汤灌胃，对照组代以生理盐水，检测关节炎指数及血清细胞因子 TNF-α、IL-1β、IL-4、IL-1 的表达。结论：蠲痹汤可通过抑制炎性细胞因子 TNF-α、IL-1β 的表达，促进抗炎细胞因子 IL-10 的分泌，从而达到治疗 RA 的效果。

3. 大秦艽汤

【出处】《素问病机气宜保命集》。

【组成】秦艽，川芎，独活，当归，白芍，石膏，甘草，羌活，防风，白芷，黄芩，白术，茯苓，生地黄，熟地黄，细辛。

【煎服方法】水煎服。如遇天阴，加生姜 7 ~ 8 片；心下痞，加枳实 3g。

【功能主治】疏风清热，养血活血。主治风邪初中经络，口眼㖞斜，手足不能运动，舌强不能言语；风邪外袭，邪正相争，故或见恶寒发热、脉浮等。

【方解】方中重用秦艽祛风通络，为君药。更以羌活、独活、防风、白芷、细辛等辛散之品，祛风散邪，加强君药祛风之力，并为臣药。语言与手足运动障碍，除经络痹阻外，与血虚不能养筋相关，且风药多燥，易伤阴血，故伍以熟地黄、当归、白芍、川芎养血活血，使血足而筋自荣，络通则风易散，寓有"治风先治血，血行风自灭"之意，并能制诸风药之温燥；脾为气血生化之源，故配白术、茯苓、甘草益气健脾，以化生气血；生地黄、石膏、黄芩清热，是为风邪郁而化热者设，以上共为方中佐药。甘草调和诸药，兼使药之用。

【名家论述】《医方考》："中风，手足不能运动，舌强不能言语，风邪散见不拘一经者，此方主之。中风，虚邪也。许学士云：留而不去，其病则实，故用驱风养血之剂兼而治之。用秦艽为君者，以其主宰一身之风，石膏所以去胃中总司之火，羌活去太阳百节之风疼，防风为诸风药中之军卒。三阳数变之风邪，责之细辛；三阴内淫之风湿，责之苓、术。去厥阴经之风，则有川芎；去阳明经之风，则有白芷。风热干乎气，清以黄芩；风热干乎血，凉之以生地。独活疗风湿在足少阴；甘草缓风邪上逆于肺。乃当归、芍药、熟地者，所以养血于疏风之后，一以济风药之燥，一使手得血而能握，足得血而能步也。"

【现代研究】

①临床研究：选取 64 例 RA 患者为研究对象，按随机数字表法分为观察组与对照组各 32 例，观察组给予大秦艽汤加减治疗，对照组给予西药治疗。治疗 1 个月后对比两组临床疗效及红细胞沉降率（ESR）和 C 反应蛋白（CRP）水平。结果：观察组总有效率 96.8%，对照组总有效率 70.0%，两组比较，差异有统计学意义（$P < 0.05$）；治疗后两组 ESR 及 CRP 水平均较治疗前降低，差异均有统计学意义（$P < 0.01$）；观察组上述 2 项指标水平均低于对照组，差异均有统计学意义（$P < 0.01$）。结论：大秦艽汤治疗 RA 疗效确切，值得临床推广应用。

②实验研究：分别采用冰醋酸引起的小鼠腹腔毛细血管通透性增加、

二甲苯致小鼠耳肿胀、角叉菜胶致大鼠足浮肿、大鼠棉球肉芽肿等炎症动物模型研究大秦艽汤对急慢性炎症的作用。结果：大秦艽汤能抑制小鼠耳肿胀，可以降低毛细血管通透性，吸光度值明显降低，可抑制角叉菜胶致大鼠足肿胀；各剂量组棉球肉芽肿重均较模型组大鼠低。结论：大秦艽汤能明显减轻实验动物的急性炎症和慢性炎症，具有明显的抗炎作用。

将 SD 大鼠随机分为假手术组、模型组和实验组，采用线栓法阻塞大鼠大脑中动脉制备局灶性脑缺血（MCAO）模型。实验组大鼠于造模后开始灌胃，连续用药 7 天，取血测定凝血功能、血小板聚集率和黏附率。结论：大秦艽汤具有抗凝血及抗血小板黏附、聚集作用。

4. 乌头汤

【出处】《金匮要略》。

【组成】麻黄，芍药，黄芪，甘草（炙），川乌。

【煎服法】水煎服。以水 600mL，煮取 200mL，去滓，纳蜜煎中，更煎之，服 140mL。不知，尽服之。

【功效主治】温经祛寒，除湿止痛。主治伤后寒湿痹痛，症见关节剧烈疼痛，痛有定处，不能屈伸，舌淡苔白，脉弦紧者。

【方解】伤后风寒湿邪乘虚而入，留于关节，经脉痹阻，气血运行不畅，则关节疼痛。治当温经散寒，通络除湿之法。方中麻黄发汗宣痹；乌头祛寒止痛；芍药、甘草缓急舒筋；黄芪益气固卫，助麻黄、乌头温经止痛，又可防麻黄过于发散；白蜜甘缓，解乌头之毒。诸药配伍，能使寒湿之邪微汗而解，则病邪去而疼痛止。

【名家论述】《金匮要略·中风历节病脉证并治》："病历节，不可屈伸，疼痛，乌头汤主之……乌头汤方，治脚气疼痛，不可屈伸……《外台》乌头汤：治寒疝腹中绞痛，贼风入攻五脏，拘急不得转侧，发作有时，使人阴缩，手足厥逆。"

【现代研究】

①临床研究：将 80 例 KOA 患者随机分为观察组和对照组，对照组使用附桂骨痛颗粒治疗，观察组使用乌头汤治疗，比较两组患者的临床治疗

效果、临床症状改善情况、关节损伤相关因子水平。结果：观察组患者临床治疗的显效率高于对照组，临床症状改善情况优于对照组，关节损伤相关因子水平低于对照组（$P < 0.05$）。结论：乌头汤可以有效提高患者的临床治疗效果，改善患者临床症状，并能有效预防 KOA 的进一步恶化和复发。

将经中医辨证为寒湿痹证的类风湿关节炎患者 60 例随机分为乌头汤组、川乌麻黄组、乌头汤去川乌麻黄组、甲氨蝶呤组各 15 例，分别进行分组给药，观察疾病活动性评分体系（DAS28 评分）及血管内皮生长因子（VEGF）、白细胞介素 –17（IL–17）指标。结论：乌头汤原方组及其部分拆方组合能够改善临床症状，明显改善血清中炎症因子 VEGF、IL–17 水平。

②实验研究：将健康 SD 大鼠随机分为正常组、模型组、乌头汤高剂量组、乌头汤中剂量组、乌头汤低剂量组以及布洛芬组，乌头汤高、中、低剂量组于造模当天分别给予乌头汤 4、2、1g/kg，灌胃；布洛芬组 30mg/kg，灌胃，每日 1 次，连续 6 天。结论：乌头汤具有镇痛作用，其机制可能与降低血浆中 PGE2 和 5–HT 水平以及调节背根神经节中 TRPV1 和 TRPM8 的表达有关。

采用小鼠耳肿胀法、毛细血管通透法、醋酸扭体法研究乌头汤的抗炎镇痛作用。结果：乌头汤有较明显的抗炎镇痛作用；不同剂量乌头汤对佐剂性关节炎大鼠血清 IL–1β、TNF–α 有一定的抑制作用。

③其他研究：检索 1979 年～ 2013 年 6 月收录于中国知网、维普、万方 3 个数据库中乌头汤的临床研究文献，以"乌头汤"为关键词，匹配"精确"查找，进行检索。结果：乌头汤主要用于治疗肌肉骨骼系统和结缔组织疾病，症状以关节疼痛、肿胀、活动受限为主，加药主要是祛风湿药和活血化瘀药。结论：在临床治疗中根据患者的病情，采用个体化治疗，故文献中应用乌头汤原方较少，多有加减。

5.桂枝芍药知母汤

【出处】《金匮要略》。

【组成】桂枝，芍药，甘草，麻黄，生姜，白术，知母，防风，附子

（炮）。

【煎服法】水煎服。

【功效主治】祛风除湿，通阳散寒，佐以清热。治诸肢节疼痛，身体尪羸，脚肿如脱，头眩短气，温温欲吐者。

【方解】方中桂枝、麻黄、防风，散湿于表；芍药、知母、甘草，除热于中；白术、附子，驱湿于下；而用生姜最多，以止呕降逆。为湿热外伤肢节，而复上冲心胃之治法也。诸药共奏祛风寒湿、温经脉、止疼痛之效。

【名家论述】

①《王旭高医书六种》曰："是方用麻、防、姜、桂，宣发卫阳，通经络以驱外入之风寒；附子、白术，暖补下焦，壮筋骨而祛在里之寒湿。然三气杂合于筋骨血脉之中，久必郁蒸而化热，而欲束筋利骨者，必须滋养阳明，故又以芍、甘、知母，和阳明之血，以致太阴之液，斯宗筋润，机关利，而脚气、历节可平。平则眩呕悉已矣。此为湿热外伤肢节，而复上冲心胃之治法也。"

②《金匮要略论注》云："桂枝行阳，知、芍养阴。方中药品颇多，独擎此三味以各方者，以此证阴阳俱痹也。又云，欲制其寒则上之郁热已甚。欲治其热则下之肝肾已痹。故桂、芍、知、附，寒热辛苦并用而各当也。"

【现代研究】

①临床研究：将76例老年活动期类风湿关节炎患者随机分为3组，甲氨蝶呤 + 来氟米特组（28例）每周服甲氨蝶呤15mg，来氟米特20mg；桂枝芍药知母汤组（22例）每日服桂枝芍药知母汤1剂；中西医联合用药组（26例）每周口服甲氨蝶呤7.5mg，来氟米特10mg，每日加服1剂桂枝芍药知母汤。疗程12周。结论：3种治疗方案对老年类风湿关节炎患者均有效，但中西医结合治疗方式的综合疗效和安全性明显优于其他两种治疗方式。

将类风湿关节炎患者120例随机分为治疗组与对照组各60例，治疗组采用桂枝芍药知母汤加减治疗，对照组采用益肾蠲痹丸治疗。结论：桂枝芍药知母汤加减治疗类风湿关节炎临床疗效较好。

②实验研究：以Ⅱ型胶原（CⅡ）诱导的免疫性关节炎（CIA）大鼠为 RA 动物模型，通过测量其关节肿胀程度、关节炎指数观察桂枝芍药知母汤大、中剂量组的治疗效果；采用 ELISA 法测定大鼠血清中肿瘤坏死因子 –α（TNF–α）活性，小鼠胸腺细胞法检血清中白细胞介素 1β（IL-1β）活性。结论：桂枝芍药知母汤可以降低 CIA 大鼠血清中异常增高的 TNF–α、IL-1β 浓度，从而抑制或控制 RA 病情发展。

利用醋酸溶解Ⅱ型胶原蛋白及弗氏完全佐剂混合，诱导大鼠佐剂性关节炎模型，以"桂枝芍药知母汤浓缩液"为干预药物，行体内、体外双重实验。结论：桂枝芍药知母汤浓缩液可明显减轻类风湿关节炎大鼠滑膜增殖的病理改变，并可使体内、体外实验组 RA 大鼠 Bcl-2、p53 表达下降，Fas 表达上调。

6. 麻黄附子细辛汤

【出处】《伤寒论》。

【组成】麻黄（去节），细辛，附子一枚（炮，去皮，破八片）。

【煎服法】水煎服。附子先下，煮开小火持续三十分钟，入细辛，持续二十分钟，入麻黄，持续五分钟，去沫取汁。

【功效主治】温经解表。治伤寒少阴证，始得之，反发热，脉沉者。

【方解】太阳证发热，脉当浮，今反沉；少阴证脉沉，当无热，故曰反也。热为邪在表，当汗，脉沉属阴，又当温，故以附子温少阴之经，以麻黄散太阳之寒而发汗，以细辛肾经表药，联属其间，是汗剂之重者。

【名家论述】《伤寒附翼》曰："少阴主里，应无表证，病发于阴，应有表寒，今少阴始受寒邪而反发热，是有少阴之里，而兼有太阳之表也，太阳之表脉应不沉，今脉沉者，是有太阳之证而见少阴之脉也，故身虽热而脉则沉也，所以太阳病而脉反沉，便用四逆以急救其里，此少阴病而表反热，便于表剂中加附子以预固其里，夫发热无汗，太阳之表不得不开，沉为在里，少阴之枢又不得不固，设用麻黄开腠理，细辛散浮热，而无附子以固元阳，则少阴之津液越出太阳之微阳外亡，去生便远，惟附子与麻黄并用，则寒邪虽散而阳不亡，此里病及表，脉沉而当发汗者，与病在表，脉浮而发汗者径庭也，若表微热，则受寒亦轻，故以甘草易细辛而微发其汗，甘以缓之，与辛以散之者，又少间矣。"

【现代研究】

①临床研究：将160例类风湿关节炎患者随机分为治疗组和对照组各80例，治疗组予麻黄附子细辛汤加减联合火针治疗，对照组口服美洛昔康片治疗，观察麻黄附子细辛汤加减联合火针治疗类风湿关节炎寒湿痹阻证的临床效果。结果：总有效率治疗组为88.8%，对照组为73.8%，组间比较，差异有统计学意义（$P < 0.05$）。结论：麻黄附子细辛汤加减联合火针治疗类风湿关节炎寒湿痹阻证效果明显。

以麻黄附子细辛汤加味治疗痹证患者50例。水煎服，日1剂，14天为1个疗程，2个疗程后统计疗效。结果：治愈35例，有效10例，好转3例，无效2例，治愈率为70%，总有效率为96%。结论：加味麻黄附子细辛汤治疗痹证既能温阳祛寒除湿，又能发散通络以祛病邪，效果良好，值得临床推广应用。

②实验研究：以IFN-γ代表Th1型细胞因子，IL-4和IL-5代表Th2型细胞因子，以地塞米松为对照，应用ELISA的方法观察麻黄附子细辛汤对哮喘患者外周血单个核细胞（PBMC）分泌Th1和Th2型细胞因子的影响和对淋巴细胞凋亡的影响。研究发现，麻黄附子细辛汤孵育后，细胞培养上清液中IL-4、IL-5浓度明显下降，IFN-γ浓度无明显变化，对IL-4的抑制程度随接触时间的延长而增强，并可见到大量凋亡的淋巴细胞。麻黄附子细辛汤可能主要是促进Th2细胞凋亡，并抑制Th2型细胞因子的分泌进而恢复Th1/Th2平衡来发挥抑制哮喘发病的作用，与激素在临床治疗哮喘方面具有相似的作用机理。

7. 宣痹汤

【出处】《温病条辨》。

【组成】防己，杏仁，滑石，连翘，山栀子，薏苡仁，半夏（醋炒），晚蚕砂，赤小豆皮（取五谷中之赤小豆，凉水浸，取皮用）。

【煎服法】上药用水1.6L，煮取600mL，分三次温服。

【功效主治】清化湿热，宣痹通络。治湿热痹证。湿聚热蒸，阻于经络，寒战发热，骨节烦疼，面目萎黄，小便短赤，舌苔黄腻或灰滞。

【方解】本方以防己为主，入经络而祛经络之湿，通痹止痛；配伍杏仁开宣肺气、通调水道，助水湿下行；滑石利湿清热；赤小豆、薏苡仁淡渗利湿，引湿热从小便而解，使湿行热去；半夏、蚕砂和胃化浊，制湿于中，蚕砂尚能祛风除湿、行痹止痛；薏苡仁还有行痹止痛之功；更用山栀子、连翘泻火、清热解毒，助解骨节热炽烦痛。全方用药，通络、祛湿、清热俱备，分消走泄，配伍周密妥当。

【名家论述】《温病条辨》曰："湿聚热蒸，蕴于经络，寒战热炽，骨骱烦疼，舌色灰滞，面目萎黄，病名湿痹，宣痹汤主之。经谓：风寒湿三者合而为痹。《金匮》谓：经热则痹。盖《金匮》诚补《内经》之不足。痹之因于寒者固多，痹之兼乎热者，亦复不少。合参二经原文，细验于临证之时，自有权衡。本论因载湿温而类及热痹，见湿温门中，原有痹证，不及备载痹证之全，学者欲求全豹，当于《内经》、《金匮》、喻氏、叶氏以及宋元诸名家合而参之自得。大抵不越寒热两条，虚实异治。寒痹势重而治反易，热痹势缓而治反难，实者单病躯壳易治，虚者兼病脏腑，夹痰饮腹满等证，则难治矣。犹之伤寒两感也。此条以舌灰目黄，知其为湿中生热；寒战热炽，知其在经络；骨骱疼痛，知其为痹证。若泛用治湿之药，而不知循经入络，则罔效矣。故以防己急走经络之湿，杏仁开肺气之先，连翘清气分之湿热，赤豆清血分之湿热，滑石利窍而清热中之湿，山栀肃肺而泻湿中之热，薏苡淡渗而主挛痹，半夏辛平而主寒热，蚕砂化浊道中清气。痛甚加片子姜黄、海桐皮者，所以宣络而止痛也。"

【现代研究】

①临床研究：将75例湿热痹阻型类风湿关节炎患者随机分为对照组及治疗组，对照组30例给予常规西药治疗，治疗组45例在对照组基础上给予宣痹汤合三妙散（防己、羌活、萆薢、滑石粉、薏苡仁等）治疗，观察比较2组总体疗效、症状/体征变化、相关实验室指标变化及不良反应发生率。结果：治疗组总有效率93.33%，对照组总有效率76.67%（$P < 0.05$）。

结论：宣痹汤合三妙散治疗类风湿关节炎湿热痹阻证，能降低 C- 反应蛋白、血沉及类风湿因子，减轻关节疼痛、肿胀、压痛、屈伸不利及晨僵，且无明显不良反应。

将 60 例符合纳入标准的患者随机分为治疗组与对照组，对照组 30 例采用常规西医治疗，治疗组 30 例在此基础上加用中药宣痹汤加减。结果：治疗组总有效率 86.6%，对照组总有效率 66.6%，治疗组疗效优于对照组（$P < 0.05$）。结论：在常规西医治疗的基础上加用中药宣痹汤加减治疗湿热型类风湿关节炎疗效较佳。

②实验研究：取 150 只小鼠，随机分成 5 组，模型组、西药对照组及宣痹汤高、中、低剂量组，每组 30 只。采用小鼠醋酸扭体实验观察宣痹汤止痛作用，采用二甲苯致耳肿胀实验观察宣痹汤抗炎机制，通过建立胶原性关节炎模型，观察宣痹汤对关节炎模型小鼠足肿胀影响。研究发现，宣痹汤高、中、低剂量组均能降低醋酸扭体次数，可缓解耳肿胀程度，并能缓解胶原性关节炎小鼠足肿胀程度，与模型组比较有统计学意义（$P < 0.05$）。结论：宣痹汤方具有较好的抗炎镇痛作用。

制备大鼠 CIA 模型，采用免疫组化法观察大鼠关节组织 VEGF 的表达。研究发现，正常组关节组织未见 VEGF 表达；CIA 模型组关节组织 VEGF 表达较高；宣痹汤组 VEGF 表达较 CIA 组明显减少。结论：宣痹汤治疗类风湿关节炎的作用机制与其抑制关节局部 VEGF 表达有关。

8. 当归拈痛汤

【出处】《兰室秘藏》。

【组成】羌活 0.5 两，防风 3 钱，升麻 1 钱，葛根 2 钱，白术 1 钱，苍术 3 钱，当归身 3 钱，人参 2 钱，甘草 5 钱，苦参 2 钱（酒浸），黄芩 1 钱（炒），知母 3 钱（酒洗），茵陈 5 钱（酒炒），猪苓 3 钱，泽泻 3 钱。

【煎服法】水煎服。

【功效主治】利湿清热，疏风止痛。治湿热相搏，外受风邪证。湿热相搏、湿热互结为湿邪毒热，表现为肢节烦痛，肩臂沉重，或遍体肿胀疼痛，膝踝关节漫肿作痛，皮下红斑，或长期发热不去，或全身性疮疡溃破，苔黄厚腻，脉弦滑或弦数。

【方解】方中用羌活透关节，防风散风湿，为君药。升麻、葛根引清气上行，散肌肉间风湿；白术甘温、苍术辛温，可健脾燥湿，为臣药。湿热合邪，肢节烦痛，用苦寒之苦参、黄芩、知母、茵陈而泄之；血壅不流则痛，以当归辛温散之；人参、甘草补养正气，使苦寒不致伤脾胃，为佐药。治湿不利小便非其治也，配猪苓、泽泻甘淡咸平，导其湿浊，为之使也。立法依据"湿淫于内，治以苦热，佐以酸淡，以苦燥之，以淡泄之"。

【名家论述】

①《医学启源》卷下："治湿热为病，肢节烦痛，肩背沉重，胸膈不利，遍身疼，下注于胫，肿痛不可忍。"

②《医方集解·利湿之剂》："此足太阳、阳明药也。原文曰：羌活透关节，防风散风湿为君。升、葛味薄引而上行，苦以发之；白术甘温和平，苍术辛温雄壮，健脾燥湿为臣。湿热相合，肢节烦痛，苦参、黄芩、知母、茵陈，苦寒以泄之，酒炒以为用；血壅不流则为痛，当归辛温以散之；人参、甘草甘温补养正气，使苦寒不伤脾胃；治湿不利小便，非其治也，猪苓、泽泻甘淡咸平，导其留饮为佐。上下分消其湿，使壅滞得宣通也。"

【现代研究】

①临床研究：将 60 例辨证属于湿热痹阻证的 RA 患者随机分为治疗组和对照组，每组 30 例，治疗组予当归拈痛汤，对照组予湿热痹片，治疗 8 周后进行疗效比较。结果：总有效率治疗组为 82.7%，对照组为 74.1%，两组比较有显著性差异（$P < 0.05$）；中医证候疗效的总有效率治疗组为 82.7%，对照组为 74.1%（$P < 0.05$）。结论：当归拈痛汤治疗类风湿关节炎湿热痹阻证具有较好的疗效。

②实验研究：建立大鼠佐剂性关节炎模型，观察当归拈痛汤及拆方对实验性大鼠足肿胀的抑制作用，检测血清相关炎性细胞因子 IL-1β 和 TNF-α 的水平。研究发现，当归拈痛汤及各拆方组可显著抑制 AA 大鼠足跖肿胀及多发性关节炎，抑制 AA 大鼠过高的炎性细胞因子 TNF-α、IL-1

分泌。

用 Mtb 诱导实验性类风湿关节炎大鼠模型，并随机分为 4 组，空白对照组、当归拈痛汤组、模型组以及作为阳性对照的雷公藤组。研究发现，与阳性对照组和模型对照组相比，当归拈痛汤组可显著降低模型大鼠关节滑膜中 MMP-9 水平（$P < 0.05$）。

9. 二妙散

【出处】《丹溪心法》。

【组成】黄柏，苍术。

【煎服法】为散剂，各等份，每次服 3 ～ 5g，或为丸剂，亦可作汤剂，水煎服。

【功效主治】清热燥湿止痒。主治湿热下注证。症见筋骨疼痛，下肢痿软无力，足膝红肿疼痛，或湿热带下或下部湿疮等，小便短赤，舌苔黄腻者。

【名家论述】

①《丹溪心法》："治筋骨疼痛因湿热者。有气加气药，血虚者加补药，痛甚者加生姜汁，热辣服之。"

②《医略六书》："湿热下注，腰膂不能转枢，故机关不利。腰中疼重不已焉。苍术燥湿升阳，阳运则枢机自利；黄柏清热燥湿，湿化则真气得行。为散，酒调，使湿热运行则经气清利，而腰府无留滞之患，枢机有转运之权，何腰中疼重不痊哉？此清热燥湿之剂，为湿热腰痛之专方。"

【现代研究】

①临床研究：采用五味消毒饮合二妙散加减治疗类风湿患者 48 例，治疗前后患者晨僵、握力、20m 行速、疼痛指数、肿胀指数、功能指数、受累关节等指标均有明显改善。近期控制 12 例，显效 21 例，有效 13 例，无效 2 例，总有效率 95.83%。

②实验研究：将 36 只日本大耳兔随机分为 3 组，空白组、模型组、受试组各 12 只，创建创伤性膝滑膜炎动物模型，从造模第 1 天起开始，空白组及模型组予以 0.9% 氯化钠溶液灌服，受试组予以二妙散灌服，第 11 天

观察膝关节周径改变、体表温度变化；提取关节液，用酶联免疫吸附测定法检测各组关节液中 IL-6 和 TNF-α 水平情况。结果：与空白组比较，模型组膝关节周径、体表温度、关节液 IL-6 及 TNF-α 表达显著增加（$P < 0.01$，$P < 0.05$）；与模型组比较，受试组关节液 IL-6 及 TNF-α 表达显著降低（$P < 0.01$，$P < 0.05$）。结论：二妙散对兔膝创伤性滑膜炎有较好的治疗作用；二妙散能通过抑制 IL-6 和 TNF-α 发挥对创伤性滑膜炎的治疗作用。

10. 双合汤

【出处】《万病回春》。

【组成】当归，川芎，白芍，生地黄，陈皮，半夏（姜汁炒），茯苓（去皮），桃仁（去皮），红花，白芥子，甘草。

【煎服法】加生姜 3 片，水煎熟，入竹沥、姜汁同服。

【功效主治】气虚受风湿，遍身麻痹不仁。

【名家论述】《万病回春》："双合汤，当归川芎白芍生地黄陈皮半夏（姜汁炒）茯苓（去皮，各一钱）桃仁（去皮，八分）红花（三分）白芥子（一钱）甘草（三分）上锉一剂。生姜三片，水煎熟，入竹沥、姜汁同服。凡人遍身麻痹，谓之不仁，皆因气虚受风湿所致也。"

【现代研究】

①临床研究：选取 80 例确诊痰瘀痹阻型 RA 的患者分为观察组和对照组各 40 例，观察组服用双合汤配合针灸，对照组采取口服药物治疗，比较 2 组患者临床疗效并进行随访。结果：观察组总有效率为 97.50%，显著优于对照组的 70.00%（$P < 0.01$）；观察组患者的疼痛、肿胀、压痛、功能障碍指数改善程度明显优于对照组（$P < 0.01$）。结论：双合汤配合针灸治疗痰瘀痹阻型 RA 疗效明显且预后良好。

②实验研究：清洁级 SD 大鼠 40 只，随机分为空白组、模型组及双合汤组、血脂康组。双合汤组用双合汤以相应剂量灌胃；血脂康组用血脂康以相应剂量灌胃；空白组及模型组用生理盐水灌胃。12 周后处死大鼠，取出股骨头制作成标本。研究发现，HE 染色见空白组软骨细胞及骨小梁形态正常；模型组可见大片的坏死细胞，骨小梁萎缩、稀疏；双合汤组软骨层

内可见致密结缔组织增生，排列稍紊乱，骨小梁基本正常，断裂较少；血脂康组软骨细胞大量减少，骨小梁稀疏断裂，有较多的空骨陷窝。股骨头最大值应变和最大载荷值比较：空白组＞双合汤组＞血脂康组＞模型组。结论：双合汤增加了骨强度，改善了骨的结构力学性能，促进了坏死骨组织的修复，可用于防治激素性股骨头缺血坏死。

11. 身痛逐瘀汤

【出处】《医林改错》卷下。

【组成】秦艽，川芎，桃仁，红花，甘草，羌活，没药，当归，灵脂（炒），香附，牛膝，地龙（去土）。

【煎服法】水煎服。若微热，加苍术、黄柏；若虚弱，量加黄芪30～60g。

【功效主治】活血祛瘀，祛风除湿，通痹止痛。治瘀血夹风湿，经络痹阻，肩痛、臂痛、腰腿痛，或周身疼痛，经久不愈者。

【方解】本方以川芎、当归、桃仁、红花活血祛瘀；牛膝、五灵脂、地龙行血舒络，通痹止痛；秦艽、羌活祛风除湿；没药、香附行气活血；甘草调和诸药。共奏活血祛瘀、祛风除湿、蠲痹止痛之功。

【名家论述】《医林改错》："凡肩痛、臂痛、腰疼、腿疼，或周身疼痛，总名曰痹症。明知受风寒，用温热发散药不愈；明知有湿热，用利湿降火药无功。久而肌肉消瘦，议论阴亏，隧用滋阴药，又不效。至此便云：病在皮脉，易于为功；病在筋骨，实难见效。因不思风寒湿热入皮肤，何处作痛。入于气管，痛必流走；入于血管，痛不移处。如论虚弱，是因病而致虚，非因虚而致病。总滋阴，外受之邪，归于何处？总逐风寒、去湿热，已凝之血，更不能活。如水遇风寒，凝结成冰，冰成风寒已散。明此义，治痹症何难？"

【现代研究】

①临床研究：将 RA 患者随机分为身痛逐瘀汤加味治疗组和尪痹冲剂对照组，用药 30 天后进行血液流变学和微循环以及 RA 临床常规检测。结果：治疗组的活血化瘀扶正法对受累关节具有较好的抗炎、消肿、止痛和

改善关节功能作用，其临床疗效优于尪痹冲剂对照组的祛邪扶正法。结论：身痛逐瘀汤加味治疗 RA 患者，能明显改善其血液流变学和甲皱微循环观察指标，具有较好的临床疗效。

将 120 例类风湿关节炎患者随机分为治疗组和对照组，各 60 例。基础治疗给予甲氨蝶呤 10mg/ 次，1 次 / 周，口服，来氟米特 20mg/ 次，1 次 / 日，口服，对照组在基础治疗上加用雷公藤多苷片，治疗组在基础治疗上加用身痛逐瘀汤。治疗 12 周后分析两组患者的临床疗效差异，并观察两组患者晨僵时间、关节压痛数、肿胀数、休息痛、双手握力、20m 步行时间、健康评价问卷评分及实验室指标血沉（ESR）、C 反应蛋白、类风湿因子、瘤坏死因子 $-\alpha$、白细胞介素 -1 水平变化情况。结果：治疗组总有效率 91.7%，高于对照组的 83.3%（$P < 0.05$）。结论：身痛逐瘀汤联合西药治疗类风湿关节炎在提高疗效、控制症状、改善实验室指标等方面均有较强的优势，且安全性较高。

②实验研究：以佐剂性关节炎大鼠作为实验模型，研究发现，身痛逐瘀汤能够不同程度地改善佐剂关节炎大鼠的关节炎指数及 C 反应蛋白、血沉、纤维蛋白原水平，为临床使用身痛逐瘀汤治疗 RA 提供实验依据。

12. 桃红饮

【出处】《类证治裁》。

【组成】桃仁，红花，当归尾，川芎，威灵仙。

【煎服法】水煎，加麝香少许冲服。

【功效主治】化瘀通痹。主治痹证，败血入络。

【方解】本方以川芎行气活血、通络止痛；当归、桃仁、红花活血祛瘀；配以威灵仙祛风除痹，活血为主，血行风自灭，为其配伍特点。临床应用以痹证瘀阻、肢节疼痛为其辨证要点。原方用麝香少许，以药汁冲服，但现今临床罕用。

【名家论述】《类证治裁》："有血痹，痹在血分，因劳汗出，卧被风吹，血凝于肤，黄芪桂枝五物汤加当归。有瘀血，败血入络，桃红饮，煎成入麝香。"

【现代研究】

临床研究：将 80 例类风湿关节炎瘀血痹阻证患者随机分为治疗组 40 例（内服桃红饮 + 中药熏蒸），对照组 40 例（内服桃红饮），观察临床疗效并对比治疗前后两组患者生活质量评分。结果：治疗组总有效率明显高于对照组（ $P < 0.05$ ），治疗组生存质量改善情况明显优于对照组（ $P < 0.05$ ）。结论：桃红饮加味结合中药熏蒸治疗类风湿关节炎瘀血痹阻证临床疗效显著。

13. 黄芪桂枝五物汤

【出处】《金匮要略》。

【组成】黄芪，芍药，桂枝，生姜，大枣 。

【煎服法】水煎服。

【功效主治】温阳行痹。主治血痹，肌肤麻木不仁，脉微而涩紧。

【方解】方中黄芪益气固表；桂枝散风寒而温经通痹；芍药养血和营而通血痹，与桂枝合用，调和营卫而和表里；生姜辛温，疏散风邪，以助桂枝之力；大枣甘温，养血益气以资黄芪、芍药之功。共奏益气养血、温阳通痹之功。

【名家论述】

①《王旭高医书六种》曰："此方以桂枝汤加重生姜，佐桂枝领黄芪行阳通痹，既以驱风，且以固表，庶几血中之风出，而血中之阳气不与俱去。不用甘草者，欲诸药周卫于身，不欲留顿于中也。"

②《金匮要略心典》云："不仁者，肌体顽痹，痛痒不觉。如风痹状，而实非风也。以脉阴阳俱微，故不可针而可药，经所谓阴阳形气俱不足者，勿刺以针，而调以甘药也。"

③《金匮要略方论集注》云："黄芪桂枝五物汤，在风痹可治，在血痹亦可治也。以黄芪为主固表补中，佐以大枣；以桂枝治卫升阳，佐以生姜；以芍药入荣理血，共成厥美。五物而荣卫兼理，且表荣卫理胃阳亦兼理矣。推之中风于皮肤肌肉者，亦兼理矣。故不必多求他法也。"

【现代研究】

①临床研究：将 100 例类风湿关节炎患者随机分为对照组与实验组各 50 例，对照组患者采用单纯西药治疗，实验组在对照组基础上采用黄芪桂枝五物汤治疗，观察比较两组患者临床疗效及关节炎指标改善情况。结果：实验组患者治疗总有效率为 92.0%，明显高于对照组的 78.0%（$P < 0.05$）；实验组患者的疼痛指数、肿胀指数、压痛指数、功能障碍指数均低于对照组（$P < 0.05$）；实验组患者晨僵时间、20m 行走时间均短于对照组（$P < 0.05$）。结论：西药联合黄芪桂枝五物汤治疗类风湿关节炎疗效明显，可有效改善患者关节炎指标评分。

②实验研究：将黄芪桂枝五物汤按药对研究法拆方分组，观察全方及方中不同药对对佐剂性关节炎大鼠原发性、继发性关节炎的预防治疗作用，以及对红细胞超氧化物歧化酶（SOD）、全血谷胱甘肽过氧化物酶（GSH-PX）活性与血浆丙二醛（MDA）、血清一氧化氮（NO）含量的影响。结果：全方及方中各药对均能显著抑制关节炎大鼠的原发性关节炎、继发性关节炎，使佐剂性关节炎（AA）大鼠过高的 MDA、NO 降低，使已降低的 SOD、GSH-PX 升高。结论：黄芪桂枝五物汤对大鼠佐剂性关节炎有治疗作用，此作用可能与其降低脂质过氧化，恢复抗氧化酶活性，抑制致炎因子 NO 的合成等有关；全方疗效明显优于任何一组药对配伍，方中其他药均能增强黄芪的作用。

14. 十全大补汤

【出处】《太平惠民和剂局方》。

【组成】党参，黄芪，白术，白芍，茯苓，肉桂，熟地黄，当归，川芎，甘草。

【煎服法】水煎服。

【功效主治】温补气血。主治诸虚不足，五劳七伤，不进饮食；久病虚损，时发潮热，气攻骨脊，拘急疼痛，夜梦遗精，面色萎黄，脚膝无力；一切病后气不如旧，忧愁思虑伤动血气，喘嗽中满，脾肾气弱，五心烦闷；以及疮疡不敛，妇女崩漏等。

【方解】本方是由四君子汤合四物汤再加黄芪、肉桂所组成。方中四君补气，四物补血，更与补气之黄芪和少佐温热之肉桂组合，则补益气血之功更着。惟药性偏温，以气血两亏而偏于虚寒者为宜。

【名家论述】《太平惠民和剂局方》："男子、妇人诸虚不足，五劳七伤，不进饮食，久病虚损，时发潮热，气攻骨脊，拘急疼痛，夜梦遗精，面色萎黄，脚膝无力，一切病后气不如旧，忧愁思虑伤动血气，喘嗽中满，脾肾气弱，五心烦闷，并皆治之。此药性温不热，平补有效，养气育神，醒脾止渴，顺正辟邪，温暖脾肾，其效不可具述。人参，肉桂（去粗皮，不见火），川芎，地黄（洗，酒蒸，焙），茯苓（焙），白术（焙），甘草（炙），黄芪（去芦），当归（洗，去芦），白芍。上一十味，锉为粗末，每服二大钱，水一盏，生姜三片，枣子二个，同煎至七分，不拘时候温服。"

【现代研究】

①临床研究：用十全大补汤加味结合西药治疗中重度贫血 42 例，结果显效 28 例，有效 13 例，无效 1 例，总有效率为 97.6%。

②实验研究：以环磷酰胺和氢化泼尼松造成免疫抑制小鼠模型，分别给予 100% 和 50% 的十全大补汤灌胃，每只每天 0.5mL，以 SRBC-DTH、ATER、HA 和脾指数作为检测指标。结果：100% 和 50% 的十全大补汤均可明显提高小鼠 SRBC-DTH 水平及 ATER 且均可使脾重及指数明显下降，水肿减轻。结论：十全大补汤可明显改善化疗药物的副作用，提高小鼠的细胞免疫和体液免疫功能。

15. 归脾汤

【出处】《妇人良方》。

【组成】白术，当归，白茯苓，黄芪，远志，龙眼肉，酸枣仁（炒），人参，木香，炙甘草。

【煎服法】上药加生姜 6g，大枣 3 枚，水煎服。

【功效主治】益气补血，健脾养心。主治：①心脾气血两虚证。症见心悸怔忡，健忘失眠，盗汗，体倦食少，面色萎黄，舌淡，苔薄白，脉细弱。②脾不统血证。症见便血，皮下紫癜，妇女崩漏，月经超前，量多色淡，或淋沥不止，舌淡，脉细弱。

【方解】方中以参、芪、术、草大队甘温之品补脾益气以生血，使气旺而血生；当归、龙眼肉甘温补血养心；茯苓（多用茯神）、酸枣仁、远志宁心安神；木香辛香而散，理气醒脾，与大量益气健脾药配伍，复中焦运化之功，又能防大量益气补血药滋腻碍胃，使补而不滞，滋而不腻；用法中姜、枣调和脾胃，以资化源。全方共奏益气补血、健脾养心之功，为治疗思虑过度、劳伤心脾、气血两虚之良方。

【名家论述】

①《医方集解·补养之剂》："此手少阴、足太阴药也。血不归脾则妄行，参、术、黄芪、甘草之甘温，所以补脾；茯神、远志、枣仁、龙眼之甘温酸苦，所以补心，心者，脾之母也；当归滋阴而养血，木香行气而舒脾，既以行血中之滞，又以助参、芪而补气，气壮则能摄血，血自归经，而诸症悉除矣。"

②《正体类要》："跌仆等症，气血损伤；或思虑伤脾，血虚火动，寐而不寐；或心脾作痛，怠惰嗜卧，怔忡惊悸，自汗，大便不调；或血上下妄行。"

【现代研究】

①临床研究：将120例活动期类风湿关节炎贫血患者随机分为实验组和对照组，每组患者例数为60。对照组患者采取归脾汤、来氟米特片、甲氨蝶呤片联合治疗；实验组患者采取独活寄生汤、来氟米特片、甲氨蝶呤片联合治疗。观察两组患者临床疗效，治疗前后贫血症状积分情况，治疗前后血红蛋白（Hb）、血小板（PLT）、类风湿因子（RF）、红细胞总数（RBC）、红细胞沉降率（ESR）、C–反应蛋白（CRP）水平，治疗后临床症状及体征评分，以及不良反应发生情况。结论：两组治疗活动期类风湿关节炎贫血临床疗效较佳，患者症状积分可得到有效改善，治疗后患者Hb、PLT、RF、RBC、ESR、CRP水平有明显改善，无明显不良反应。

②实验研究：体外培养大鼠股骨骨髓细胞，经8mg/L的雷公藤醇提物作用后，加入5%、10%、15%、20%的归脾汤含药血清，采用MTT比色

法检测对骨髓细胞增殖的影响；采用流式细胞仪 PI 单标法检测对骨髓细胞周期的影响；采用流式细胞仪 AnnexinV–FITC/PI 双标法检测对骨髓细胞凋亡率的影响。观察归脾汤含药血清对雷公藤醇提物致大鼠骨髓细胞凋亡的保护作用。结论：归脾汤含药血清能显著增加雷公藤醇提物作用后骨髓细胞的存活率，诱骨髓细胞由相对静止期进入增殖活跃期，并减少细胞凋亡。

16. 独活寄生汤

【出处】《备急千金要方》。

【组成】独活，寄生，杜仲，牛膝，细辛，秦艽，茯苓，桂心，防风，川芎，人参，甘草，当归，芍药，地黄。

【煎服法】水煎服。

【功效主治】祛风湿，止痹痛，补肝肾，益气血。主治肝肾两亏，气血不足，风寒湿邪外侵，腰膝冷痛，酸重无力，屈伸不利，或麻木偏枯，冷痹日久不愈。

【方解】方中独活、秦艽、防风、细辛祛风除湿，散寒止痛；杜仲、牛膝、寄生补肝肾，强筋骨，祛风湿；当归、熟地黄、白芍、川芎养血和血；人参、茯苓、甘草补气健脾；桂心温通血脉。诸药合用，共奏祛风湿、止痹痛、补肝肾、益气血之功。

【名家论述】《备急千金要方》云："夫腰背痛者，皆由肾气虚弱、卧冷湿地当风得之，不时速治，喜流入脚膝为偏枯、冷痹、缓弱疼重，或腰痛挛脚重痹，宜急服此方。"

【现代研究】

①临床研究：选取 120 例活动期类风湿关节炎患者随机分为研究组与常规组，各 60 例，常规组给予常规的西医治疗，研究组在常规治疗基础上给予独活寄生汤治疗。结果：研究组患者治疗总有效率 95.0%，优于对照组的 73.3%（$P < 0.05$）；治疗后两组患者 CRP、ESR、RF、关节疼痛VAS 评分、晨僵时间和 20m 步行时间均较治疗前明显改善，且研究组改善程度优于对照组（$P < 0.05$）；研究组患者不良反应发生率 5.0%，低于对照组的 20.0%（$P < 0.05$）。结论：临床中对于活动期类风湿关节炎患者给

予独活寄生汤治疗效果显著，可提高患者临床治疗有效率，显著改善其关节功能。

②实验研究：分对照组、模型组、阿司匹林组（0.20g/kg）及独活寄生汤低、中、高剂量组（0.85、1.7、3.4g/kg）观察独活寄生汤对佐剂性关节炎模型大鼠免疫器官脏器系数和血清中 5- 羟色氨酸（5-HTP）和 5- 羟吲哚乙酸（5-HIAA）含量的影响。灌胃给药 14 天，对照组及模型组灌服羧甲基纤维素钠（CMC-Na）。ELISA 法测定血清中 5-HTP 和 5-HIAA 的含量。结果：独活寄生汤能显著增加大鼠胸腺质量，明显降低佐剂性关节炎大鼠血清中 5-HTP 和 5-HIAA 的含量，与模型组比较有显著性差异（$P < 0.05$）。结论：独活寄生汤对大鼠起到抗炎镇痛的作用，其作用机制可能与降低大鼠血清 5-HTP 和 5-HIAA 有关。

17. 三痹汤

【出处】《校注妇人良方》。

【组成】川续断，杜仲（去皮，切，姜汁炒），防风，桂心，细辛，人参，白茯苓，当归，白芍，甘草，秦艽，生地黄，川芎，川独活，黄芪，川牛膝。

【煎服法】水煎服。

【功效主治】益气活血，补肾散寒，祛风除湿。治血气凝滞，手足拘挛，风痹，气痹。症见下肢痛，常因坐卧阴冷潮湿之处引起，痛时伴有寒冷、沉重感觉，或足胫有轻微浮肿。

【方解】此方用参芪四物一派补药；内加防风、秦艽以胜风湿；桂心以胜寒；细辛、独活以通肾气。凡治三气袭虚而成痹证者，宜准诸此。

【名家论述】

①《医门法律》：此用参、芪、四物，一派补药，内加防风、秦艽以胜风湿，桂心以胜寒，细辛、独活以通肾气。凡治三气袭虚而成痹患者，宜准诸此。"

②《医方集解》："风痹诸方，大约祛风胜湿泄热之药多，而养血补气固本之药少。唯此方专以补养为主，而以治三气之药从之，散药得补药以

行其势，辅正驱邪，尤易于见功。"

③《古今名方》："本方与独活寄生汤的功效与证治近似，但独活寄生汤略重于治腰腿痹痛，偏于血弱；本方略重于治手足拘挛，偏于气虚。使用时应有所区别。"

【现代研究】

①临床研究：将 61 例类风湿关节炎患者随机分为治疗组（加减三痹汤与常规西药联用）31 例，对照组（单纯西药）30 例，治疗 2 个月后比较两组临床疗效、主要症状、体征及实验室指标的变化。结果：治疗组主要症状与体征的改善及疗效均明显优于对照组（$P < 0.05$ 或 $P < 0.01$），血沉、类风湿因子、免疫球蛋白、C– 反应蛋白、血小板下降幅度也明显优于对照组（$P < 0.05$ 或 $P < 0.01$）。结论：三痹汤能调节机体免疫功能，改善类风湿关节炎免疫损伤，提高类风湿关节炎的临床疗效，减少西药的不良反应。

②实验研究：将大鼠随机分为空白对照组、模型对照组、三痹汤高剂量组、三痹汤中剂量组、雷公藤对照组，每组 12 只。观察三痹汤对佐剂性关节炎大鼠膝关节滑膜组织内的病理变化及关节滑膜组织中肿瘤坏死因子 –α（TNF–α）、单核细胞趋化蛋白（MCP-1）、调节活化蛋白（RANTES）、转化生长因子 –β（TGF–β）、白介素 –17（IL–17）表达的影响。结果：与空白对照组比较，造模后各组大鼠关节滑膜组织炎性改变严重，经三痹汤或雷公藤治疗后，病理改变明显改善。结论：三痹汤通过下调关节滑膜 TNF–α、MCP-1、RANTES、IL–17 表达，上调 TGF–β 表达，从而抑制细胞炎性因子，减轻关节肿胀及滑膜细胞增生，进而延缓关节损伤。

18. 虎潜丸

【出处】《丹溪心法》。

【组成】黄柏（酒炒），龟甲（酒炙），知母（酒炒），熟地黄，陈皮，白芍，锁阳，虎骨，干姜。

【煎服法】上为细末，炼蜜为丸，每丸重 9g，每次 1 丸，日服 2 次，淡盐水或温开水送下。亦可水煎服，用量按原方比例酌减。

【功效主治】滋阴降火，强壮筋骨。用于肝肾不足，阴虚内热之痿证。症见腰膝酸软，筋骨痿弱，腿足消瘦，步履乏力，或眩晕，耳鸣，遗精，遗尿，舌红少苔，脉细弱。

【方解】方中重用黄柏，配合知母以泻火清热；熟地黄、龟甲、白芍滋阴养血；虎骨强壮筋骨；锁阳温阳益精；干姜、陈皮温中健脾，理气和胃。诸药合用，共奏滋阴降火、强壮筋骨之功。

【名家论述】《丹溪心法·卷三》："虎潜丸，治痿，与补肾丸同。黄柏（半斤，酒炒），龟甲（四两，酒炙），知母（二两，酒炒），熟地黄、陈皮、白芍（各二两），锁阳（一两半），虎骨（一两，炙），干姜（半两）。上为末，酒糊丸，或粥丸。一方加金箔一片，一方用生地黄。懒言语者，加山药。加炒黄柏、酒知母、炙龟板各等分，干姜三分之一，酒糊丸，名补血丸。一方无干姜。冬月方，加有当归一两半，熟地黄比前多一两，余同。"

【现代研究】

①临床研究：将78例类风湿关节炎患者随机分为2组，各39例，分别予以口服金诺芬（瑞得）、虎潜丸，两周为1个疗程，两个疗程后评定两组患者的临床疗效。结果：治疗组患者疗效优于对照组（$P < 0.05$）。结论：虎潜丸治疗类风湿关节炎具有良好的临床疗效。

王鑫等系统回顾近年来山东省文登整骨医院骨科治疗的绝经后骨质疏松症患者，筛取符合纳入标准且有完整资料者共44例，其中实验组（虎潜丸组）20例，除行常规处理外另服用虎潜丸两个疗程；对照组24例，仅行常规处理。术后随访6～24个月，总结其临床及影像学表现，对两组患者的JOA评分、VAS疼痛指数比较，两组存在明显差异。结论：绝经后骨质疏松症患者服用虎潜丸，可以提高短期内两种疾病引起的各种临床症状的改善速率，而对于各种症状的中长期改善情况未见明显影响。

②实验研究：将雌性SD大鼠40只随机分为虎潜丸组、雌激素组、模型组、假手术组，每组10只。虎潜丸组、雌激素组、模型组切除双侧卵巢造模。7天后，虎潜丸组予以虎潜丸水煎液灌胃，雌激素组予以尼尔雌醇

混悬液灌胃，模型组、假手术组予以蒸馏水灌胃；每100g体质量0.875mL，每日灌胃1次，连续干预12周。结果：干预12周后，各组大鼠椎骨骨密度值比较，虎潜丸组、雌激素组、假手术组均高于模型组（$P < 0.05$）；各组大鼠椎骨转化生长因子 β1灰度值比较，差异无统计学意义（$P > 0.05$）；各组大鼠肾组织转化生长因子 β1光密度值比较，虎潜丸组高于雌激素组、模型组和假手术组（$P < 0.05$）。结论：虎潜丸可增加大鼠腰椎椎骨骨密度，上调肾组织中转化生长因子 β1的表达，可能是其治疗骨质疏松症的机制之一。

19. 四神煎

【出处】《验方新编》。

【组成】生黄芪，远志肉，牛膝，石斛，金银花。

【煎服法】水煎服。

【功效主治】扶正养阴祛邪，清热解毒，活血通利关节。治鹤膝风。症见两膝疼痛，膝肿粗大，大腿细，形似鹤膝，步履维艰，日久则破溃；痛而无脓，颜色不变，成败症矣。

【方解】本方黄芪一药重用，味甘性温，为补气圣药，又善祛大风，并可固表止汗，托疮排脓。气乃血帅，气行则血行，血行风自灭。正气充足，邪自易除，重用黄芪，用来扶助正气以统领诸药直达病所，蠲痹除滞，祛邪外出；牛膝味苦、酸，性平，益阴壮阳，强健筋骨，祛瘀止痹，善治膝关节屈伸不利；石斛味甘淡，性偏寒，养阴生津清热；远志味辛、苦微温，补益心肾，以杜绝邪气内传之路，预安未受邪之地，又能祛痰消痈肿；金银花甘寒，清热解毒之功颇佳，此可消除因瘀而化热的关节肿痛，且可制约黄芪温热之性。总观诸药相伍，扶正之功甚强，祛邪之功亦具，真乃补而不滞，清而不寒，大汗而不虚，堪称妙方也。

【名家论述】《验方新编·腿部门》云："病在筋则伸不能屈，在骨则移动维限。久则日粗日肿，大腿日细，痛而无脓，颜色不变，成败症矣。宜早治之。立方四神煎：生黄芪半斤，远志肉、牛膝各三两，石斛四两，用水十碗煎二碗，再入金银花二两，煎一碗，一气服之。服后觉两腿如火之热，即盖暖被，汗出如雨，待汗散后，缓缓去被，忌风。一服病去大半，再服除根，不论近久皆效。"

【现代研究】

①临床研究：采用中医汤剂四神煎（黄芪、远志、牛膝、石斛、金银花）加味辨证论治膝关节滑膜炎患者128例，1天1剂，7天为1个疗程。结果：治愈118例，好转8例，无效2例，有效率占98.4%。结论：四神煎加味治疗膝关节滑膜炎疗效确切。

②实验研究：将Wistar大鼠（雌性，60只）随机分为6组：正常组、模型组、雷公藤多苷组及四神煎大、中、小剂量组，每组10只。正常组常规饲养；其余各组复制胶原诱导性关节炎（CIA）大鼠模型后分别以蒸馏水、雷公藤多苷及不同剂量四神煎干预4周，观察CIA大鼠关节肿胀、血清炎性细胞因子、肝肾功能（包括肝肾早期损伤指标）的变化。结果：四神煎各剂量组及雷公藤多苷组较模型组关节炎指数（AI）显著降低（$P < 0.05$）；各治疗组均不同程度降低TNF-α、IL-1β、ALT、AST水平，且四神煎大剂量组优于四神煎中、小剂量组（$P < 0.05$）；各治疗组能够显著降低升高的 α-GST、PNP、OCT、NGAL、CystC水平，且四神煎大剂量组降低 α-GST、OCT、NGAL水平显著优于雷公藤多苷组、四神煎中剂量组及小剂量组（$P < 0.05$），降低PNP、CystC水平与雷公藤多苷组相当，优于四神煎中、小剂量组（$P < 0.05$）；TBA水平在各组间差异无统计学意义。结论：大剂量应用黄芪为特点的四神煎原方能够有效抑制CIA大鼠炎症细胞因子，减轻关节肿胀，且能够改善CIA大鼠异常的肝肾功能。

通过对大鼠完全弗氏佐剂性关节炎动物模型IL-1、IL-4、IL-6、IL-8、TNF-α进行观察，发现四神煎各剂量组均有消肿作用，均可降低炎性细胞因子，抑制作用优于雷公藤多苷片。

参考文献：

[1]黄巧智.羌活胜湿汤临床应用举隅[J].山东中医杂志,2012,31（1）:66-67.

[2] 杨奎，沈映君，王一涛，等.含香薷、羌活胜湿汤和九味羌活丸血清对内生致热原产生的影响[J].中药药理与临，1995（4）：1-3.

[3] 马辉，袁敏，姚卓.蠲痹汤治疗活动性类风湿关节炎临床观察[J].辽宁中医药大学学报，2012，14（7）：82-83.

[4] 何军雷，张仁卓，陈朝露，等.蠲痹汤联合关节松动手法治疗膝骨关节炎的临床观察[J].中国实验方剂学杂志，2016，22（2）：168-171.

[5] 张莹莹，李涯松，邹玉琼，等.益肾蠲痹汤含药血清对大鼠成骨细胞和破骨细胞增殖能力的影响[J].中华全科医学，2016，14（6）：911-914.

[6] 俞琦，蔡琨，王文佳.蠲痹汤对类风湿关节炎大鼠模型细胞因子的影响[J].中国民族民间医药，2015，24（14）：1-2.

[7] 李巧林，牛彦红.蠲痹汤合中药熏洗治疗活动期类风湿性关节炎临床观察[J].新中医，2011，4（9）：52-54.

[8] 赵勤，胡锐，葛明娟，等.大秦艽汤抗炎作用研究[J].中药药理与临床，2012，28（3）：21-22.

[9] 王玮，邓庚，陈利达，等.大秦艽汤对脑缺血大鼠凝血及血小板黏附、聚集功能的影响[J].中国中医药科技，2010，17（2）：116-117.

[10] 黎友允，刘晨峰，姚先秀，等.乌头汤治疗膝关节骨性关节炎的效果分析[J].中国当代医药，2013，20（21）：129-130.

[11] 王涛，林静，狄舒男，等.乌头汤及其拆方治疗寒湿型类风湿性关节炎临床观察[J].新中医，2016，48（8）：130-132.

[12] 王丹华，刘春芳，谭淑芳，等.乌头汤对大鼠的镇痛作用及初步机制探讨[J].中国实验方剂学杂志，2014，20（10）：109-112.

[13] 刘伟栋，施旭光，旷永强，等.乌头汤对RA大鼠相关细胞因子影响的研究[J].中药材，2009，32（8）：1267-1269.

[14] 梅罗阳，高岑，宋俊生.乌头汤方证临床文献研究[J].四川中医，2015，33（4）：182-184.

[15] 朱微微，陈丽平，姚憬，等.桂枝芍药知母汤与改善病情药联合应用治疗老年活动期类风湿性关节炎疗效研究[J].辽宁中医杂志，2013，40（1）：

132-135.

[16] 刘波，安玉芳.桂枝芍药知母汤加减治疗类风湿性关节炎 60 例临床观察 [J]. 中医药导报，2011，11（3）：23-25.

[17] 赵慧，顾立刚，陈小军，等.桂枝芍药知母汤对Ⅱ型胶原诱导性关节炎大鼠血清肿瘤坏死因子 - α、白细胞介素 1β 活性的影响 [J]. 中国中医药信息杂志，2005，12（11）：27-29.

[18] 余阗，卿茂盛，肖伟.桂枝芍药知母汤对类风湿性关节炎滑膜细胞凋亡的基因调控的实验研究 [J]. 当代医学，2010，16（2）：18-20.

[19] 任明彪.麻黄附子细辛汤加减联合火针治疗类风湿性关节炎寒湿痹阻证 80 例 [J]. 湖南中医杂志，2016（5）：61-62.

[20] 王瑞红，郭文山，刘玉军.加味麻黄附子细辛汤治疗痹证 50 例疗效观察 [J]. 中国当代医药，2011，18（10）：95，98.

[21] 魏梅，宋煜勋，梁仁.麻黄附子细辛汤对 Th1、Th2 型细胞因子和淋巴细胞凋亡的影响 [J]. 广东药学院学报，2005，21（6）：727-729.

[22] 张建华，姜小帆.宣痹汤合三妙散治疗类风湿关节炎湿热痹阻证 45 例 [J]. 长春中医药大学学报，2014，30（5）：915-917.

[23] 顾威.宣痹汤治疗湿热型类风湿关节炎 60 例 [J]. 中国中医药现代远程教育，2015，13（23）：43-44.

[24] 姜春霞，李欣，李艳艳，等.宣痹汤对胶原性关节炎模型小鼠抗炎镇痛作用 [J]. 长春中医药大学学报，2016，32（2）：250-252.

[25] 黄颖，周刚，谢婷，等.宣痹汤对Ⅱ型胶原诱导的关节炎大鼠关节组织 VEGF 的影响 [J]. 安徽中医学院学报，2008，27（2）：27-29.

[26] 姚璐莎，付中喜，范伏元.当归拈痛汤治疗类风湿性关节炎湿热痹阻证临床观察 [J]. 中医药导报，2013，19（2）：61-63.

[27] 袁立霞.当归拈痛汤及拆方对类风湿性关节炎大鼠血清 IL-1β 和 TNF-α 的影响 [J]. 中华中医药学刊，2008，26（6）：1213-1214.

[28] 易国伸，袁立霞.当归拈痛汤对类风湿性关节炎大鼠滑膜 MMP-9 的影响 [J]. 时珍国医国药，2014，25（5）：1033-1034.

[29] 喻红兵.五味消毒饮合二妙散加减治疗活动期类风湿性关节炎临床观察 [J].浙江中医杂志，2013，48（2）：107.

[30] 赵鹏飞，李慧英.二妙散对兔膝关节创伤性滑膜炎 IL-6 和 TNF-α 的影响 [J].中华中医药杂志，2015，30（6）：2121-2126.

[31] 姚爱春，章志芳，杜鹏飞.双合汤配合针灸治疗痰瘀痹阻型类风湿性关节炎临床疗效观察 [J].基层医学论坛，2016，20（27）：3835-3836.

[32] 李志敏，周李学，段璋，等.双合汤对激素性股骨头缺血坏死生物力学的影响 [J].辽宁中医杂志，2017，44（1）：163-166.

[33] 李军，刘强，颉旺军.身痛逐瘀汤加味对类风湿关节炎患者血液流变学与微循环的影响 [J].中医药学报，2010，38（3）：100-103.

[34] 王佳，王刚，王涛，等.身痛逐瘀汤联合西药治疗类风湿关节炎瘀血痹阻证的临床观察 [J].中国实验方剂学杂志，2017，23（24）：185-189.

[35] 王锦波，安莉萍.身痛逐瘀汤对佐剂关节炎大鼠纤维蛋白原水平的影响 [J].新疆中医药，2008，26（2）：9-11.

[36] 柏振红.桃红饮加味结合中药熏蒸治疗类风湿性关节炎瘀血痹阻证 40 例 [J].中国中医药现代远程教育，2010，8（14）：26-27.

[37] 陶江涛.黄芪桂枝五物汤加味治疗类风湿性关节炎临床研究 [J].亚太传统医药，2017，12（12）：137-139.

[38] 施旭光，朱伟，黄兆胜.黄芪桂枝五物汤及其配伍对佐剂性关节炎大鼠的抗炎、抗氧化作用研究 [J].中药药理与临床，2006，22（3-4）：3-5.

[39] 王常有，袁爱庆，刘书芳.十全大补汤治疗中重度贫血 42 例 [J].医学理论与实践，1999，12（5）：286-287.

[40] 曹志然，周文英，陈淑兰，等.十全大补汤对小鼠免疫功能影响的实验研究 [J].中国中医基础医学杂志，2000，6（10）：34-35.

[41] 唐宇，吴金玉.独活寄生汤与归脾汤治疗活动期类风湿关节炎贫血的临床疗效观察 [J].中药药理与临床，2015，31（4）：225-226.

[42] 高丽，聂中标，闫润红，等.归脾汤含药血清对雷公藤醇提物致骨髓细胞凋亡的保护作用 [J].中国实验方剂学杂志，2012，18（7）：156-159.

[43] 宋维海，代晶.独活寄生汤治疗活动期类风湿性关节炎临床观察[J].四川中医，2016，34（11）：112-114.

[44] 车萍，季旭明，梁粟，等.独活寄生汤对佐剂性关节炎大鼠的抗炎镇痛作用及血清中 5-HTP，5-HIAA 的影响[J]. 中国实验方剂学杂志，2014，20（19）：170-173.

[45] 李松伟.三痹汤治疗类风湿关节炎临床观察[J].中医药学刊，2006，24（9）：1738-1739.

[46] 张春芳，纪德凤，祁永校，等.三痹汤对佐剂性关节炎大鼠膝关节滑膜病理改变的影响及其机制研究[J].江苏中医药，2016，48（9）：75-78.

[47] 何桂兰.虎潜丸治疗类风湿性关节炎 39 例临床观察[J].青海医药杂志，2012，42（1）：65-66.

[48] 王鑫，孙滨，张婧婧.虎潜丸对绝经后骨质疏松症的疗效观察[J].世界最新医学信息文摘，2016，（9）：182-183.

[49] 谢义松，张紫铭，吴官保，等.虎潜丸对去卵巢大鼠骨质疏松模型骨密度及转化生长因子 β1 表达的影响[J].中医正骨，2013，25（12）：11-14.

[50] 丁立功，周杰，刘丰林.四神煎加味治疗膝关节滑膜炎 128 例[J].中医研究，2012，25（6）：51-52.

[51] 马俊福，朱跃兰，侯秀娟，等.不同剂量四神煎对胶原诱导性关节炎大鼠炎性细胞因子及肝肾功能的影响[J].中华中医药杂志，2015，30（8）：2949-2954.

[52] 考希良，李嘉庆，李赛，等.四神煎对佐剂性关节炎大鼠细胞因子的影响[J].中华中医药学刊，2008，26（4）：777-779.

（肖红　姜泉）

第七章
类风湿关节炎的护理与调摄

一、诱发因素

RA 是最常见的风湿免疫疾病之一，因为它对关节的破坏，导致关节疼痛和畸形从而引起患者致残率的上升，引起了广大医学工作者越来越多的关注。RA 是以慢性对称性关节炎为主要临床表现的自身免疫性疾病，有反复发作、缠绵难愈的特点，受寒、劳累、饮食不节、情绪等因素都是 RA 诱发及加重的重要原因。因此给予这类患者恰当的护理和调摄指导是十分有意义的。

1. 生活护理与调摄

（1）适宜的居住环境是非常重要的，RA 的发生与气候和生活环境息息相关，建议患者平时要注意避免风寒湿热燥邪的侵袭，避免久居寒湿、暑湿之地，居住和工作的地方宜保持清洁干燥舒适，居住的房间最好向阳、通风、干燥，保持卫生，被褥要勤洗勤晒。当然，还有一些生活中的小细节，如洗脸、洗手宜用温水等也要注意。

（2）四季的生活调摄也是很有意义的，根据中医理论，春季是"百病好发"之际，也是 RA 的好发季节，现在流行病学调查也发现春季是 RA 容易复发及加重的时间。春季要防止受寒、淋雨和受潮，关节要注意保暖，不穿湿衣、湿鞋、湿袜等；夏季不要贪凉，空调不能直吹，不要暴饮暴食、过食冷饮等；秋冬季节要防止受风寒侵袭，注意保暖。对于居住寒冷地区和气候变化较大地区的患者，应注意根据情况及时增减衣物。

（3）预防感染也是减少 RA 复发的关键点之一，RA 患者由于自身正气不足，常常容易出现感冒和感染的情况。感冒和感染很容易诱发关节肿痛的加重，因此必须重视。预防感染，一方面要增加自身的抵抗力，注意保暖；另一方面，一旦出现感染，要及时到医院就诊，尽快控制感染情况，比如细菌感染要及时使用抗生素，而病毒感染可以服用汤药及抗病毒治疗。

2. 饮食护理与调摄

（1）关于"补药"：RA 患者的饮食指导，现在也有很多误解。有人认为，RA 患者需要"大补"，认为只有这样才有利于疾病的恢复。其实，这种观点有可取之处，但又有不合理的地方。RA 是一种免疫紊乱的疾病，可能是体内免疫亢进或者低下，而并非全都是免疫低下。在疾病的初期，是以邪实为主，如果此时大用"补药"，可能会助邪气之势，并非明智之举，而驱邪解毒才是非常重要的。病久正虚，我们可以再根据患者情况，给予适当的调理。

（2）关于忌口：RA 患者没有非常严格要忌口的东西，同系统性红斑狼疮有一些明确不适合的食物。因此，首先要节制，在饮食上尽量做到定时、定量、全面地摄入营养，这对于病情的恢复是很重要的，也要注意尽量少食用油腻、寒凉的食物，这样会导致脾胃功能被损害，影响脾胃的运化能力。食物要注意荤素搭配，根据个人口味，以能消化吸收为度，反之则会引起不适。另外要根据患者的病证进行选择，简单来说，食物分寒、热、温、凉之性及辛、甘、酸、苦、咸之味，如果食物的性质与疾病的性质有矛盾，则为不恰当，可能引起患者的不适症状，甚至可能加重病情。如病情属热则不宜食辛辣刺激之物，病情属寒则不宜食生冷清凉之物，有湿热征象的不适合吃羊肉，需要根据患者的病证，辨证、灵活地指导适合其病情的饮食。

还有一个比较重要的方面就是，要考虑食物的性质与当前治疗疾病的药物是否有矛盾，如服人参类补药不宜吃萝卜等。

3. 情志护理与调摄

《灵枢·本神》曰："故智者之养生也，必顺四时而适寒暑，和喜怒而安居处，节阴阳而调刚柔，如是，则僻邪不至，长生久视。"我们祖先在很早的时候就指导我们要调整情志。生病不仅仅是局限在患者的身体结构，更会影响人的心理情绪，尤其是对于 RA 这类慢性病、致残性疾病，对患者的生活、工作、心理情绪都会有一定影响，容易出现自我否定、情绪抑郁，还有些患者可能出现情绪急躁、对医护人员不信任、对家庭社会充满抱怨，严重者可能出现自杀、厌世等。要帮助患者积极认识疾病，用乐观健康的心态去面对疾病，积极治疗，也要鼓励患者在病情稳定期，多做一些力所能及的事情。在这方面，积极的康复治疗，特别是作业治疗师、心理医师的指导，非常有利于患者重新认识自己的现状，更好地调整自己，适应环境，回归家庭和社会。当然，如果病情很严重，要建议患者就诊于心理专科医师，寻求更全面、系统的心理治疗。

4. 体位护理与调摄

（1）锻炼和休息对 RA 的治疗和预防有重要意义。RA 的关节损害是由于渗出性增殖性滑膜炎形成慢性肉芽组织所致。早期会出现关节肿痛，晚期则导致关节强直、畸形和严重功能障碍，有些病例可呈关节外某些器官受累的临床表现。本病虽不直接引起死亡，但能造成严重残疾，引起生活质量的严重下降。对于 RA 患者是多锻炼还是多休息一直存在一定的争议。现在越来越多的文献报道指出，等长肌力训练及小幅度的等张肌力训练对于 RA 患者是有很大益处的，有利于疾病缓解，也可减少病情复发。一般来说，主张在疾病活动期的时候以休息为主，也可以在临床医师的指导下进行等长肌力训练。等长肌力训练不会引起关节位置的改变，不会加重关节局部的炎症反应，所以比较适合在活动期进行。在临床缓解期，肌力训练对于减少疾病的复发有正向意义。俗话说"流水不腐，户枢不蠹"，采取家庭训练及医务人员辅助帮助训练相结合的方法是很有效率的。

（2）特殊的体位护理与调摄。由于 RA 患者长期处于病痛的折磨，常会自然形成一系列的代偿动作，以帮助更好地完成手部日常生活动作，如果这些动作不会导致关节过度伸直、不会导致重要肌肉群的废用、不会导致关节活动范围不可逆的损伤，可以不特意去纠正患者的这些动作。但如果这些动作可能会造成患者日后关节活动能力的废用，就要特别引起我们的关注。如由于膝关节伸直后疼痛，患者为求舒适而将膝关节屈曲，久而久之，关节便固定于半屈曲位，出现肌肉的失用性萎缩和关节周围组织顺应性降低，导致不能伸直，影响日后行走的态等，这就需要我们关注并及时纠正这种不恰当的体位。

（3）保持正确的姿势。建议患者要使用正确的姿势，让关节能够得到适当的休息，有效缓解关节疼痛的症状。当坐位和卧位时，关节应该有很好的支持，才能减轻关节的压力。如为了下肢关节获得良好的支撑，椅子应该有一个合适的深度，保持屈髋膝踝90°，同时还应该配备木制的椅背支撑架，椅子两侧应配备结实、稳定的扶手（图7-1）。床要选择平坦的，稍硬些，以便提供对身体的支持，当躺在床上时，使身体保持在一个正常的生理曲线上，同时要提供一个比较有支撑性的枕头，常规的枕头容易导致颈部后伸和紧张。平躺时保持髋膝关节伸展，膝关节处应避免使用枕头等物体支撑，因为这会导致关节产生屈曲挛缩。当有皮下结节时，配备毯子和泡沫材料的靠垫有利于减轻对结节部位的压力。

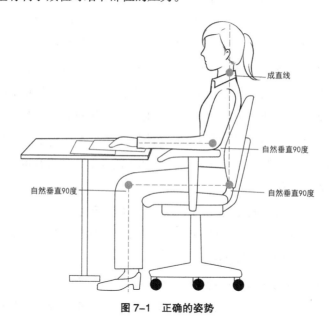

成直线

自然垂直90度

自然垂直90度

自然垂直90度

图7-1　正确的姿势

5. 能量的保存

能量的保存简单来说，就是指使用恰当的生活设施或辅助工具，减少在完成某些特定动作时患病关节承受的应力或持续的时间。关于能量保存现在有很多国外文献有相关论述，这对于减少RA的复发很有意义。这也是康复作业治疗师一项很重要的工作内容，就是通过改变患者的生活节奏（包括简化工作流程、能量保存等）来实现提高患者生活质量的目的。其实生活中有很多细节，如果我们多关注，对患者加以指导，患者就可能用自己有限的体力做更多的事情，以帮助他们更好地独立生活、改善关节功能，也能增强他们的信心。比如洗衣服时，可以多用滚筒洗衣机，因为滚筒洗衣机的装衣口要低于直筒洗衣机，使其能够更轻松地把衣服从洗衣机放入或者取出；再如可以多穿化纤类衣服，这样可以免熨，简化了熨衣服这个工作环节。有很多国外文献对于能量保存都有很多具体分析论述，在此可以提供一些建议：

（1）无论休息和工作，都不要长时间地保持在某一姿势下，一般不超过 20 ~ 30 分钟，以防止肌肉僵硬；要求每隔 20 ~ 30 分钟变换姿势，如定时地活动双手，避免连续不断地书写、连续使用键盘等。

（2）运用正确的身体姿势和姿势平衡保持能量，这种好的姿势可以使头和躯干的重量维持在骨骼的重力线上。如果身体在一个不正确的姿势下活动，患者会消耗更多的能量，因为他必须要对抗重力才能维持一个好的姿势，如耸起的肩部、前伸的颈部和屈曲的背部，将导致肌肉的张力增高、疼痛和劳累。站立时要比坐位时多消耗 25% 的体能，如果有可能应该尽量在坐位下进行工作。

（3）尽量坐着完成熨衣服、做饭等日常生活活动。

（4）一个正常的工作高度会使头和颈部得到伸展。如当肩关节放松时工作台面应该比肘关节低 2cm。

（5）患者自己在家锻炼身体时，应该避免做压力过大而又不能及时停止的活动，如快速跑步机等，因为它会导致突然严重的疼痛，将会给那些脆弱的关节造成损伤。

（6）用双手而非单手拿餐具，双手配合一起完成任务更有效率，也有利于能量保存。

（7）使用一些现代自动化的设施代替人工。

关节保护、能量保存概念的提出，可以帮助降低疲劳和减少工作中的能量消耗，节省体力，更合理地分配自身体能，也可以有效避免由于外伤、劳累所导致关节局部的炎症反应，帮助患者通过更合理地使用关节、肌肉来减少很多可以避免的关节疲劳感，甚至是病情的加重。

6. 药物减停的注意事项

药物不合理的减、停也是 RA 复发的一个非常重要的原因。建议患者要在专科医师的指导下，合理地、逐渐地、缓慢地减药或者停药。切不可自作主张，不然很容易造成关节肿痛的反复发作，不仅会破坏关节局部，造成关节畸形，还可能引起全身疾病，造成严重的后果。

二、关节功能的康复锻炼

RA 的发展过程可分为疾病活动期和临床缓解期。因为 RA 对关节的破坏而导致的高致残率，让越来越多的临床医师意识到"合理的运动处方"对于 RA 患者提高生活质量、预防残疾是非常有意义的。RA 康复也逐步成为以风湿科医师、物理治疗师、职业治疗师、心理治疗师为主，以护士和社工为辅，共同组成的一个整体治疗单元，成为多学科协作组。中医学历史悠久，对于 RA 的护理和调摄也有很多记载。在现代社会，中西医结合、多学科专业人员共同参与的康复护理模式，已经成为一个发展趋势。治疗理念也从传统的被动治疗转变为以患者为中心的主动治疗模式。对患者积极地宣教和训练效果的监督，变成医师、治疗师和护士非常重要的工作。

疾病活动期康复的主要目标是通过休息和药物疗法减轻疼痛和控制炎症。随着炎症缓解，患者进入临床缓解期，康复的重点是扩大关节活动度，增强相关肌肉的绝对力量和耐力，恢复和扩展日常生活能力（ADL 能力）；炎症得到控制后，康复目标应转移到恢复日常生活能力和工作能力，重点教育患者使其重新掌握自理生活的方法。此时康复疗法的治疗目的是维持关节活动度、预防关节畸形、维持或增强肌力、维持或增强作业活动能力、建立活动和休息平衡的生活习惯、教给患者解决问题的方法，使其能在日常生活和工作中根据实际情况改变常规的活动方式以保护关节、节约能量，同时达到最高水平的日常生活能力。RA 康复治疗主要目的在于：减轻关节炎症反应；抑制病变发展及不可逆的骨质破坏，尽可能保护关节和肌肉的功能；配合药物治疗，最终达到降低疾病活动度甚至病情完全缓解目标。

1. 疾病活动期的康复治疗

对于 RA 患者疾病活动期的治疗，以物理治疗和矫形器的使用最为常见，对疼痛和肿胀的管理在这一阶段也是非常重要的。

（1）对于疼痛的管理　疼痛是一直伴随 RA 发病始终的，也是在活动期让患者感觉最痛苦的方面。面对疼痛，要对患者积极宣教，告知患者在活动期不能做引起关节疼痛的动作，也要帮助患者合理地管理疼痛，避免因为疲劳引起 RA 复发。现在很多物理治疗在患者的活动期对于缓解疼痛、肿胀有很好的疗效。国外对 RA 的物理治疗越来越普遍，也越来越专业化。

物理治疗的第一步就是对患者的病情、关节功能从康复的角度进行评估，现在通过一些量表可以明确患者的情况，对比前后治疗的有效性。初评主要包括三方面，即患者一般临床情况、局部关节情况、活动功能。一般临床情况，主要包括病史、以前的治疗情况、用药史、辅助检查等；局部关节情况，主要包括疼痛、主动及被动的关节活动度、肌力、韧带情况、关节畸形、关节软组织肿胀、皮肤红肿、皮肤的完整性等；活动功能，主要包括 ADL 能力、工作能力等。治疗师要对其进行多方面的综合评估。

物理治疗的目的是帮助患者减轻疼痛，增加肌肉力量，保证对日常生活、工作及娱乐活动有功能需求关节的活动能力。冰敷是在活动期最为简单、有效的物理治疗方法之一，可以缓解疼痛、肿胀，但要注意冰敷的时机和持续时间，一般推荐冰敷时间不超过半小时，冰水混合物是比较适合的，还要特别小心不恰当冰敷方法带来的冻伤等问题。

物理治疗中的按摩，虽然现在没有大规模的试验数据表明按摩是 RA 康复的首选治疗手段，但它仍然是一个基本治疗方法，如深度的指尖揉法可以打开纤维囊性结节的粘连。手法治疗对手功能的康复也扮演着重要角色，对缓解手损伤、僵硬，恢复手的实用性都有非常重要的作用。一个强化治疗包括手法、被动伸展、主动锻炼，几种方式的联合应用会有比较好的效果。但有一点需要关注，在骨科临床中非常常用的 Maitlang's 关节松动手法对 RA 患者不太适用。

水疗在 RA 康复中也是非常有临床意义的，因为它能提供一个低重力环境，可以很大程度地缓解疼痛，扩大关节活动范围（特别是由于肌力不足以抗重力所致的关节活动范围受限）。患者可以在水中活动，治疗师也可以利用 Bad Ragaz 技术对患者进行辅助和指导。Bad Ragaz 技术是利用水的特性，比如浮力可以产生漂浮和延迟效应就对运动产生辅助。Bad Ragaz 技术可以贯穿 RA 治疗始终，可以帮助改善关节活动范围和肌力，而且水疗还可以帮助患者改善心肺功能。水疗推荐温度为 37℃，温暖的环境可以帮助放松肌肉。一般一次训练时间为 20 分钟左右，训练完成后要让患者保暖并充分地休息。应用水疗也要评估患者是否适合进行，如康复后期，相对功能比较好的患者就没必要进行水疗，因为水疗的优势之一就是提供一个低重力环境，对于功能相对比较好的患者显然没有必要。还有一些患者如二便失禁，有严重的皮肤疾病、高血压，近期罹患过心梗、心力衰竭等都不太合适进行水疗。

还有一些电疗，如生物反馈也是近十几年很火的治疗方法，是通过仪器把人体自身生理、病理信息变成可视化的方法。它可以帮助患者放松肌肉、缓解血管痉挛。低中频电疗，加之中药外用导入关节，作用于疼痛局部，也有非常理想的效果。

待疼痛有所缓解后，还有很多其他形式的物理治疗可以帮助患者恢复。热疗是风湿康复中历史悠久的治疗形式，它可以在短时间缓解疼痛、放松肌肉、扩张血管、逐步增加运动耐量，但热疗不是一种单独的治疗手段，它要和其他手段一起应用，如作为主动锻炼前的热身环节。

蜡疗也是一种传统的康复手段，尤其是在手功能锻炼时常常被应用。蜡疗是一种利用加热的蜡，敷在患处或将患处浸入蜡液中的理疗方案，就像给患者带了"蜡手套"，它可以帮助软化纤维粘连、增加局部血流量。但应用蜡疗时要小心烫伤，并且皮肤有破溃的时候不推荐使用。

超声治疗也是一种常见的 RA 康复手段，利用超声波穿透皮肤，改善血液循环，促进细胞修复，防止粘连，预防瘢痕的形成。治疗时要用耦合剂，并使超声探头紧贴治疗部位。在这点上可以和中医学很好地结合，如可以在中医穴位上使用超声治疗仪，以对全身进行整体调理。

（2）矫形器的使用　矫形器是一个可以辅助功能障碍患者和保护关节、避免疼痛的体外装置，如手夹板、颈托等。矫正器本来应该在康复过程中扮演着很重要的角色，但由于其力学结构设计复杂，需要专业的设计人员，加之有些内科医师对其认识不足、患者也没有这方面的康复知识，另外费用较高，所以目前在国内临床中很少运用。

举一个简单的例子，腕夹板分为休息型和工作型。在 RA 的康复过程中，休息型腕夹板运用比较广泛，在 RA 活动期使用，可以缓解疼痛。如果可能的话，建议把腕关节固定在伸展 10°～ 15° 的功能位，一般用弹力绷带固定，可以避免垂腕，影响患者日后的日常生活。见图 7-2、图 7-3。

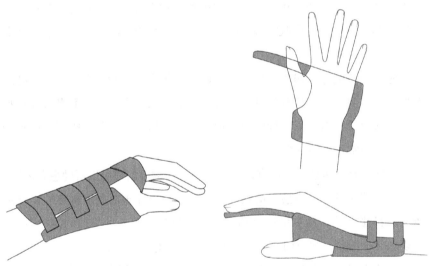

图 7-2　通用矫形器夹板　　　　　　图 7-3　伸腕位工作型腕夹板

疼痛的手指关节也可以用夹板固定，即手指夹板。比如疼痛的拇指关节用对向肌夹板固定，可以稳定关节；而且可以在不损失功能的前提下，缓解关节疼痛。现在很多国外的研究发现，手夹板可以在锻炼及日常生活中使用，可以有效防止尺偏畸形，也可以使患者抓握的控制性更强。手夹板一般分为休息型和工作型，休息型常常是晚上睡觉时佩戴，比较舒适；工作型一般固定更紧，在手功能锻炼时使用，较休息型佩戴的舒适性相对差一些。手夹板常见是热可塑材料制成的，这种材料在高温下变软，可以弯曲成各种形状，待冷却后会变硬、保持形状。这种材料本身并不贵，但是手夹板要根据每个患者的手大小、关节疼痛肿胀情况、关节畸形情况、平时的工作性质等进行设计，不能量产，所以费用比较高，很多患者无法承担。见图7-4、图7-5。

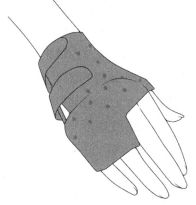

图7-4　由热可塑材料制造的工作型手夹板

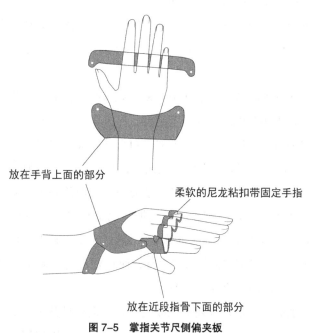

放在手背上面的部分

柔软的尼龙粘扣带固定手指

放在近段指骨下面的部分

图7-5　掌指关节尺侧偏夹板

2. 临床缓解期的康复治疗

临床缓解期的治疗要关注关节活动度、肌力、日常生活能力和提高生活质量等方面，这一阶段也是康复治疗和护理的关键时间段，对于疾病的缓解、功能的恢复、避免复发等都有很积极的作用。

（1）维持关节活动度的训练　积极进行牵伸训练可以有效地维持关节活动度。由于关节内肿胀，关节周围组织已经处于极度被牵张的状态，因此，疾病活动期不宜再进行牵拉性治疗，以免进一步加重结构损伤。炎症控制后，可以进行动作较轻柔的关节被动活动，以防止肌肉和结缔组织短缩而造成固定畸形。在进行活动之前，先给予温热治疗以改善局部循环和缓解局部疼痛。一般来说，由于关节活动练习所引起的疼痛和不适，应在停止训练后1小时内缓解，否则，提示运动量过大或时间过长。在达到新的关节活动范围时可采用夹板加以维持。要防止进行可能引起畸形的任何被动活动，如对于掌侧半脱位的腕关节不宜做背伸动作。也可以在医院使用专业的设备，在专业人员的指导下进行被动（CPM）模式的活动，逐步提高患者主动的关节活动范围。根据情况，维持最大的活动范围也是十分重要的，如肩关节活动受限患者，可以进行悬吊练习、钟摆练习等以维持关节活动度。

（2）关节周围肌肉的主动肌力训练　在RA患者中，关节主动锻炼是更有意义的。比如有些患者膝关节疼痛，一方面是病情所致，另一方面也是因为股四头肌的废用。增加局部肌力可以使膝关节更稳定，帮助缓解疼痛。但选择运动类型及强度应该因人而异，要根据患者病情的差异、年龄、性别，制定不同的方案。最简单的方法是股四头肌静态练习即等长肌力练习，另外，还可以练习直腿抬高。根据情况选择是否进行负重练习，对于80岁的老年RA患者，可以负重1～2kg；对于年轻患者可以负重超过10kg。负重量以能完成30个动作为宜，而且要及时、多次地进行重新评估，根据结果来确保治疗方案是否合适。

除了增加肌力，治疗师还应该鼓励患者多进行日常生活能力训练，鼓励患者进行游泳、骑车等关节负重较小的活动，也可以根据病情、爱好选择散步、慢跑、跳舞等运动。在患者的治疗过程中，医师、治疗师最容易犯的错误就是没有把患者当成一个"社会人"，往往只关注肢体功能的基本情况，而没有考虑患者生活中的实际活动所需要的功能。应该更有针对性地设计训练项目，如一个住在平房的人，若一直帮他练习上下楼梯，对他的意义就不大。物理治疗师应该与作业治疗师紧密结合，以帮助患者完成以日常生活为目标所制定的康复方案。对患者而言，一个具体日常动作的改善，能让他看到明显的疗效，从而增加了依从性。

（3）自我训练及宣教　在国外，安排患者在家中进行自我训练并监督训练结果，是治疗师很重要的工作。治疗师与患者保持密切的联系，定期家访，可以减少患者来医院的时间和金钱成本，而且也能更好地发现患者个体化的问题，由家庭医生、社区护士帮助患者联系相关的物理治疗师、作业治疗师、风湿科专科医师等共同帮助患者解决问题。当然，宣教也是现代康复的一个越来越重要的部分，不仅可以使用传统的"面对面"方式，教会患者如何在家里进行自我锻炼，还可以通过制作视频、照片，发放宣传册，通过网络、微信等形式对患者进行宣教。另外，可以对健康人进行预防保健宣教，这既可以减少患者的疼痛，也可以节省很多不必要的花费。

（4）作业职业治疗　患者下一阶段的康复，需要作业治疗师（OT师）对患者日常生活能力进行有针对性的训练和跟踪。治疗的第一步是评估，包括收集数据、评估数据、找出最重要的问题。第二步是制定训练目标及计划。第三步是实施计划。然后再次评估，评价结果，制定新的目标及计划，以此循环。OT师的具体评估项目主要为日常生活能力（ADL）、手功能测定、生活工作能力、个人情绪控制等。因为RA患者病情的特殊性，手功能对日常生活的完成有至关重要的意义，故手功能评定非常重要，包括拇指对掌、腕关节伸展、球状握等，这些基本功能决定了患者能否独立完成日常生活动作。

OT师另一个非常重要的工作就是帮助患者早日回归工作岗位、实现个人价值，可以通过训练模拟工作动作及改造环境来实现。职业回归要求OT师观察患者的工作环境及工作动作，找出困难点，帮助患者进行有针对性的训练。如果患者原来的工作负重太大、难度过高或者过于精细，如装卸工、精细零件的装配工等，通过训练难以恢复到工作所需的水平，OT师可以建议患者考虑重新选择工作类型。

家庭回归也是 OT 师非常重要的工作之一。OT 师在患者出院前要为患者进行"家庭评估",以确保患者出院后可以在家中独立生活。当然在国外也有很多表格来帮助 OT 师进行评估,包括患者是否能独立生活,还是需要生活助具,甚至需要环境改造,如患者是否需要拐杖、较高的坐便器、床挡、防滑地板等。OT 师同时也要和患者的家属进行沟通,这点也是至关重要的,因为家人的帮助和鼓励会带给患者最大的安全感。

(5)中医治疗 中医学也为 RA 患者提供了很多有效、简便易行的康复及锻炼方法,如针灸、气功等。针灸是一种非常有效的治疗方法,尤其是对全身多处关节疼痛更加适用,可以通过针灸疏通经络、调节全身气机来缓解症状,而且现代研究表明针灸可促进内啡肽的释放,内啡肽是人体具有镇痛作用的物质。

拔火罐疗法也是一种简单、有效的辅助治疗方法。是用罐器具扣在患处或穴位上,采用烧火、温热或直接抽取罐中空气,造成罐中负压使其紧吸在皮肤上,用来治疗疾病的方法。拔火罐具有温散寒邪、活血行气、拔脓祛腐作用。这种方法操作简单,患者在家庭中就可以操作,医生可以给予适当的指导。

八段锦、太极拳和关节操等方法,对于 RA 患者在临床缓解期也是非常好的选择之一。其可以帮助患者增加关节肌肉力量和协调性、充分拉伸关节,还可以从内调整患者的气机、精神、情志,达到内外双修的理想效果,正所谓"恬淡虚无,真气从之,精神内守,病安从来"。

参考文献:

[1] 张奉春.风湿免疫科诊疗常规[M].北京:中国医药科技出版社,2014.

[2] 唐福林.风湿免疫科医师效率手册[M].2 版.北京:中国协和医科大学出版社,2012.

[3] 王承德,沈丕安,胡荫奇.实用中医风湿病学[M].2 版.北京:人民卫生出版社,2013.

[4] Berry Hedley. Rheumatology and rehabilitation[M]. London: Croom Helm, 1983.

[5] American College of Rheumatology Subcommittee on Rheumatoid Arthritis Guidelines. Guidelines for the Management of Rheumatoid Arthritis[J]. Arthritis & Rheumatism, 2002, 46（2）：328-346.

[6] 陈小梅. 临床作业疗法学 [M]. 北京：华夏出版社，2013.

[7] 于兑生，恽晓平. 运动疗法与作业疗法 [M]. 北京：华夏出版社，2012.

[8] Anthony Clarke, Louise Allard, Bridget Braybrooks. Rehabilitation in Rheumatology the Team Approach[M]. London：Martin Dunitz, 1987.

[9] Sarah E Lamb, Esther M Williamson, Peter J Heine, et al. Exercises to improve function of the rheumatoid hand（SARAH）：a randomised controlled trial[J]. Lancet, 2015, 385：421-429.

[10] Andrew B.Lemmey, Samuele M. Marcora, Kathryn Chester, et al. Effects of High-Intensity Resistance Training in Patients With Rheumatoid Arthritis：A Randomized Controlled Trial[J]. Arthritis & Rheumatism, 2009, 61（12）：1726-1734.

[11] 张星华，朱博雯，赵彬元，等. 针灸治疗类风湿关节炎随机对照临床研究 Meta 分析 [J]. 中国中医药信息杂志，2015，02：42-46.

[12] 何萍，孙云霞. 健身气功·五禽戏辅助治疗类风湿关节炎疗效的研究 [J]. 沈阳体育学院学报，2012，31（1）：90-92.

[13] 聂爱迪，吕正茂，谷亚玲. 药物配合"八段锦"治疗老年性类风湿关节炎 [J]. 中医学报，2012，27（10）：1362-1363.

（张柔曼　姜泉）

第八章

古今名家医案

一、丁甘仁医案

杨某　脉弦小而数，舌边红，苔腻黄，小溲短少，大便燥结。体丰之质，多湿多痰，性情躁急，多郁多火，外风引动内风，夹素蕴之湿痰入络，络热、血瘀不通，不通则痛。书云：阳气多，阴气少，则为热痹，此症是也。专清络热为主，热清则风自息，风静则痛可止。

羚羊片（先煎，一钱），鲜石斛（三钱），嫩白薇（一钱五分），生赤芍（二钱），生甘草（五分），茺蔚子（三钱），鲜竹茹（二钱），丝瓜络（二钱），忍冬藤（四钱），夜交藤（四钱），嫩桑枝（四钱），大地龙（酒洗，二钱）。

复诊：前清络热，已服十剂，手足痹痛十去六七，肿势亦退，风静火平也。惟手足未能举动，舌质光红，脉数渐缓，口干欲饮，小溲短少，腑行燥结。血不养筋，津液既不能上承，又无以下润也。前方获效，毋庸更张。

原方去大地龙，加天花粉（三钱）。

又服十剂，痹痛已止，惟手足乏力。去羚羊片、白薇、鲜石斛，加紫丹参（二钱）、全当归（三钱）、西秦艽（一钱五分）、怀牛膝（二钱）。

按语：患者体胖，痰湿内生，又性情急躁，郁火内生，此乃外风引动内风，夹素体湿痰入络，络热血瘀而致不通则痛。《素问·痹论》："其热者，阳气多，阴气少，病气胜，阳遭阴，故为痹热。"二诊手足举动不能，为血不养筋，津液不能上承且不能润下所致，以前方去地龙，加天花粉濡养筋脉。后去息风清热之品，以养血活血善后。

二、曹颖甫医案

耿某

初诊（八月二十七日）：一身肢节疼痛，脚痛，足胫冷，日晡所发热，脉沉而滑，此为历节，宜桂枝芍药知母汤。

川桂枝（五钱），赤白芍（各三钱），生甘草（三钱），生麻黄（三钱），熟附块（五钱），生白术（五钱），肥知母（五钱），青防风（五钱），生姜（一块，打）。

二诊（九月一日）：服桂枝芍药知母汤，腰痛略减，日晡所热度较低，惟手足酸痛如故，仍宜前法。

川桂枝（五钱），赤白芍（各五钱），生甘草（三钱），净麻黄（四钱），苍白术（各五钱），肥知母（五钱），青防风（四钱），生姜（一块，打），咸附子（三钱，生用，勿泡）。

【按】吾师又曾治一戴姓妇人，妊娠八月，为其夫病求医，抱夫乘车，胎儿竟为夫身压毙，遂作腹痛。一医药而堕之，腐矣。妇本属血虚体质，死胎既下，因贫不能善后，即病历节。手足拘挛，节骱剧痛，且日较缓。拖延二年，方求师诊。师用一方，二剂不应。二诊改用某药，汗乃大出。两剂，肢节便可屈伸，足肿亦小，独手发出大泡，有脓有水，将成溃烂。乃采丁甘仁先贤法，用大小蓟各五钱、丹皮一两、地骨皮四钱，清其血热，二剂而痂成，四剂而痂脱。遂与未病时无异。以为可无恙矣，妇忽阴痒难忍，盖湿毒未尽，而下注也。师因令其用蛇床子煎汤熏洗，良瘥。未几，入市购物，卒然晕倒，诸恙退而血虚之真象见。师乃用大熟地一两，潞党参五钱，川芎、当归各四钱，龙骨、牡蛎各一两，凡二十余日痊愈，后竟抱子云云。

曹颖甫曰：肢节疼痛，病名历节。此证起于风邪外感，汗出不畅，久久湿流关节，脉迟而滑，属寒湿。其微者用桂枝芍药知母汤。其剧者宜乌头汤。尝治一吴姓男病，予用净麻黄三钱，生白芍三钱，生绵芪三钱，炙甘草三钱，乌头二枚切片，用蜜糖一碗另煎，煎至半碗，盖悉本《金匮》法也。

三、赵绍琴医案

张某，女，29 岁，病发两年余，双手指关节疼痛，遇寒加甚，近来发现指关节肿胀明显，以食指、中指和无名指关节肿大较甚，略呈梭形，触之疼甚，色暗红，屈曲不利。经查类风湿因子阳性。确诊为类风湿关节炎。

诊脉弦滑而数。舌红苔白略腻。此外受风寒湿邪，留而不去，蕴郁化热，邪阻经络，津液不运，变生痰浊，四末气血不达之所，转为痰浊巢穴，故为肿胀。治以涤痰消肿方法。食忌肥甘，并防寒凉刺激。

大豆卷10g，秦艽10g，威灵仙10g，苏子10g，莱菔子10g，白芥子6g，冬瓜子10g，皂角子6g，丝瓜络10g，桑枝10g。7付。

二诊：药后疼痛有减，肿胀未见明显消退。久病络脉痹阻，非旬日不足以见功。脉仍沉滑，为痰郁之征，继用涤痰通络方法。

苏子10g，莱菔子10g，白芥子6g，冬瓜子10g，皂角6g，丝瓜络10g，桑枝10g，海风藤10g，络石藤10g，天仙藤10g，片姜黄6g。7付。

三诊：关节肿胀见消，疼痛大减，脉仍沉滑，舌白苔润。前法进退。

苏子10g，莱菔子10g，白芥子6g，冬瓜子10g，皂角6g，生薏苡仁30g，丝瓜络10g，桑枝10g，海风藤10g，络石藤10g，天仙藤10g，焦三仙各10g，水红花子10g。

四诊：关节肿痛消之大半，脉象濡软以滑，舌白苔润，继用前法以涤余痰。谨防冷水刺激为要。

苏子10g，莱菔子10g，白芥子6g，冬瓜子10g，皂角6g，生薏苡仁30g，丝瓜络10g，桑枝10g，海风藤10g，络石藤10g，焦三仙各10g。7付。

按语：类风湿关节炎以关节肿大为特征，赵师辨其为痰滞经络，所用五子涤痰汤为其临床治疗类风湿关节炎的基本方。赵师从痰论治类风湿关节炎，认为凡关节肿大疼痛多属有形之邪留滞其间，痰浊、水饮、瘀血皆其类也。类风湿之关节肿大，或为梭形肿大，如指关节病变；或为漫肿凸起一块，如腕踝关节病变，然其并无骨质增生，但有关节腔水肿或软组织增生。况其肿胀可反复发作，其为痰饮甚明。此皆因外邪久留，经络闭阻，致气血津液停滞而为痰为饮。此等痰饮生于经络之中，留于关节之内，徒以健脾燥湿化痰亦不能速去。当治以涤痰通络之法，选用性滑利善走窜之品，组成开窍通关之猛剂，以涤除骨节间之留痰浊饮。方名五子涤痰汤（自拟），即三子养亲汤加冬瓜子、皂角子而成。方用苏子10g，白芥子6g，莱菔子10g，冬瓜子10g，皂角子6g（或用皂角代皂角子亦可）。方中白芥子用量虽小，却是重要的引经药，因其性通利透达，善祛皮里膜外之痰，走于经络之中，故为必用之药。依赵师之经验，从痰辨治类风湿可获良效，但临床上尚需要求患者加强患部功能锻炼和走路运动，避免寒冷刺激，注意清淡饮食等。

四、谢海洲医案

雷某，男，32 岁。1982 年 11 月 26 日初诊。

患者素有类风湿关节炎病史。两个月前因过度劳累，双侧肘膝关节肿痛加剧，腰部重着疼痛，左下肢麻木。舌苔白腻有齿痕，脉滑。类风湿因子阳性。证属湿痹兼脾虚寒湿。

治法：健脾益气，化湿通痹。

方药：甘姜苓术汤加味。

干姜 10g，炙甘草 10g，茯苓 30g，白术 10g，炙黄芪 18g，桑枝 10g，桂枝 10g，鸡血藤 20g，女贞子 12g，旱莲草 15g。

二诊：1983 年 2 月 7 日。服上方药 30 剂，四肢关节肿痛麻木已消失，腰部疼痛亦明显减轻。舌苔微白腻，脉滑细。以六味地黄丸、金鸡虎丸巩固疗效。

三诊：1983 年 5 月 6 日。余症消失，近几个月关节疼痛未再发作，类风湿因子转阴，继服上方丸药徐图之。

按语：本例患者症见关节肿痛，肢体沉重，肌肤麻木，活动不便，舌苔白腻，脉濡缓，证属湿痹。治疗从健脾益气、化湿通痹立法，选用甘姜苓术汤加减，该方是《金匮要略》五脏风寒积聚病脉证并治篇治疗肾着病之方，具有散寒利湿、培土制水之功；主治因脾气虚弱，水湿内停，伤及肾府，留着不行，症见身体沉重，腰中冷痛，如坐水中，腰重如带五千钱等。谢老用之治疗类风湿关节炎的湿痹兼脾虚寒湿证，收效显著。

五、路志正医案

患者，女，59 岁。2011 年 3 月 24 日因"全身关节疼痛 20 余年"初诊。

20余年前出现双手指关节疼痛，活动不利，渐至全身大小关节疼痛，有时晨僵，夜晚疼痛加重，2006年开始出现关节变形，屈伸不利，双小指发凉麻木。外院诊断为类风湿关节炎，予甲氨蝶呤、雷公藤治疗。刻下：周身大小关节刺痛，有走窜感，活动不利，疼痛时各关节有灼热感，双小指麻木发凉，怕冷，口苦，鼻咽灼热，口淡无味，大便干，尿黄，背臀痛。患者形体偏瘦，双掌指关节肿大变形，拘挛，双足趾关节变形，膝肘关节变形、屈伸不利，四肢可见多处血管迂曲并呈瘀斑状。

治法：益气活血，温经通络。

方药：桂枝芍药知母汤合黄芪桂枝五物汤加减。

生黄芪18g，当归12g，桂枝12g，赤芍、白芍各12g，炙麻黄6g，炒白术15g，淡附片（先）8g，细辛3g，防风12g，防己15g，全蝎6g，露蜂房10g，炒三仙各12g，忍冬藤30g，川牛膝、怀牛膝各15g，佛手9g，甘草8g，生姜2片为引。7剂，水煎服，日1剂，早晚分服。

泡洗方：浮萍10g，独活12g，防风12g，防己15g，丹参15g，马鞭草30g，苏木20g，芒硝30g，追地风15g，制乳香、制没药各8g，桃仁、红花各10g，鸡血藤2g。7剂，先熏后洗，注意水温，不宜太热，预防烫伤。

服药7剂后，关节肿痛减轻，晨僵较前缓解，怕冷减轻，食欲渐好。上方加减继服，外洗方继用，诸症减轻，随诊半年病情无加重。

按语：类风湿关节炎主要病机为先天禀赋不足。肝肾亏虚，营卫俱虚，复因感受风寒湿热之邪，导致气血凝滞不通，痹阻经络，造成全身关节肿痛。路老尤重视湿邪为痹。患者病程20年之久，伤气耗血，损及肝肾，呈现出本虚标实的特征，故治疗时必须扶正，路老常用补气血、调脾胃、利关节之法。《金匮要略》曰："血痹，阴阳俱微，寸口关上微，尺中小紧，外证身体不仁，如风痹状，黄芪桂枝五物汤主之。"此方适用于肌肤麻木不仁，脉微而涩紧，患者周身关节刺痛，四肢可见多处血管迂曲呈瘀斑，乃病程日久，瘀血阻络。故路老选用黄芪桂枝五物汤以益气和营，以桂枝芍药知母汤温经通痹，加以蜂房、全蝎等以增强通络逐瘀；路老注重调脾胃，必用白术等调理脾胃之品。久病入络，同时配合活血通络之外洗方，内外同用，以求速效。

六、焦树德医案

刘某，女，42岁，新加坡人。患类风湿关节炎10余年，周身关节疼痛、肿胀，曾在当地医院确诊为类风湿关节炎，系统服用西药，未能完全控制病情，又行蜂针疗法未见好转。2002年4月关节疼痛加重，遂来广州某医院诊治，住院10余天，效果不佳。5月上旬请焦教授会诊。

诊见：患者痛苦面容，双手指关节、腕关节、肩关节、踝关节、膝关节、左侧下颌关节疼痛，疼痛彻骨，伴有肿胀，僵硬，手脚无力，每次仅能缓慢行走10分钟左右，久立后膝关节肿胀加重，活动受限。检查：双手指关节呈梭状，双腕、双膝关节肿胀明显，屈伸困难，关节部位皮肤稍发热，舌苔正常，脉沉滑细。此乃风寒湿三邪外侵，痹阻经络而成痹证。

诊断：尪痹，证属肾虚寒盛。

治法：补肾祛寒，化湿疏风，活血通络，强筋壮骨。

方药：补肾祛寒治尪汤加减。30剂，每天1剂，复煎，早晚分服。

6月17日二诊：关节疼痛明显减轻，双腕、膝、踝关节仍肿痛，僵硬略减，与服药前比较，全身较有力，舌苔薄白，脉沉滑细略数。守方淫羊藿减至9g，附子10g，干姜3g，加桑枝15g，玄参12g。30剂，每天1剂，水煎早晚分服。后每月或45天复诊，据症以原基础方加减化裁。服药至200余剂。

2003年10月14日复诊：患者精神佳，关节疼痛基本消失，仅劳累后稍有疼痛，腰部偶感酸痛，活动正常。两尺脉弱，仍以补肾祛寒治尪汤加减，以求根治。

按语：补肾祛寒治尪汤：续断、补骨脂、淫羊藿、骨碎补、羌活、独活、防风、炙麻黄、苍术等18味中药组成。方中以续断、补骨脂补肾壮筋骨为主药；骨碎补、淫羊藿温补肾阳、强筋壮骨，桂枝、羌活、独活散风寒湿邪为辅药；以防风祛风，炙麻黄散寒，苍术除湿等共为佐使，补肾祛寒，强筋壮骨。

七、朱良春医案

杨某，女，33 岁，工人。1986 年 4 月 5 日初诊。

去年 10 月开始周身关节疼痛，怕冷恶热，血沉 147mm/h，经常发热（37.5～38.2℃），一度怀疑为红斑狼疮，但未找到 LE 细胞，查类风湿因子（+），乃确诊为类风湿关节炎。选用抗风湿类药物无效，长期服用地塞米松（3 片／日）以缓其苦。目前关节肿痛、强硬，晨僵明显，活动困难，生活不能自理；面部潮红虚浮，足肿，腰痛，尿检蛋白（++～+++），苔薄黄，舌质紫，脉细弦。辨证为郁热内蕴，经脉痹阻，肾气亏虚，精微失固。

治法：清化郁热，疏通经脉，益肾固下。

处方：生地黄 45g，赤芍 10g，当归 10g，土鳖虫 10g，炙蜂房 10g，制川乌 10g，乌梢蛇 10g，鸡血藤 30g，白花蛇舌草 30g，仙灵脾 15g，苍耳子 15g，甘草 3g。10 剂。

4 月 27 日二诊：药后热未再作，关节肿痛显著减轻，乃又自行继服 10 剂。目前已能行走，自觉为半年来所未有之现象。复查血沉已降为 60mm/h，尿蛋白（+）。效不更方，激素递减。原方生地黄改为熟地黄 30g，10 剂。益肾蠲痹丸 3 袋，每次 6g，每日 2 次，食后服。

5 月 10 日三诊：症情稳定，血沉已降为 28mm/h，类风湿因子亦已转阴。激素已撤，汤药可暂停，以丸剂持续服用巩固之。

9 月 2 日随访：关节肿痛已消失，活动自如，体重增加，已恢复轻工作。

按语： 益肾蠲痹丸处方：熟地黄、当归、仙灵脾、鹿衔草、炙全蝎、炙蜈蚣、炙乌梢蛇（蕲蛇效更好，但价格较贵）、炙蜂房、炙土鳖虫、炙僵蚕、炙蜣螂虫、甘草等，共研极细末。另用生地黄、鸡血藤、老鹳草、寻骨风、虎杖，煎取浓汁，泛丸如绿豆大。每服 8g，日 2～3 次，食后服。妇女经期或妊娠忌服。

八、王为兰医案

郭某，男，18岁。1974年9月23日初诊。

膝、踝、趾对称性红肿热痛僵直4个月，加重3个月。患者从1974年5月开始出现清晨关节强直，膝、踝、趾关节肿胀疼痛，行走困难，某医院诊断为"类风湿关节炎"。血沉78mm/h，类风湿因子阳性。给予泼尼松6片/天，吲哚美辛25mg，每日3次，治疗3个月后出现激素副作用，关节症状无减，劳累则关节红肿热痛明显，口渴咽干，便干溲黄。舌苔薄白，脉弦滑数。由人搀扶来诊。辨证为风湿化热，气血俱热。

治法：清气解毒，凉血清热。

处方：生石膏30g，知母、黄柏各10g，赤芍10g，牡丹皮10g，生地黄12g，酒大黄6g，蒲公英30g，玄明粉15g，川牛膝10g。

犀角片10片，每次5片送服。并嘱其仍按原剂量服用激素。

二诊（9月28日）：药后两膝灼痛明显减轻，唯两踝关节肿痛不减。原方去玄明粉，加防己15g，再服药5剂。减泼尼松1片。

三诊（10月4日）：药后膝、踝、趾肿痛灼热均已减轻，可独自来就诊，舌苔薄白，脉象弦滑。

处方：生石膏30g，知母、黄柏各10g，酒大黄6g，赤芍12g，生地黄20g，紫花地丁18g，防己20g，云苓皮30g，滑石25g，泽泻12g，赤小豆30g。

犀角片10片，分2次服，10剂。嘱再减激素1片。

四诊（10月15日）：药后膝关节疼痛消失，踝关节肿痛减轻，活动仍痛，足跟痛，汗出，便干，涕中有血丝。舌苔薄白，脉象弦滑。

处方：防己24g，川牛膝15g，蒲公英30g，金银花20g，连翘12g，川萆薢12g，炒黄柏10g，酒大黄6g，地龙12g，生石膏30g，茯苓皮30g，犀角片10片。

上方药共服14剂，关节红肿热痛基本消失。泼尼松已停服。

复查：类风湿因子转阴，血沉25mm/h。坚持服用上方药调治3个月。

1974年12月30日复查：血沉12mm/h，类风湿因子阴性。肢体活动自如。追访至1981年，病未见复发，无任何不适。

按语：本例为湿热内伏于气血。王老治疗此类患者时，主张审病求因，辨证论治，根据邪正相争的不同时机，因势利导，使邪去正安。因本例患者气热甚于血热，故用生石膏、知母、黄柏、金银花、连翘、玄明粉清气解毒；生地黄、牡丹皮、赤芍、生大黄、蒲公英、犀角片凉血清热；川牛膝引药下行直达病所。关节灼痛减轻而肿胀如故，为湿热之邪留恋气分，气不能宣达，所以投以大量清热解毒利湿之品，使症状基本缓解。按原方调治3个月，患者诸症消失，趋于痊愈。

九、汪履秋医案

陈某，女，51岁，工人。肢体关节疼痛一年余，近来加剧，手指关节肿大疼痛，活动受限，膝踝关节肿胀微红，疼痛拒按，局部有灼热感，步履艰难，舌苔黄腻，脉象弦滑。收住院，查血沉73mm/h，类风湿因子阳性。

诊断：类风湿关节炎。

中医辨证：属湿热久羁，痰瘀痹阻，络脉失和。

治法：清利湿热，化痰祛瘀，通络止痛。

处方：苍术10g，黄柏10g，制南星10g，桂枝5g，桑枝20g，威灵仙10g，生地黄15g，白芍10g，桃仁10g，红花10g，雷公藤10g。10剂，水煎服，每日1剂。

二诊：药后肿痛锐减，灼热消失。上方略增损后，再服。

三诊：服药50剂，关节肿痛基本消失，肢体活动恢复正常，复查血沉正常，类风湿因子阴性，临床治愈出院。

按语：汪履秋教授以丹溪的上中下通用痛风方为治疗类风湿关节炎的基础方。全方既能散风邪于上，又能泻热渗湿于下，还可以活血燥痰消滞和中。风寒湿型以上中下通用痛风方合用麻黄加术汤，风湿热型合用桂枝芍药知母汤。

十、娄多峰医案

马某，女，56 岁，家庭妇女。1992 年 4 月 6 日初诊。

患者全身多关节肿痛 36 年，手畸残 6 年。患者 1956 年 6 月产后数日拉风箱，旬日手指关节剧烈肿痛，满月时已波及全身多个关节。当地县医院诊为"产后身痛"，给激素可暂缓症状。10 年后双手指梭形改变，20 年后双手典型天鹅颈样类风湿改变。间断服用激素已 30 年，近 3 个月需配双氯灭痛。症见全身多关节肿痛、酸困、僵硬，以四肢及下颌关节为甚，张口困难，生活不能自理；肢体畏寒怕冷，疲倦乏力，情绪悲观。家族中，三姐及大姐的儿子患类风湿关节炎（已残）。检查：形瘦，面色苍白，四肢肌瘦筋挛，类风湿手。舌质淡暗，苔薄白，脉弦细涩。脉症合参，诊断为顽痹（类风湿关节炎），证属血瘀邪凝。

治法：养血活血，蠲痹通络。

处方：当归 30g，丹参 30g，鸡血藤 30g，桂枝 12g，独活 20g，千年健 30g，木瓜 18g，炒山甲 12g，香附 30g，川牛膝 30g，陈皮 15g，甘草 9g。9 剂，水煎服。

4 月 19 日二诊：服上方 9 剂，疼痛肿胀有所减轻。近有傍晚下肢浮肿，夜尿频，上方加制附子 6g，云苓 30g，继服 6 剂。

4 月 26 日三诊：肿痛再减，下肢浮肿及夜尿频亦不明显，上方加田三七 3g。10 剂，共为细面，水泛为丸，每服 9g，每日服 3 次。

7 月 6 日四诊：坚持服上药，虽手畸残未改观，但关节肿痛消失，身体感舒适，可自行上下楼活动，四肢肌肉较前丰满。上方 5 剂共为细面，水泛为丸，守法继服，巩固疗效。

1993 年 6 月 18 日追访：病情稳定，生活基本自理，激素及其他抗风湿药物已撤。

按语：本案患者在产后气血亏虚、正气未复的情况下，过早操劳，感受外邪，经络痹阻而发病，并长期（30 余年）间断服用激素，又为药邪所害，进一步耗伤阴血（激素为阳邪，易耗伤阴血），使病情进一步加重，出现双手多关节变形。由于久病不愈，阴损及阳，而出现肢体畏寒怕冷，倦乏无力，形瘦，面色苍白，四肢肌痿筋牵，下肢浮肿，夜尿频等阴阳俱虚之象。所以娄老选用养血活血、温阳蠲痹通络的药物治疗，收到良好效果。

十一、沈丕安医案

石某，男，56岁。2008年4月初诊。

患者于2008年1月始双手小关节疼痛，RF 287IU/mL，抗CCP抗体32RU/mL，血沉（ESR）110mm/h，CRP 97.7mg/L，抗核抗体（ANA）正常。时感全身各关节游走性疼痛，但以双手各关节疼痛难忍为主，夜不能寐。余无特殊不适，两颧红，舌红、苔薄，脉滑数。辨证为风寒外束，湿热内蕴。

治法：祛风散寒，养阴清热。

方药：羌活地黄汤加味。

羌活30g，生地黄30g，忍冬藤30g，黄芩30g，（制）川乌9g，白附子12g，姜黄12g，青风藤30g，海风藤30g，陈皮6g，佛手6g，甘草3g。

本方加味治疗5个月后，症状消失，RF 196IU/mL，抗CCP抗体30RU/mL，ESR 103mm/h，CRP 44mg/L。

按语：方中羌活、川乌、白附子祛风散寒；生地黄、忍冬藤、黄芩清热养阴；陈皮、佛手、甘草和胃。羌活地黄汤为沈丕安教授长期临床积累而研制的经验方，采用了治疗外感风寒湿邪之九味羌活汤、治疗历节病的乌头汤、治疗狐惑病的苦参汤等主要药物，以及经验用药所组而成。基本方药物有羌活、生地黄、黄芩、苦参、金雀根、制川乌、白附子、姜黄、白芥子九味。由于羌活地黄方久服易苦寒伤胃，遂常加用陈皮、佛手、白豆蔻、甘草、大枣等顾护脾胃。

十二、周仲瑛医案

患者，女，38岁。2010年6月初诊。

患者出现全身关节疼痛1月余，肿胀发热，手臂僵硬，双膝浮肿，发热，怕冷，汗出不多，尿黄口干，舌质红，苔黄腻，脉细滑。血沉增快，类风湿因子阳性。西医诊断为类风湿关节炎；中医诊断为痹证，辨证为风湿痹阻，经络蓄热。

方药：桂枝芍药知母汤加减。

桂枝 10g，赤芍 12g，知母 10g，防己 15g，威灵仙 15g，青风藤 15g，海风藤 15g，穿山龙 15g，苍术 10g，黄柏 10g，天南星 10g，川乌 5g，草乌 5g，生地黄 12g，鬼箭羽 20g，全蝎 5g，石楠藤 20g，姜黄 10g。28 剂，水煎服，每日 1 剂，早晚 2 次服用。

2010 年 10 月复诊：患者以首诊方为主服用 3 个月，手臂、腿膝关节疼痛减轻，月经量减少色暗，脱发，口干，舌苔黄，脉细滑。守上方加川续断 15g，千年健 15g，苍耳草 15g，黄芪 15g，鸡血藤 15g，骨碎补 10g，当归 10g，仙灵脾 10g。28 剂，水煎服，每日 1 剂，早晚 2 次服用。

2011 年 9 月复诊：患者以 2010 年 10 月方为主间断服用将近 1 年，关节疼痛基本缓解，脱发消失，双手腕轻微疼痛，手僵硬，汗多怕热，小便黄，苔黄腻，脉弦细。守首诊方加千年健 15g，鹿衔草 15g，油松节 10g，鸡血藤 15g，生黄芪 20g，当归 10g，白芷 10g。28 剂，水煎服，每日 1 剂，早晚 2 次服用。

2012 年 7 月复诊：患者手僵硬未再发作，双腿肌肉、肘膝关节时有疼痛，畏风，苔黄腻，脉细弦。类风湿因子阴性。辨证为风湿痹阻，营卫空疏，气血失调。处方：黄芪 20g，桂枝 10g，炒白芍 10g，炙甘草 3g，当归 10g，鸡血藤 15g，桑寄生 15g，千年健 15g，青风藤 15g，石楠藤 15g，老鹳草 15g，焦白术 10g，鹿衔草 15g，白芷 10g，苍耳草 15g。28 剂，水煎服，每日 1 剂，早晚 2 次服用。

按语：该患者初诊时，表现为寒热错杂，病势较剧，患者肢体关节疼痛僵硬、怕冷为风寒湿侵袭表现，发热，尿黄口干，舌质红，苔黄腻，脉细滑，内有蕴热表现，为机体阳气尚足，风寒湿邪蕴而化热所致，故应用桂枝芍药知母汤加减应用。手臂僵硬，以姜黄引经；双膝关节浮肿，加用苍术、黄柏、防己清利湿热；并应用威灵仙、青风藤、海风藤、石楠藤等藤类药物祛风通络。经过一段时间治疗，患者病势渐缓，而正虚之象显露，出现月经量减少色暗、脱发等肝肾气血不足证，加用补益肝肾气血药物。1年余后病情基本缓解，但仍有双手腕轻微疼痛、手僵硬、汗多怕热等表现，病机无明显变化，故仍给予祛风湿为主、补肝肾益气血为辅的治疗方案。2年后病情稳定，未再发作，类风湿因子阴性，患者有畏风、肌肉疼痛等气虚风湿痹阻表现，为病情趋于正气不足、邪气渐微阶段，此时扶正祛邪并进，以黄芪桂枝五物汤加减，加用补益肝肾药物，并用石楠藤、老鹳草、鹿衔草补虚祛风湿，青风藤、白芷、苍耳草祛风湿。周仲瑛教授治疗疾病辨识精到，谨守病机，方因症变，药随方遣，终获良效。

十三、张伯臾医案

高某，男，56岁。1976年4月22日初诊。

患者患类风湿关节炎3年余，手指、足趾肿痛变形，畏寒乏力，脉沉细，苔薄白。属风寒湿久阻脉络，夹瘀凝结型痹证。宜大乌头煎加化瘀搜络之品。

处方：制川乌、制草乌各9g（先煎），生黄芪15g，净麻黄6g，全当归9g，炒赤芍、炒白芍各9g，细辛3g，生甘草9g，川桂枝9g，全蝎粉1.2g（分吞），桃仁9g，红花6g，蕲蛇9g，纯蜜15g（冲）。水煎服。

服上药30剂后于1976年5月28日二诊，足趾肿痛大减，手指肿痛亦轻，畏寒如故，脉沉细，苔薄白。阳虚之体，风寒湿瘀已有化机，仍守前法增损。

再服20余剂后于1976年6月22日三诊，足趾肿消痛止，手指痛止，畸形好转，脉细苔白。风寒湿瘀渐化，病久气血亏耗，前方加入益气养血之品。

处方：制川乌、制草乌各9g（先煎），全当归15g，川桂枝9g，北细辛3g，大熟地黄15g，炙黄芪15g，炒赤芍、炒白芍各9g，炒川芎6g，全蝎粉1.2g（分吞），鹿角片9g，蕲蛇9g，纯蜜15g（冲）。水煎服，日1剂。

按语：本案患者由于患病日久，关节变形，知其风寒湿邪凝结经隧骨节，根深蒂固难以祛除，用一般祛风散寒化湿药往往效果不著，因此，张老应用大辛大热、温经逐寒通络之大乌头煎，再加透骨化瘀搜络之虫类药，收效明显。可见，张老用药目的明确，方精效宏，值得借鉴。

十四、张镜人医案

叶某，女，42 岁。1994 年 9 月 16 日初诊。

主诉：多关节反复肿痛 7 年，加重 1 月。患者在 1987 年无明显诱因出现双肩、双肘、双腕、双踝关节红肿发热，去医院检查发现血沉增快，治疗给予青霉素，当时上述症状好转，但 4 个月后，双膝关节红肿热痛又作，身热亦起，体温在 38 ～ 39℃。1 月后病情加重，双肩、双肘、双腕、双手指、双膝、双踝关节均见灼热及剧烈疼痛，昼轻夜重，左右手食指、中指及右肘关节轻度畸形，伴有晨僵，约活动 3 小时后缓解。舌苔黄，质红，脉象细数。实验室检查：血常规：血色素 89g/L，白细胞 $4.5×10^9$/L，中性粒细胞 78%，淋巴细胞 22%，血小板 $179×10^9$/L，血沉 25mm/h。RF:（+）。免疫球蛋白：IgG 11.8g/L，IgA 1.0g/L，IgM 0.7g/L。补体：C_3 1.03g/L，C_4 0.2g/L，CH_{50} 68g/L。X 线检查：双手正位片示类风湿关节炎，手部 X 线表现，符合类风湿关节炎诊断。辨证为风寒湿邪郁而化热，邪热壅遏骨节之间，络脉阻滞，此痹之热者。诊断：类风湿关节炎（痹证）。

治法：清热解毒，活血通络。

处方：水牛角 30g，生石膏 30g，知母 15g，赤芍 15g，牡丹皮 10g，桂枝 3g，升麻 3g，桃仁 10g，秦艽 10g，银花藤 30g，徐长卿 15g，怀牛膝 10g。

二诊（9 月 30 日）：前方进清热解毒、活血通络之剂，关节红肿已见减轻，疼痛之势亦缓，脉仍细数，舌苔黄腻略化，质红较淡。再宗原方出入。

处方：上方去升麻，加大地龙 15g，嫩桑枝 15g，威灵仙 10g。

随访：患者采用上方，连服 2 个月，关节红肿逐步消退，疼痛减轻，嘱门诊继续随访。

按语： 类风湿关节炎发作期之热证，临床上并不罕见，且热证的治愈率与有效率均高于寒证。但应迅速控制病情，防止病情进展及反复发作。

十五、张琪医案

姚某，女，55岁。1991年1月6日初诊。

患者患类风湿关节炎2年余，手指、足趾关节肿胀疼痛变形，左腕踝关节肿胀有积液，疼痛，周身如火燎样灼痛窜痛，筋拘急痛，至夜间则疼痛难忍，难以转侧，不能入睡，脉滑有力，舌质紫红，苔白少津。辨证为风痰湿热交阻，络脉不通，深入筋骨。治以透骨搜风，清热通络，养血润燥，标本合治法。

处方：乌蛇20g，甲珠15g，全蝎10g，土鳖虫10g，地龙15g，僵蚕15g，生地黄20g，白芍20g，当归15g，生石膏50g，大黄5g，秦艽15g，防风10g，桂枝15g，丹参20g，片姜黄15g，甘草10g。水煎服，日1剂。

服前方6剂，周身窜痛稍减轻，灼热感明显减轻，脉象略呈缓象，舌质红，稍润。继服前方12剂，指（趾）关节肿胀减轻，腕踝关节积液亦减轻，夜间已能入睡。继以前方加重温经通络及除痰湿消肿之品，以达透骨搜风、清热除湿、温经通络、养血润燥之功。前方减大黄、秦艽、防风、片姜黄，加黄柏10g，苍术15g，防己20g。

连服上方40余剂，关节肿胀消失，疼痛不明显，仅值气候转阴时稍有疼痛感，脉缓，舌润。患者已能料理家务。随访半年未复发。

按语： 患者以周身疼痛似火燎样灼热、脉滑、舌红等为主症，临床表现以热象为主，且痹证病程绵长，气血亏耗，肝肾亏损，证属风痰湿热交阻，络脉不通，深入筋骨。治当以透骨搜风，清热通络，养血润燥。故方中用乌蛇、甲珠、全蝎、土鳖虫、地龙、僵蚕等虫类药透骨搜风，通络止痛；生石膏、大黄清热泻火；秦艽、防风、片姜黄、桂枝祛风除湿治其标；白芍、生地黄、当归、丹参养血活血以治其本。诸药合用，标本兼治，切合病机。

十六、张沛虬医案

李某，女，45岁。1980年7月15日初诊。

患者关节疼痛时轻时重已10余年，手（足）指（趾）关节肿胀强直，曾在某医院住院治疗3次，诊断为类风湿关节炎，长期服用泼尼松等西药，关节疼痛未见减轻，形体日见消瘦。诊查：面色萎黄，腰膝酸软，趾关节肿胀；左侧手指强直畸形，屈伸不利，周围肌肉萎缩，得热则舒，遇寒冷肿痛加重。苔薄白，脉细弦。类风湿因子阳性，血沉25mm/h。辨证为风湿痹阻经络，骨髓受损，病延日久，耗伤正气，致气血不足、肝肾亏虚。

治法：益气养血，通络除痹。

处方：当归10g，赤芍10g，制何首乌15g，炙黄芪30g，鸡血藤15g，鹿衔草15g，广地龙10g，熟地黄15g，桂枝6g，炙马钱子2g，炙全蝎5g（研吞）。

二诊：服药10剂，上肢关节疼痛已缓解，但入夜其痛绵绵，仍影响睡眠。再以上方加强益气养血及虫类搜风通络之品，连服60余剂。

三诊：药后症状明显减轻，其后较长时间用药酒（经验方）与调补气血药间歇服用，再配合针灸治疗。

1年后追访，症状稳定，能参加一般劳动。

按语：类风湿关节炎属于中医学"顽痹""骨痹"之范畴，该病后期患者多见肝肾气血俱虚，治疗时既要通络除痹治其标，又必须突出补养气血治其本，标本兼顾。张氏治疗中晚期类风湿关节炎病情稳定的患者，常以成药（自拟酒剂或丸散药）为主，汤药为辅，并可配合针灸及外治法等综合治疗。其药酒的处方为：白花蛇1条，蜈蚣5条，全蝎10g，蜣螂虫10g，蜂房15g，蕲蛇30g，生地黄30g，羌活30g，防己30g，忍冬藤30g，甘草30g，金雀花根30g，桑枝30g，海风藤12g。上药研粗末浸入高粱酒6斤，两周后可服用，每次2匙（20～30mL），每日服2次。本方亦可制成丸、片剂，用鸡血藤、老鹳草各150g，苍耳子50g，煎汤取汁，将上药研末，水泛为丸，每服5g，每日3次，连服3个月为1个疗程。案例中所用的马钱子，苦寒而不伤胃，长于强壮筋骨、补肾益脑强身，可寒可热，能补能行，实为他药所不及。但本品属中药之剧毒者，故临床应用时应从小剂量开始，渐增至适宜剂量为好。处方中如全蝎、蜈蚣、地龙、蜣螂虫等虫类药在本病中选用颇广，有通络除痹、活血祛瘀、搜风解毒等作用，为治骨痹之常用药物，疗效显著，但应用时以研吞效著，入煎剂则力逊。对肝肾亏虚型的治疗，重点在于阴阳气血之调补，佐以搜风通络除痹之品，突出补益药。

十七、颜正华医案

霍某，女，49岁，教师。1992年2月20日初诊。

患者因久居潮湿，经常咽痛，致关节痛3年。1990年6月去医院诊治，诊为类风湿关节炎。血沉25mm/h，ASO：200U，类风湿因子阳性，血铁、血钙偏低。经服中药治疗好转。1991年8月复发，血沉34mm/h。全身关节痛，颈部及膝关节尤重，遇冷或着凉水加重。X线平片示颈椎增生。经多方治疗效果不佳，且致便秘，遂来求治。刻下除见上症外，又见咽痛，遇热或食辛辣加重，饮食正常，尿不黄，绝经4年。查指、趾小关节略膨大变形，膝、踝关节膨大不明显，均不红不肿。舌尖红，少苔，脉弦细数。证属风湿入络，阴血亏虚。

治法：祛风除湿，通络止痛，兼以养血滋阴。

处方：秦艽10g，防风10g，防己10g，威灵仙10g，木瓜10g，萆薢15g，桑枝15g，桑寄生30g，牛膝15g，当归10g，赤芍、白芍各10g。7剂，每日1剂，水煎服。忌食辛辣、油腻及生冷，慎避风寒，忌着凉水。

二诊：关节痛未加重，咽痛减，大便仍干。原方增当归量至15g，加银花藤30g，络石藤15g，再进7剂。

半年后（8月17日）第3次来诊，诉连服上方20余剂，诸症基本消失，再加上工作忙，未来复诊。近日因天气变化，关节痛加重，并伴心悸，失眠多梦，眼干、口干，乏力，食炒花生等即咽干发憋，舌红少苔，脉细滑。证同前而阴虚明显，以二诊方去木瓜、桑枝，加干地黄12g，夜交藤30g，连进 14 剂，诸症缓解而又未续诊，至 1993 年 1 月 28 日来就诊，诉旧病复发，再以三诊方加减，连进 20 余剂。

4 个月后（1993 年 6 月 14 日）第 7 次就诊，诉服上方后关节痛好转，近因食炒花生米，感受风热，而致喉头水肿。咽微红而痒，微咳，胸闷不畅，舌红苔薄白，脉弦滑。证属热毒上攻，肺失清肃。治以清热解毒利咽，清肃肺气，兼以理气宽胸。处方：桔梗 6g，生甘草 5g，金银花 12g，连翘 10g，川贝母 10g，杏仁 10g，芦根 30g，赤芍 10g，牡丹皮 6g，通草 5g，郁金 10g，枳壳 6g。

药进 7 剂，咽痒、咳嗽已止，咽痛减，又见手指关节痛。手臂发麻，便稀，脘腹隐痛。血沉 27mm/h。治以解毒利咽，祛风除湿，兼以理气和中。处方：桔梗 6g，生甘草 5g，银花藤 30g，络石藤 15g，牡丹皮 6g，赤芍 6g，生白术 10g，茯苓 20g，生薏苡仁 30g，陈皮 10g，香附 10g，苏梗 6g。

药进 7 剂，喉头水肿除，脘腹隐痛已消，余症如前。上方去牡丹皮、赤芍、陈皮、香附、苏梗，加秦艽 10g，豨莶草 12g，桑寄生 30g，牛膝 12g，桑枝 15g，防己 12g。连进 20 余剂，诸症基本消失，血沉与 ASO 接近正常，类风湿因子转阴。

按语： 颜正华认为，痹证病程较长，常表现为邪实正虚之候，故其治疗本病主张祛邪与扶正兼施。他认为引发本病的邪气主要是风寒湿三种，并常兼血瘀或化热，临证治疗要始终将祛风寒湿邪、化瘀通络止痛放在重要的地位，若有化热倾向或已化热者，当配寒凉清热之品。本病的正虚在不同的患者或同一患者的不同时期可有不同，气血阴阳虚均可见到，不能一概而论，究竟是补气、养血，还是滋阴、助阳，或者兼而用之，当据具体病情而定。若在治疗中患者又感新疾，当按轻重缓急另作处理。颜正华在对本案一年半的治疗过程中，始终贯彻了这一思想。治疗大概可分为三个阶段，第一阶段包括初、二诊，初诊主以祛风湿通络止痛，兼以养血滋阴。二诊增当归用量，一为增强补血化瘀止痛之力；二为润肠通便，以治便秘；加银花藤、络石藤，一为增强祛风湿通络止痛之力，二为清热凉血以治疗咽痛。第二阶段包括三至六诊，守法加减进剂，巩固疗效。其中，三诊时去木瓜、桑枝，加干地黄、夜交藤，一为增强滋阴养血之力，二为安神治心悸失眠，然干地黄性寒滋润滑肠，患者便干投生品，而便稀投炙品。第三阶段即七诊之后，先时主要是针对患者新患火毒上攻、肺失清肃之证展开治疗，待新病愈后即转为专治关节痛之旧疾。如此环环相扣，方方见功，终使顽疾基本治愈。

十八、李济仁医案

俞某，男，48岁，2013年7月25日初诊。

主诉：反复关节疼痛22余年，加重半年。现病史：患者22年前开始出现双侧膝关节疼痛，后逐渐出现踝关节、腕关节、肘关节、膝关节及手指关节疼痛，未予重视，未予治疗。2003年开始全身关节游走性疼痛加重，以掌指关节、膝关节及踝关节游走性灼热、疼痛为主，曾在我科接受中医治疗，症状明显缓解，但关节疼痛易反复发作，纳眠可，二便调，舌质淡暗，苔黄，脉滑。

中医诊断：痹病（热痹）湿热阻络证。

治法：清热除湿，活络止痛。

方药：以经验方清络饮加减。

苦参9g，青风藤9g，蔓荆子10g，知母10g，草薢10g，生黄柏9g，黄芪35g，当归15g，生地黄20g，白花蛇舌草30g，忍冬藤20g，络石藤15g，鸡血藤、活血藤各20g，雷公藤10g（先煎），生石膏20g（先煎），制延胡索25g，乌梢蛇10g，土茯苓40g，制乳香、制没药各12g。30剂，水煎口服，每日1剂。

嘱患者避风寒，适起居，注意饮食，适当锻炼，不适就诊。

2013年9月26日二诊：患者诉服药后关节肿胀疼痛症状明显改善，服药30剂后自行停止，近期因天气变化患者自觉全身关节红肿疼痛再次加重，皮温稍增高，伴全身乏力明显，饮食正常，因全身关节疼痛睡眠质量较差，大小便正常。上方去蔓荆子、白花蛇舌草，加秦艽12g，羌活、独活各 12g，川桂枝 12g，片姜黄 12g，继服 1 个月。

2013 年 10 月 26 日三诊：患者诉服药后周身关节红肿、疼痛明显减轻，周身关节游走性疼痛缓解，乏力症状减轻，纳眠可，二便调。舌质淡红，苔薄白，脉滑。守上方继服 1 个月，给予患者中药泡酒：黄芪 15g，当归 10g，鸡血藤、活血藤各 15g，宣木瓜 15g，五加皮 15g，佛手片 9g，乌梢蛇 10g，红花 6g。

按语： 李济仁教授认为风湿病常因外感风寒湿邪，闭阻经络，影响气血运行，导致肢体关节、筋肉等处发生疼痛、重着、酸楚、麻木及关节屈伸不利等症状。中晚期风湿病病程久，患者正气亏损，邪瘀痰毒停聚关节，甚则累及脏腑。该患者周身关节游走性灼热、疼痛、肿胀，属于热痹征象。舌质淡暗，苔黄，脉滑，中医四诊合参，当属中医学"痹证""湿热阻络证"。拟以经验方清络饮加减。清络饮由苦参、黄柏、青风藤、草薢四味药物组成。苦参性苦寒，功善清热燥湿、杀虫利尿，为君药；黄柏性苦寒，善入下焦，功善清热燥湿，青风藤性苦辛，功善祛风湿、通经络，为臣药；佐以草薢以解毒除湿泄浊，共奏清热除湿之效。方中黄芪与当归配伍，组成当归补血汤，奏补益气血、益气驱邪之效。生地黄、白花蛇舌草清热凉血解毒；土茯苓不仅能解毒除湿，而且通利关节；忍冬藤、络石藤、乌梢蛇配伍，共奏祛风通络之效；鸡血藤、活血藤加强养血活血通络之效；乳香、没药、延胡索行气活血止痛；毒性药物雷公藤性苦寒，有祛风除湿、活血通络、消肿止痛之效，现代研究表明，雷公藤具有免疫调节、抗炎镇痛等功能，能攻邪除痹，治疗顽痹疗效甚好；引经药川桂枝、片姜黄、羌活、独活。诸药合用，共奏清热除湿、益气活血通络之效。全方用药精当，药到病除。

十九、张鸣鹤医案

赵某，女，56 岁。2012 年 4 月 24 日初诊。

四肢对称性多关节肿痛 6 个月。患者 6 个月前出现手、腕、肘、肩、双膝及踝、脚趾多关节疼痛，双手晨僵约 1 小时缓解，间断服用强的松

10mg/d 及双氯芬酸钠。现双手、腕、肘、肩、双膝及踝、脚趾多关节疼痛，双手腕指关节肿，两手握不住，两腕屈曲受限，纳眠可，二便调，舌红，苔黄腻，脉滑数。辅助检查：CCP（+），ESR 46mm/h，RF 245.7u/mL，CRP 57.85mg/L，肝肾功（-）。

中医诊断：尪痹（湿热痹阻）。

西医诊断：类风湿关节炎。

治法：清热解毒，祛风除湿，活血通络。

处方：雷公藤、羌活、猫眼草各 15g，猪苓、土茯苓、金银花、板蓝根、虎杖、独活、川牛膝各 20g，川芎、黄柏各 12g，制川乌、白芥子各10g。14 剂，每日 1 剂，水煎服。同时嘱其注意日常调护，适当锻炼，注意休息。

5 月 9 日二诊：症状减轻，两手指节仍有肿痛，两膝痛轻，强的松改为 5mg/d，舌红、苔黄，脉滑。上方去黄柏，加茯苓皮 20g，土鳖虫 10g，继服 14 剂。

5 月 24 日三诊：症状减轻，关节基本不痛，两手指节肿消，仅有僵紧不适，强的松已停用，舌红、苔白，脉缓。处方：雷公藤、羌活各 15g，猪苓、金银花、大血藤、虎杖、独活、黄芪各 20g，川芎、黄柏、桂枝各12g，制川乌 6g，红花、白芥子各 10g，高良姜 5g。24 剂，隔日 1 剂。后配丸药巩固 1 年，现患者关节无不适。

按语：张鸣鹤治疗 RA 全程使用清热解毒药，辅以祛风除湿、活血化瘀之品，在临床上取得了良好疗效。根据 RA 的致畸、致残特点，其明确指出 RA 早期可以治愈，中期可以控制疾病的发展，晚期只能缓解症状。所以，要早发现、早诊断、早治疗，持久规范用药，以期达到临床治愈的目的。此外，本病湿热蕴毒，相互搏结，固聚于骨骺，难以祛除，易于复发，故应在症状缓解后改汤剂隔日服用或改服丸剂，以巩固疗效。

二十、张炳厚医案

患者，女，39 岁。2014 年 1 月 10 日初诊。

主诉：双侧掌指关节、腕关节及膝关节疼痛肿胀两年，加重 3 个月。患者既往常在湿冷环境下工作，2 年前开始出现上述关节疼痛肿胀，3 个月来关节疼痛肿胀程度加重，呈对称性，遇凉尤甚。关节晨僵明显，持续 2 小时，活动后及午后好转。素畏寒，四末不温，经行量少色暗，有少量血块。舌淡红、苔薄白，脉沉细。类风湿因子 RF（＋），血沉 ESR 47mm/h，C 反应蛋白 13.7mg/L。

西医诊断：RA。

中医诊断：痹证，寒湿瘀阻证。

治法：和血祛风，温经通络。

方药：和血祛风三两三汤加减。

当归 30g，黄芪 30g，川芎 30g，忍冬藤 30g，桂枝 10g，白芍 15g，穿山甲 10g，三七粉 3g（冲），防风 10g，炮附片 10g（先煎），制水蛭 10g，炙麻黄 10g，炒白芥子 10g。14 剂，水煎服，每日 1 剂，早晚分服。

2014 年 1 月 24 日二诊：关节疼痛明显减轻，肿胀好转，手足凉改善，晨僵如前。苔薄白，脉沉细。上方加地龙 12g，益母草 15g，牛膝 15g，继服 14 剂。

2014 年 3 月 9 日三诊：关节肿胀感缓解，关节疼痛进一步减轻，现以双侧掌指关节疼痛为主，晨僵时间缩短至约 50 分钟。上方减炙麻黄、炒白芥子、炮附片，黄芪加至 60g，继服 28 剂。6 个月后随访，关节疼痛肿胀缓解，晨僵不明显，RF（－），ESR 15mm/h，CRP 6.8mg/L。

按语： 患者既往常在湿冷环境下工作，久而正气受损，营卫失调，经络空虚，邪气乘虚而入，寒湿、贼风乃至瘀血交结凝聚，乘其肌肉筋骨之间，阻遏气血运行及津液代谢，故见诸关节疼痛肿胀，遇凉尤甚，并经行量少色暗、有血块，结合舌脉，当属典型的 RA 寒湿瘀阻证。本案的施治除印证了张老对寒湿瘀阻型 RA 病因病机、治疗方法及代表方剂的准确认识和运用外，还充分体现了张老治疗痹证的另外 5 大特色：①虫蚁搜剔，虫蚁药善通经窜络，追风定痛，刮剔瘀血，治久痹顽痹尤不可缺。本案中穿山甲、制水蛭及二诊所加之地龙皆为此类，用之则化瘀通络之力倍增。

②沉疴顽疾，巧用毒麻，药性越强、越有剧毒者，对其适应证往往越有佳效。本患者久伤湿冷，用炮附片补火助阳即可起到此种"以偏纠偏"的作用。③引经报使，药达病所，强调引经药须取用归经专注之品。本案中穿山甲通行十二经，忍冬藤亦善走经通络，二者皆能引药达病所，增强方药疗效。④对症治疗，立竿见影。本案初诊时方中所用炙麻黄、炒白芥子是张老治疗手指肿胀的经验对药，是其学习名老中医王大经以阳和汤治疗寒痹的关键，用之每获佳效；二诊加益母草、牛膝治疗晨僵，乃取"水瘀同祛"之意。⑤显效加量，乘胜追击。多数医家见到患者症状减轻，常随即减少相应功效药物的剂量，而张老恰恰相反，他认为见效说明"药证相符"，正当加大该药用量，以期乘胜追击，巩固疗效。本案中三诊将黄芪增至60g强化升阳通阳、旺气生血效力，正属此意。

二十一、唐祖宣医案

刘某，男，38岁。1974年10月18日初诊。

两手关节对称性肿胀、强直、疼痛已四年余。多处求治，均确诊为类风湿关节炎，久治无效，疼痛日渐加重，屈伸不利，不能工作，住我院治疗，初投燥湿祛风之剂无效，后改用清热化湿之品合并西药激素类药物，病情时轻时重。停用激素病情如故，处方几经变化，病情仍无转机，于10月18日查房。症见面色青黑，痛苦病容，舌质淡，苔白腻，四肢关节强直，肿胀疼痛，两手尤甚，得热痛减，遇寒加重，天阴疼痛更剧，脉沉细。此为风寒湿之邪流注经络，治当温阳散寒，祛风除湿，阅仲景《金匮要略·中风历节病脉证并治》中说"诸肢节疼痛，身体尪羸，脚肿如脱，头眩短气，温温欲吐，桂枝芍药知母汤主之"，试投此方，以观动静。

处方：桂枝、白芍、知母各18g，防风、苍术、黄柏、炮附子各15g，麻黄、甘草各9g，白术、生姜各12g，薏苡仁、黄芪各30g。

上方服4剂后，疼痛减轻，病有转机，守前方继服38剂，疼痛消失，关节屈伸自如，肿胀消除，临床治愈出院，5年来随访没复发。

按语：风寒湿之邪侵袭，流注关节经络，气血运行不畅，故关节拘急疼痛。本方温阳散寒，祛风除湿，加苍术、黄柏、薏苡仁加强除湿之力；黄芪尤有妙用，既能助桂枝温阳化气，又能配附子温阳固表；寒重于湿，应加大桂枝、附子用量。共奏温阳散寒、祛风除湿之功。

二十二、房定亚医案

曹某，男，41岁。

患者无明显诱因出现双腕、掌指关节肿痛、发热、晨僵，自服消炎药、阿司匹林等药物效果不著，半月后双膝、双踝、双足趾关节均出现发热肿痛，症状逐日加重，于2000年5月来诊。症见双腕、双手掌指关节及双膝、踝、足趾关节红肿热痛，有压痛，肤色红，扪之灼热，不能握拳，握力差，口干，寐差，尿黄，便燥，舌质红，舌苔黄，脉象滑数。体温37.6℃，化验 ESR 63mm/h，RF（+），抗"O"<500，CRP（+）。

中医诊断：风湿热痹。

西医诊断：类风湿关节炎。

治法：清热解毒，通痹止痛。

方药：四妙勇安汤加味。

金银花30g，玄参20g，当归15g，生甘草10g，土茯苓20g，白花蛇舌草20g，鹿衔草20g，山慈菇10g，虎杖15g，清半夏30g，青风藤30g，蜈蚣2条。水煎服，每日1剂，分2次服。上方服14剂。

二诊：服药后，双腕、掌指关节及双膝、双踝、双足趾关节肿痛减轻，握力增加，肤色、体温基本正常，睡眠改善，二便调，舌质淡红，舌苔薄白，脉象数，体温正常。上方去土茯苓，加淫羊藿20g，继服14剂。

三诊：关节肿痛基本消失，活动如常。ESR 12mm/h，RF（+），抗"O"<500，CRP（-）。继用上方6剂，以巩固疗效。

随访半年，未复发。

按语：四妙勇安汤为房定亚教授治疗类风湿关节炎风湿热痹常用方。方中金银花清热解毒，能清气分之热，又能解血分之毒为主药，以治病因；辅以当归活血养血，为血中之气药，能行血气之凝滞，祛瘀而生新；玄参清热滋阴，泻火解毒，软坚散结，助金银花以解毒，合当归以和营血；甘草生用，取其泻火解毒之作用为伍使，配金银花以增强清热解毒之功。

二十三、胡荫奇医案

刘某，女，54岁，干部。2002年3月6日初诊。

患类风湿关节炎10余年，近2月双手腕关节、掌指关节疼痛不适，活动欠利，晨僵持续约1小时，饮食睡眠及二便均正常。诊见面色少华，神疲，双手近端指间关节梭形变，舌质暗淡，苔薄白腻，脉沉细。查ESR 37mm/h，RF 37.4U/L，CRP 8.02mg/L。

治法：补益肝肾为主，佐以活血祛风通络。

处方：淫羊藿20g，山茱萸15g，肉苁蓉15g，当归10g，鸡血藤30g，生黄芪20g，鹿角（镑）10g，威灵仙15g，青风藤15g，穿山龙15g，全蝎3g，蜂房5g，木瓜15g，延胡索10g。

二诊（2002年4月8日）：患者服药1月余，双腕关节、掌指关节疼痛改善，晨僵持续20分钟，饮食、睡眠尚可，大便偏干，两日一行，小便正常，舌质淡红，苔薄白，脉细弱。原方中肉苁蓉增至30g，当归增为20g，另加熟地黄15g继服。

三诊（2002年5月6日）：患者自诉双腕、掌指关节疼痛消失，晨僵数分钟，活动后即改善，复查实验室指标仅RF值稍高于正常，其他均正常，嘱患者服益肾蠲痹丸调理善后。

按语：中晚期类风湿关节炎患者多有肝肾不足的表现，从西医角度来看，处于这一阶段的类风湿关节炎患者多有免疫功能低下的表现，易于外感。针对这一特点，中医治疗以补益肝肾为主，现代研究发现多数补益肝肾的药物有调节机体免疫功能的作用。胡氏在治疗肝肾不足类风湿关节炎患者时多选用温而不燥、滋而不寒、平补肝肾的药物，如山茱萸、肉苁蓉、淫羊藿、黄精等，全面调整肝肾阴阳，对改善类风湿关节炎患者体质、减少和防止类风湿关节炎的复发是大有裨益的。

二十四、冯兴华医案

患者，女，60岁，退休干部。2004年11月16日初诊。

患者30年前无明显诱因出现双膝关节及足跟疼痛，无肿胀，在某院诊为RA，予止痛药治疗，症状反复发作。1月前病情加重，故来本院门诊就诊。刻下：左手2、3近指关节肿痛，双腕、双肩疼痛，双膝关节肿痛，口干，无口腔溃疡及皮疹，无雷诺现象，自觉畏寒，肢冷，恶风，纳差，眠可，二便调。查体：左手第2、3近端指间关节肿胀、压痛明显，局部皮温高，左肘屈曲受限，双膝伸直困难，以右侧为重。舌暗，苔黄，脉滑数。

处方：生黄芪60g，怀牛膝15g，干石斛30g，远志10g，金银花30g，连翘10g，川芎15g，红花10g，赤芍30g，莪术9g，露蜂房5g，全蝎5g，苦参10g，土茯苓30g，土贝母10g，青风藤30g，鸡血藤15g。每日1剂，水煎服。

服药40余天后，患者自觉全身关节疼痛明显好转，纳食转佳，眠安，手能写字，欣喜之余特写信告知。原方去青风藤加炒酸枣仁12g、丹参15g，继投30剂，患者沉疴之病有了明显转机。

按语：患者初诊时因病痛折磨，几近丧失信心，主诉多关节痛甚，屈伸困难，且舌质偏暗。冯师认为，除主证外亦乃久病入络之征，治宜同时考虑从瘀入手，加大活血化瘀之药力，主方选用四神煎，加红花、川芎以温经活血通络；赤芍凉血活血；莪术、露蜂房、全蝎破血逐瘀；鸡血藤养血通络；酌加连翘、苦参、土茯苓、土贝母以清热解毒。提示治疗此证之侧重，应从血分入手。

二十五、陈湘君医案

喻某，男，52岁。2004年12月3日初诊。

双手小关节对称性肿胀，僵硬2年，确诊为类风湿关节炎。现服塞来昔布1片，每日2次，来氟米特1片，每日2次及中药后好转，双手晨僵仍有，疼痛肿胀不甚。有萎缩性胃炎史，HP（+），夜寐欠佳，服地西泮后方能入睡，有高血压史，时有眩晕，目前服替米沙坦、盐酸索他洛尔、氢氯噻嗪。大便溏薄，不成形，3～5次/日，小便可，苔根黄腻质胖，脉细。

辨证：气虚肝郁。

治法：益气健脾，解郁活血。

处方：生黄芪300g，生白术120g，生薏苡仁150g，防风、防己各120g，羌活、独活各120g，僵蚕300g，陈皮90g，半夏90g，川厚朴100g，泽兰、泽泻各300g，土茯苓300g，猪苓、茯苓各100g，益智仁100g，鸡血藤300g，乌梢蛇300g，蕲蛇120g，参三七60g，制何首乌200g，党参120g，蒲公英300g，菝葜300g，山药300g，枸杞子120g，芡实150g，桂枝60g，藏红花30g，延胡索300g，墨旱莲300g，陈香橼120g，莲心、莲须各120g，覆盆子300g，灵芝300g，天麻120g，煅瓦楞300g，象贝母200g，丹参150g，夜交藤300g，潼蒺藜、白蒺藜各120g，巴戟肉200g，菟丝子200g，川芎90g，莪术100g，牛膝150g，杜仲150g，枣仁200g，砂仁、蔻仁各60g，生晒参100g，阿胶200g，鹿角胶50g，龟甲胶50g，饴糖500g。

按语： 该患者此前一直在先生处服用中药治疗，病情目前趋于稳定，另外患者有高血压、慢性胃炎等多种疾病，往往一剂中药不能兼顾其复杂的病情。根据其目前类风湿关节炎的主要表现为晨僵，但疼痛肿胀不甚，以及大便溏薄等症状，辨其为脾虚为本，痰瘀互结为标，治疗上主要以健脾益气、活血化痰为主，佐以补肾通络。方以参苓白术散、独活寄生汤为主方，参以祛风通络的虫类药如乌梢蛇、蕲蛇，补肾填精的制何首乌、枸杞子、巴戟天、菟丝子、鹿角胶、龟甲胶等。为防止碍胃，又用陈香橼、砂仁、蔻仁等理气药，动静结合，维持药物的动态平衡。目前患者主要以本虚为主，故处方中以扶正药物为主，祛邪药物相对较少。

二十六、阎小萍医案

王某，女，11岁。2006年5月15日初诊。

患者平素体质较差，易于感冒，两个月前受凉后出现双侧指（趾）间关节对称性肿痛，伴晨僵两小时，畏寒喜暖，乏力。舌质淡红偏暗，苔薄白，脉沉细略弦。查体：RF 80IU/mL，ESR 42mm/h，CRP 1.27mg/dL。

西医诊断：儿童类风湿关节炎。

中医诊断：尪痹（肾虚寒盛证）。

辨证：患者先天禀赋不足，肾虚于内，外受风寒湿邪，深侵入肾，伤筋损骨，骨痹筋挛而成欲尪之证。

治法：温肾祛寒，祛风除湿，活血通络。

方药：补肾祛寒治尪汤加减。

桑寄生 15g，川续断 15g，当归 10g，桂枝 10g，赤芍、白芍 12g，知母 12g，炒枳壳 10g，防风 12g，片姜黄 10g，泽兰 10g，刘寄奴 10g，鸡血藤 12g，络石藤 12g，制延胡索 12g，伸筋草 15g，羌活、独活各 6g。

服药 14 剂，关节肿痛明显缓解，晨僵已少于半小时，病情明显好转。后守上方加减，门诊随诊调治，病情趋于稳定。随后以补肾祛寒、散风除湿法加减，治 5 个月，无关节炎发作。随访 1 年未见复发。

按语：患者系儿童类风湿关节炎，中医学属于尪痹，其症状与成人有类似之处，均以对称性小关节疼痛、肿胀、晨僵等为特点。然而小儿为纯阳之体，感邪后，邪气易从阳化热而呈寒热错杂之证。另外，因小儿脏腑娇嫩，血气未平，一旦感邪，邪气极易深入，而致五脏受损，因而早期诊治具有重要的临床意义。本例突出表现为双手指间关节、双腕关节肿痛，病史两月余，虽有关节僵硬、筋脉挛急，尚无关节变形，病情尚非深重，故及早把握治疗时机，利于康复及预后。本例关节局部色发黑，黑色属肾，加之畏寒喜暖，四末不温，辨证属肾虚寒盛证，故予标本兼治，而取温肾祛寒、祛风除湿、活血通络之法则。组方重用川续断补肝肾、续筋骨、通血脉、利关节；桑寄生益肝肾血脉，补筋骨，祛风湿；另选用桂枝、赤芍、白芍、知母、防风等，取自《金匮要略》之桂枝芍药知母汤，以通阳行痹，散寒除湿；同时伍以羌活、独活以祛风胜湿、散寒通痹。诸药合用，使肾元旺、气血充、寒湿除、血络通而筋骨关节肿痛诸症自消。

二十七、周乃玉医案

女性，42 岁，职员，多关节对称性肿痛间作年余。

双手掌指、近指、双腕、双肘间断肿痛，双手握拳困难，双肘伸直受限，双肩、双膝、腰部疼痛，周身关节怕风怕冷，关节肿胀处发热，晨僵半小时，疲倦，乏力，思睡，自汗，自觉身体沉重，饮食一般，眠可，二便正常，月经量少色淡，第一次就诊时马上要到经期。舌淡红苔薄白，脉沉细。双手 X 线片骨质疏松，手指关节间隙变窄；RF（+）高滴度；抗CCP（+）高滴度。

处方一：生黄芪，防己，防风，生甘草，银花藤，片姜黄，麻黄，秦艽，威灵仙，穿山甲，炒白芥子，丹参，穿山龙，益母草。

服上方 7 剂，服药后关节肿痛有所减轻，仍感乏力，腰膝酸困，舌淡苔薄白，脉沉细。月事已完。

处方二：生黄芪，防己，防风，生甘草，淫羊藿，片姜黄，麻黄，桂枝，威灵仙，穿山甲，炒白芥子，丹参，穿山龙，熟地黄，川牛膝。

服上方 7 剂，服药后上诉症状明显缓解，关节肿胀减轻，仍时有关节疼痛，希望巩固疗效，舌淡苔薄白，脉沉细。

处方三：生黄芪，防己，防风，生甘草，淫羊藿，片姜黄，麻黄，桂枝，威灵仙，穿山甲，炒白芥子，丹参，穿山龙，熟地黄，川牛膝，川乌（先煎）。继服上方 14 剂后，中成药巩固治疗。

按语：分析此病例，周乃玉老师运用了防己黄芪汤、阳和汤、乌头汤三方结合加减化裁治疗。首先防己黄芪汤主要功用益气祛风，健脾利水，主治卫气不固的风水或风湿，主要症见汗出恶风，身重，小便不利，舌淡苔白，脉浮者。身重、身肿是本证的主要标志，说明水湿在肌肤，更重要的是说明脾运化水湿功能不行，气虚而肿。阳和汤主治阳虚气寒，血脉凝滞的阴疽，治疗虚寒性的病证，运用补而兼散的药来温阳补血，散寒通滞。这里用麻黄取其发越人体的阳气，使补益药更好发挥作用，使阳气迅速地布达周身，"离照当空，阴霾自散"；白芥子善走窜经络，祛皮里膜外之痰，与穿山甲相配更加强了通络祛痰作用。乌头汤治"病历节不可屈伸，疼痛"。乌头与附子为同一植物不同部位，主治与附子相似，不同者，乌头多用于痛证，舌质多淡红，舌苔白滑。三方合用以健脾温阳，祛湿散寒，通络化滞，兼用一些祛风胜湿通脉之品，使邪气得去，正气得复，病情好转。晚期老年类风湿关节炎患者的治疗：因老年患者体质已虚，又多合并其他疾病，而且类风湿关节炎晚期因慢性消耗多有贫血，低白蛋白血症，骨质破坏，关节变形，关节功能受限，中药在温阳、扶正、通络、驱邪基础上，加养血壮骨血肉有形之品，如阿胶、鹿角胶等，临床用于晚期阴阳两虚的类风湿关节炎，效果颇佳。

二十八、张国恩医案

崔某，男，53 岁。2015 年 12 月 5 日初诊。发病节气：小雪。

主诉：双手近端指间关节、掌指关节肿痛、晨僵 5 年，加重 1 年。患者缘于 5 年前因劳累、受凉，逐渐出现双手近指关节疼痛，肿胀，呈对称性，自行服用非甾体类抗炎药，疼痛稍缓解。近一年症状加重，逐渐出现掌指关节、腕关节、肩关节、肘关节、膝关节肿痛，晨僵 1 小时左右。到河北医科大学第三医院就医，检查 RF 124IU/mL，CCP 236U/mL，CRP 59mg/L，诊断为类风湿关节炎，口服来氟米特、甲氨蝶呤、强的松等，病情无明显好转。为进一步治疗，来我院风湿科就诊，刻下症：双手晨僵、近端指间关节肿痛，活动受限，左手为重。饮食较差，食后腹胀，睡眠欠佳，小便黄，大便偏干。舌质暗红，边有瘀斑，舌苔黄厚，脉弦滑。

中医诊断：尪痹，湿热痹阻；西医诊断：类风湿关节炎。

治法：清热化痰，祛风除湿，化瘀通络，蠲痹解毒。

处方：金雀根 30g，岗稔根 30g，积雪草 30g，徐长卿 15g，羌活 12g，独活 10g，鸡血藤 30g，地黄 25g，玄参 25g，知母 10g，藤梨根 30g，鸟不宿 25g，木瓜 18g，菝葜 30g，土茯苓 30g，甘草 10g，僵蚕 10g，土鳖虫 10g，全蝎 3g，鬼箭羽 15g，赤芍 15g，青风藤 20g，雄黄粉（另包）每次 0.1g、1 日 2 次冲服。7 剂，每日 1 剂，水煎 2 次，共取汁 400mL，分 2 次温服。制马钱子粉 0.3g 装入胶囊晚上睡前口服，隔 3 天加 0.1g，服至肌肉轻微颤动为最佳有效剂量，每日剂量不超过 1.2g，用至症状缓解。

二诊：关节疼痛肿胀好转，睡眠仍欠佳，原方去知母、菝葜，加珍珠母 30g，首乌藤 25g，服药 7 剂。

三诊：诉关节僵硬、活动不利，饮食、二便尚可，前方去藤梨根、鸟不宿，加骨碎补 25g，威灵仙 15g，紫苏子 10g，芥子 10g。

守方续进，共治疗 3 个月，患者无明显关节疼痛、肿胀，时有晨僵，活动不利较前好转。改服自己主研的医院制剂药痹康胶囊，1 次 3 粒，1 日 2 次口服，维持治疗。每半年复查血项和肝肾功能。随访 1 年，病情稳定，未诉特殊不适。

按语： 患者素体虚弱，感受风寒湿热外邪，或湿邪黏滞、郁久凝痰化热，阻遏经络，而成痰热瘀毒，即痹证中的痹毒。留滞侵犯机体关节，不通则痛，引起关节疼痛肿胀、僵硬，甚或变形。治疗宜清热化痰，祛风除湿，化瘀通络，蠲痹解毒。方中主药雄黄、金雀根解毒消肿、通络止痛。辅药马钱子散结消肿、通络止痛，治风湿顽痹；又辅青风藤、岗稔根、积雪草、徐长卿、菝葜、土茯苓等清热化湿解毒，活血通络益肾。佐药地黄、玄参、知母清热养阴；羌活、独活祛风湿止痛；鬼箭羽、鸡血藤、赤芍养血活血化瘀；全蝎、土鳖虫、僵蚕等虫类药搜剔风寒、透络开痹。佐使药藤梨根、鸟不宿祛风除湿、健脾护胃。急重期后，仍留关节僵硬，以威灵仙祛风寒湿，紫苏子、芥子等化痰通络。诸药共奏清热化痰、祛风除湿、化瘀通络、蠲痹解毒之功。

二十九、周翠英医案

患者王某，女，23 岁。因四肢对称性多关节肿痛 1 年就诊。

1 年前因居处潮湿加淋雨后出现双手近端指间关节肿痛，渐及掌指关节、腕关节、肘关节、膝关节对称性肿痛，经多方治疗效差。现症：发热，不恶寒，双手腕关节、掌指关节、近端指间关节及膝关节肿痛，晨僵明显，晨僵时间约 4 小时，伴口苦口黏，口渴不欲饮，溲黄。查体：体温 37.8℃，左手食指、中指近端指间关节呈梭形肿，右手第2、3掌指关节粗大、触痛、灼热，双腕关节屈伸受限，双手平均握力50mmHg，双膝触之灼热、浮髌试验阳性，舌质红，苔黄腻，脉滑数。理化检查：血沉85mm/h，C反应蛋白48.30mg/L，类风湿因子450IU/mL，双手X线示：左手食、中、小指，右手小指近端指间关节间隙变窄，软组织肿胀。

中医诊断：尪痹，湿热阻络证；西医诊断：类风湿关节炎（活动期）。

治法：清热解毒，利湿通络，宣痹止痛。

方药：四妙丸合五味消毒饮化裁。

金银花20g，土茯苓30g，苍术12g，黄柏12g，薏苡仁30g，川牛膝20g，蜂房12g，蒲公英15g，红藤20g，土贝母10g，白芍30g，细辛3g。水煎服，每日1剂。

二诊：患者服上方12剂，诸关节肿痛大减，晨僵时间约2小时，小便不黄，低热，午后为甚，口渴欲饮，时有心烦盗汗。黄腻苔渐退，脉弦数。处方：初诊方去苍术、黄柏、细辛，加生地黄15g，知母15g，青蒿15g。水煎服，每日1剂。

三诊：患者服二诊方24剂，发热已退，诸关节肿消失，关节疼痛较轻，晨僵时间约半小时，已能做家务，但阴雨天感颈肩不适、肘膝及手指小关节疼痛明显，二便调，舌红苔薄黄，脉弦。处方：青风藤30，忍冬藤30g，红藤15g，薏苡仁30g，羌活12g，桑枝30g，葛根30g，白芍30g，赤芍20g，川芎12g，川牛膝15g，甘草6g。水煎服，每日1剂。

四诊：患者服三诊方24剂，手指小关节、腕关节、膝关节肿胀未再出现，关节疼痛不明显，双手平均握力110mmHg，唯晨起手指小关节有僵胀感，活动10分钟左右症状可消失。伴见疲倦乏力，易感冒，食后腹胀，阴雨天骨节重着不适。舌苔薄黄，脉象弦细。复查血沉、C反应蛋白降至正常，类风湿因子降至96IU/mL。辨证：脾虚湿阻，余毒未尽。治法：健脾除湿，清解余毒。处方：黄芪30g，太子参30g，白术15g，山药30g，薏苡仁30g，忍冬藤30g，虎杖15g，青风藤20g，陈皮9g，厚朴9g，砂仁6g，炙甘草6g。水煎服，每日1剂。

按语：周翠英教授认为类风湿关节炎是由于机体阴阳失调，脏腑蕴热，或由五志化火、饮食不节，湿热内生，复感风寒湿热毒邪，内外合邪，邪郁蕴毒，酿生热毒或湿热毒邪；毒邪伤正，气血津液运行失常，痰瘀内生，蕴结化毒。邪毒痹阻经脉肢节，流注骨骱经隧，气血不通而发病。湿热毒瘀是活动期类风湿关节炎的病机关键。根据标本缓急原则，治疗当务之急首当祛邪，故拟定清热解毒、利湿通络、活血化瘀的治疗大法。其中又以清热解毒、利湿通络为第一要义，湿热两清，分消其势，使湿去热清，从而亦除生痰、化毒之源；湿热两清，直折病势，防其耗气伤阴之弊，邪去正自安，此为不补而补之法也。邪毒壅滞，气血运行不畅，瘀阻脉络，故辅以活血化瘀之品，使血行通畅，给邪以出路。针对存在的热盛伤阴的现象则以清热存阴、利湿不伤阴之法对治，以寓补于泻。

周教授在辨证和辨病的基础上结合病变关节，运用引经药，利用它们独特的搜剔穿透之力，引导诸药直达病所，有利于提高疗效。如颈部僵硬不适、疼痛、左右前后活动受限者，常选用葛根、白芍、川芎等；上肢肩肘关节疼痛、活动受限者，常选用桑枝、羌活等；下肢关节疼痛为主者，常选用独活、川牛膝、海桐皮等。若疼痛与天气变化有关，遇阴雨天或受潮湿疼痛加重者，上肢疼痛可选用辛温走窜的羌活、桂枝，以通经达络，祛风胜湿；下肢疼痛者可选用独活、川牛膝，以引药、引血、引热下行，祛风除湿止痛。周教授还根据中医学取类比象的原理，取"肢"与"枝"同，"经络"与"藤"相似，茎藤类药物善走四肢而通利关节，且有引经功用，选用青风藤、忍冬藤、络石藤、海风藤、鸡血藤、桑枝等茎藤类通络药，以增强疗效。

在辨证使用扶正培本药物的过程中，周教授尤其重视健脾益胃，认为脾胃功能的强弱与痹证的疗效、转归、预后有密切关系。不论实痹、虚痹、顽痹，只要脾胃健旺，则疗效明显，愈后较好。临床常选用四君子汤、平胃散、胃苓汤、参苓白术散、补中益气汤、益胃汤等加减化裁。

参考文献：

[1] 丁甘仁. 丁甘仁医案 [M]. 北京：人民卫生出版社，2007.

[2] 曹颖甫. 经方实验录 [M]. 北京：中国医药科技出版社，2014.

[3] 彭建中，杨连柱. 赵绍琴临证验案精选 [M]. 北京：学苑出版社，2013.

[4] 员晶，唐晓颇，姜泉. 路志正教授治疗类风湿关节炎的临床举例 [J]. 浙江中医药大学学报，2014，38（7）：851-852.

[5] 何羿婷，陈伟，焦树德. 焦树德教授补肾祛寒法治疗尪痹、大偻经验介绍 [J]. 新中医，2004，36（6）：7-8.

[6] 陈明. 金匮名医验案精选 [M]. 北京：学苑出版社，2010.

[7] 吴大真. 现代名中医风湿类风湿治疗绝技 [M]. 北京：科学技术出版社，2005.

[8] 沈丕安，陈永强，陈朝蔚，等. 沈丕安教授羌活地黄汤治疗类风湿关节炎 [J]. 风湿病与关节炎，2012，1（5）：56-59.

[9] 曹炜，何夏秀，葛琳，等. 冯兴华运用四神煎治疗类风湿关节炎经验 [J]. 中国中医药信息杂志，2008，15（5）：91-92.

[10] 胡荫奇，常志遂. 痹病古今名家验案全析 [M]. 北京：科学技术文献出版社，2006.

[11] 周生花，周计春，刘龙. 国医大师周仲瑛教授治疗类风湿关节炎经验 [J]. 中华中医药杂志，2014，29（8）：2502-2504.

[12] 张文康. 中国百年百名中医临床家丛书·张镜人 [M]. 北京：中国中医药出版社，2005.

[13] 陈湘君. 陈湘君学术经验撷英 [M]. 上海：上海中医药大学出版社，2009.

[14] 苏海方，张立亭. 张鸣鹤治疗类风湿关节炎经验浅析 [J]. 山西中医，2013，29（10）：7-8.

[15] 张昭. 基于数据挖掘的李济仁教授治疗类风湿关节炎病案的回顾性

研究 [D]. 芜湖：皖南医学院，2016.

[16] 朱俊岭，阎小萍. 阎小萍教授治疗类风湿关节炎经验撷菁 [J]. 实用中医内科杂志，2008，22（5）：12-13.

[17] 关伟，李婧，孔繁飞，等. 张炳厚应用和血祛风法治疗寒湿瘀阻型类风湿关节炎经验 [J]. 中医杂志，2015，56（14）：1190-1192.

[18] 张秦. 周乃玉学术思想和临床经验总结及"痹玉康Ⅰ号"方治疗中晚期寒湿痹阻型类风湿关节炎的临床研究 [D]. 北京：北京中医药大学，2011.

（韩曼　赵越　姜泉）

第九章
临床与实验研究

类风湿关节炎（rheumatoid arthritis，RA）是一种以慢性、进行性、侵袭性关节炎为主要表现的全身性自身免疫疾病，患病5～10年致残而使患者丧失劳动能力比例达33%～39%，是我国主要肢体残疾的因素之一。其高度骨破坏过程所导致的局灶性骨侵蚀与关节功能丧失等不良预后密切相关，因此RA以保护关节、减轻骨破坏为治疗目标。中医药治疗RA及其骨破坏，近年来临床和基础研究颇丰。下文将对RA发生机制尤其是RA骨破坏发生机制，以及中医药治疗RA的临床和基础研究方面做一评述。

一、RA发病机制及骨破坏基础研究

骨破坏是RA疾病进程中造成患者功能障碍等诸多临床问题的重要原因。近年来，骨破坏，尤其是破骨细胞方面的研究不断深入，催生了骨免疫这一概念，并在此框架下取得了一系列成果，下文涉及破骨细胞与其上游影响因子、内部应答因子，以及成破骨细胞平衡方面。

1. 破骨细胞

RA受累关节边缘的骨破坏、软骨下骨破坏是造成RA患者关节畸形、功能丧失的重要因素，具有相似机制。而其机制最终集中于对破骨细胞的研究。在对骨－关节翳交界的陷窝直接观察的过程中，20世纪80年代观察到具有破骨细胞表型的多核细胞，21世纪初由电镜确定这一局部活性破骨细胞的存在。在与破骨细胞分化及功能密切相关的RANKL（receptor activator of NF-κB ligand，NF-κB受体激活剂配体）的实验中，阻断RANKL的佐剂关节炎模型鼠骨破坏减少，RANKL基因缺陷小鼠在特定关节炎模型中虽亦出现炎症，却比野生型鼠的骨破坏显著减少，均说明破骨细胞是关节炎骨破坏的必要环节。虽然滑膜成纤维细胞和巨噬细胞曾被实验证明也具有一定的骨基质吸收作用，但与破骨细胞相比十分有限。

对破骨细胞上游影响其存活、增殖及功能的细胞、因子和机制的研究，以及对其内部的应答因子和级联反应的探索，近年来不断进展。这些研究广泛涉及免疫和骨骼两个系统的诸多细胞因子、受体、信号分子和转录因子等，催生了骨免疫的概念（骨免疫学是专注于从分子层面理解免疫与骨骼系统间相互作用的跨学科研究领域）；这一交叉领域反过来又使骨破坏的研究更富有成效。本文就是在骨免疫的框架下，着重从破骨细胞的角度，综述类风湿关节炎骨破坏的研究进展。

破骨细胞来源于造血干细胞，单核－巨噬细胞系统作为其前体细胞经融合形成巨大、多核的破骨细胞，它通过酸性脱钙和水解蛋白作用降解骨基质。正常成年脊椎动物以每年约 10% 骨总量的速度重构骨骼，这依靠成骨细胞、破骨细胞骨生成和骨吸收功能间的动态平衡。若打破平衡，如破骨细胞功能亢进，可引起炎性骨破坏及骨质疏松症；其功能减退则出现在被称为骨硬化症（osteopetrosis）的遗传性疾病中。二磷酸盐类因能够抑制破骨细胞分化和功能，而作为骨质疏松症的治疗药应用于临床。

（1）影响破骨细胞分化的细胞及因子

① RANKL：近期人们对破骨细胞的认识激增，原因之一是因为找到了破骨细胞的分化因子。体外破骨细胞的分化，是在维生素 D 存在的情况下，由间充质细胞（骨髓间质细胞或成骨细胞）通过细胞－细胞接触来实现的，这证明成骨细胞能够产生某种促进破骨细胞分化的因子。后来，此因子被两个相互独立的团队分离出来，分别命名为破骨细胞分化因子（osteoclast differentiation factor，ODF）和骨保护素配体（osteoprotegerin ligand，OPGL）。使用这一细胞因子加另外一种细胞因子——巨噬细胞集落刺激因子（macrophage colony-stimulating factor，M-CSF），即单核/巨噬细胞系统的生存因子，使得在没有成骨细胞存在的情况下，破骨细胞体外分化得以实现。因此，对纯破骨细胞进行生化分析才成为可能，并引领了这一领域的迅速进展。有趣的是，这一 TNF 家族细胞因子 ODF/OPGL 被发现与叫作 NF-κB 受体激活剂配体（receptor activator of NF-κB ligand，RANKL），或 TNF 相关的激活诱导的细胞因子（TNF related activation-induced cytokine，TRANCE）是一致的，而 TRANCE 在前一年有人报道是 T 淋巴细胞上表达的细胞因子。RANKL 已经被证实表达于活化的 T 细胞上，并能够激活树突状细胞（dendritic cells，DCs），而后者表达 RANKL 的受体（RANK）。这说明，激活破骨细胞前体、促进破骨细胞生成的过程中涉

及活化的 T 细胞。

关于 RANKL 与 T 细胞、树突状细胞、成骨细胞和破骨细胞间的关系，Walsh 将其分析概括为：树突状细胞吞噬、加工抗原后提交给幼稚 T 细胞。T 细胞通过 CD40L 将活化信号传递给 DC，反过来分别通过 MHC：TCR 和 B7：CD28 分子的相互作用获得最佳的活化和共刺激信号。活化的 T 细胞表达 RANKL，它为 DC 提供了进一步的活化和生存信号。通过上调 RANKL 的诱捕受体骨保护素（OPG），DC 能够负向调节 RANKL：RANK 信号。成功的 T 细胞免疫应答过程产生炎症细胞因子（IL-1，TNF-α）和钙调因子（PGE$_2$ 或 VitD$_3$），诱导成骨细胞（OBs）表达 RANKL；通过向破骨细胞前体提供 RANKL，OB 与效应 T 细胞合作诱导破骨细胞分化。OB 通过分泌 OPG，阻滞 RANKL 信号；而效应 T 细胞产生的 IFN-γ 和 IL-4 抑制 RANK 信号。

② IL-17 以及在"骨免疫"背景下发现的 Th17 亚型：另一重要因子 IL-17，在 RA 患者的滑液中被发现，且其在体外也能促进破骨细胞形成。因此人们深入探究 IL-17 的分泌细胞。IL-12 是 Th1 分化必不可少的因子，而 IL-23 是与 IL-12 有共同 p40 亚型的异源二聚体。使用 IL-23 代替 IL-12 能够使 Th 细胞分化并分泌 IL-17，且几乎不产生 IFN-γ 或 IL-4（未检测到这两种 Th1/2 的代表性细胞因子，因此推断产 IL-17 细胞是 Th1/2 以外一种新的亚型）；再向上述共培养系统加入破骨细胞前体，破骨细胞的形成被促进了。2005 年，两个相互独立的研究团队报道了这种新的 Th 亚型，就是现在广为人知的 Th17。

在 Th17 得到公认前，Takayanagi 等总结了"破骨细胞相关的 Th 细胞"在自身免疫性关节炎中的特征：第一，不大量产生 IFN-γ。第二，引发局部炎症，产生包括 TNF 在内的炎性细胞因子，从而诱导 RANKL 在滑膜成纤维细胞上的表达。第三，表达 RANKL 并可能直接参与加速破骨细胞的形成。Th17 与之高度符合。而关于其分化因子，上文提及 IL-23，有人却报道 IL-6 和转化生长因子（transforming growth factor，TGF）-β 在促进鼠 Th17 分化方面的作用超过 IL-23；IL-23 是生长因子，而非分化因子，这一点尚存争议。

　　Th17 促进破骨细胞形成的机制之一，Sato 认为是 Th17 细胞释放 IL-17，作用于破骨细胞分化的支持细胞（如滑膜成纤维细胞和成骨细胞），使其表达 RANKL，进而促进破骨细胞分化。而包括 Th17 在内的炎性细胞，被发现细胞凋亡作用持续减弱。近期发现的促凋亡 BH3 特异蛋白，能够阻止 RA 疾病进展，因此模拟 BH3 结构的药物被认为是一种潜在疗法。

　　RA 骨破坏与滑膜炎导致的破骨细胞功能亢进有密切关系，而在这一炎症过程中，IL-17 的作用可以说是核心性的。广泛来说，IL-17 由活化的 $CD4^+$ 和 $CD8^+$ 淋巴细胞、自然杀伤 T 细胞等产生，可诱导多种趋化因子、促炎因子和基质金属蛋白酶的表达，从而刺激炎症的发生发展。因此 IL-17 被评价为一种促进滑膜炎的强效细胞因子。具体到对破骨细胞的作用，IL-17 能够促进破骨细胞形成；促进破骨细胞分化：IL-17 作用于破骨细胞分化的支持细胞，如滑膜成纤维细胞和成骨细胞，使其表达 RANKL，进而促进破骨细胞分化；引导破骨细胞功能亢进：IL-17 还可通过广泛促炎及其他细胞因子途径引发破骨细胞功能亢进。因此，降低 IL-17 水平被认为是一种改善炎症性疾病很有前途的治疗方法。

　　③除 RANKL 和 IL-17，其他各种影响破骨细胞分化的细胞因子见表 8-1。

表 8-1　影响破骨细胞分化的细胞因子的来源及作用

对破骨细胞形成作用	细胞因子	主要分泌细胞	主要靶细胞	骨免疫框架下的作用
抑制				
	IFN-γ	Th1 细胞、NK 细胞	破骨细胞前体	细胞免疫；阻断 RANKL 信号
	IL-4	Th2 细胞、NKT 细胞	破骨细胞前体	体液免疫；阻断 RANKL 信号
	IL-10	Th2 细胞	破骨细胞前体	抗炎；阻断 RANKL 信号

对破骨细胞形成作用	细胞因子	主要分泌细胞	主要靶细胞	骨免疫框架下的作用
促进	GM-CSF	Th1 细胞	破骨细胞前体	粒细胞分化；阻断 RANKL 信号
	IL-12	巨噬细胞、DCs	T 细胞	Th1 分化；介导 IFN-γ 和 GM-CSF
	IL-18	巨噬细胞、DCs	T 细胞	Th1 分化；介导 IFN-γ
	IL-6	Th2 细胞、DCs	间充质细胞、T 细胞	炎症；介导间充质细胞上的 RANKL 信号；促进 Th17 细胞分化
	IL-17	Th17 细胞、记忆性 T 细胞	巨噬细胞	炎症；介导间充质细胞上的 RANKL 信号
	IL-23	巨噬细胞、DCs	T 细胞	Th17 细胞的生长因子
	RANKL	T 细胞、间充质细胞（成骨细胞）	破骨细胞前体	介导破骨细胞分化
	TNF	巨噬细胞、Th1 细胞	破骨细胞前体、间充质细胞	炎症；介导间充质细胞上的 RANKL 信号；与 RANKL 协同作用

　　DC：树突状细胞；GM-CSF：粒细胞-巨噬细胞集落刺激因子；IFN-γ：干扰素 γ；IL：白介素；NK：自然杀伤细胞；NKT：自然杀伤细胞 T；RANKL：核因子-κB 受体激活剂配体；Th：T 辅助细胞；TNF：肿瘤坏死因子。

　　（2）破骨细胞（前体）内部的应答因子和级联反应机制　破骨细胞（前体）与成骨细胞（一种破骨细胞分化的支持细胞，见上文）以特定方式结合，产生瀑布效应，并最终引起破骨细胞分化及功能亢进等。成骨、破骨细胞间最初是通过 RANKL：RANK（及其诱捕受体 OPG）的相互作用、M-CSF：cFMS 的相互作用、Ig 样受体与酪氨酸活化基序免疫受体（immunoreceptor tyrosine-based activation motif，ITAM）：港口转换器分子（如 DAP12 及配体尚未明确的 FcRγ）的相互作用为起始信号介导下游瀑布效应的。信号素（semaphorein）6D 条及其受体 plexin A1、ephrin B2 和

ephrin 受体 B4 是新发现的成骨、破骨细胞相互作用介导因子。

破骨细胞内存在的广泛信号通路包括 RANK、cFMS 和 Ig 样受体，以及包括 CD40L、IL-1、IFN-β、IFN-γ、TNF、LPS 等在内的多种免疫分子，共同激活下游信号级联，如 TRAF6（TNF 受体相关因子 6）、NF-κB（核因子 κB）、MAPKs（丝裂原活化蛋白激酶）、AP1（活化剂蛋白 1）、钙神经素，以及 NFATc1（活化 T 细胞产生的核因子 c1）。众多细胞因子、受体通道、信号分子、激酶和磷酸酶类以及转录因子及其作用，通过特定基因缺陷研究可部分反向推断（表 8-2）。

表 8-2 骨免疫调节分子缺陷小鼠的骨表型

缺乏的骨免疫调节分子	破骨细胞相关骨吸收		成骨细胞相关的骨形成	骨量
	分化	功能		
细胞因子或分泌蛋白				
RANKL	↓	不定	不定	↑
受体、通道或膜因子				
DAP12/FcRγ	↓	↓	↓	↑
DC-STAMP	↓	↓	不定	↑
Plexin-A1	↓	↓	↔	↑
IFNα/βR1	↑	不定	↔	↓
IFNγR1	↑ a	不定	不定	不定
EPHB4[b]	↓	↓	↑	↑
衔接子和信号分子				
TRAF6	↓	不定	不定	↑
GAB2	↓	不定	↔	↑
STAT1	↑	不定	↑	↑
SOCS1/3	↓ a	不定	不定	不定

续表

缺乏的骨免疫调节分子	破骨细胞相关骨吸收		成骨细胞相关的骨形成	骨量
	分化	功能		
激酶和磷酸酶类				
NIK	↓ a	不定	不定	↔
IKK-β	↓	不定	↓	
SHP1（me^v/me^v）c	↑	不定	↓	
SHIP1	↑	↑	不定	
转录因子				
NF-κB p50/p52	↓	不定	↔	
NFATc1	↓	不定	↓	
NFATc2	↔	↔	↓	↓
SHN3	↔	↔	↑	↑

a 源自炎性骨丢失模型的分析；b 源于转基因小鼠的数据；c 括号中代表发生突变。↑：增加；↓：下降；↔：不变；不定：尚未确定。

RANKL：NF-κB 受体激活剂的配体；DC-STAMP：树突状细胞特异性跨膜蛋白；FcRγ：Fc 受体共同 γ 亚基；INF：干扰素；EPHB4：ephrin 受体 B4；TRAF6：肿瘤坏死因子受体相关因子 6；GAB2：生长因子受体结合蛋白 2- 相关结合蛋白 2；STAT1：转录 1 的信号转导子和激活子；SOCS：细胞因子信号抑制剂；NIK：NF-κB 介导的激酶；IKK-β：核因子 -κB（IκB）抑制剂激酶 -β；SHP1：含有 SH2 结构域的蛋白酪氨酸磷酸酶 1；SHIP1：含有 SH2 结构域的肌醇 -5- 磷酸酶；NFAT：活化 T 细胞产生的核因子；SHN3：Schnurri-3。

　　其中，DC-STAMP（树突状细胞特异性跨膜蛋白）和 ATP6V0D2（三磷酸腺苷的一种）在破骨细胞前体融合过程中不可缺少；PI3K-AKT（磷脂酰肌醇 3 激酶 - 蛋白激酶 B）和 GRB2-ERK（生长因子受体结合蛋白 2-细胞外信号调节激酶）通路对破骨细胞的增殖和存活至关重要；而 VAV3、cSRC 和 cCBL（与破骨细胞功能密切相关的因子）存在于细胞骨架重构和破骨细胞骨吸收过程中；破骨细胞的活动依赖于酸化质子泵 ATP6I、氯离子通道 ClC7，以及基质降解酶，如组织蛋白酶 K 及基质金属蛋白酶 -9（MMP9）。

　　（3）成骨 - 破骨细胞平衡与 RA 临床　作为骨破坏机制研究的核心，

取得破骨细胞相关研究的进展，为调节其功能提供了新的思路，也为治疗干预骨破坏进程启迪了新的靶点。TNF- 特异性抗体疗法已经以令人较满意的疗效应用于临床，但尚不能完全阻止 RA 骨破坏进程。RANKL 阻滞疗法也逐步进入临床，其应用于人的远期效果及安全性仍有待研究。Wnt通路被证实可促进成骨细胞分化，而内源性 Wnt 抑制剂（如 Dickkopf1和 sclerostin）可能在 RA 破骨细胞调节障碍中起重要作用。因此阻断Dickkopf1 和 sclerostin，与抑制 RANKL 通路相似，有助于恢复成骨 - 破骨细胞平衡、修复骨侵蚀。而细胞因子如 IL-17、IL-23 和 IL-6 的临床相关性尚不十分明确。酪氨酸激酶可调控多种浸润至 RA 滑膜中的炎性细胞，抑制酪氨酸激酶对治疗 RA 有潜在益处。对转录因子和信号分子进行靶向治疗尽管很难应用于药物治疗，但一些抗风湿药物确实能够通过抑制NFATc1 减少破骨细胞的形成。

2. 成骨细胞

RA 发病机制复杂，骨破坏过程涉及免疫和骨骼系统多种细胞、分子。研究显示，RA 骨破坏由炎症局部破骨细胞分化的增加和成骨细胞功能的降低引起，在 RA 发病过程中骨吸收和骨形成都有不同程度的紊乱。破骨细胞增加了对 RANKL 的表达，因此增加了局部破骨细胞的分化；同时，Dickkopf1（Dkk-1）产生增多，抑制 Wnt 信号通路，而 Wnt 信号通路是成骨细胞分化和功能的重要因子，所以就减少了成骨细胞的骨合成活动。尽管 RA 骨破坏过程所涉及的细胞、因子纷繁复杂，机制众说纷纭，然而追根溯源，即为成骨 - 破骨细胞间骨形成和骨吸收的平衡被打破。

Wnt 通路是成骨细胞分化和功能的关键环节，阻滞其抑制因子 Dkk 可促进成骨细胞功能。

Wnt 信号通路是目前骨骼系统相关疾病发病机制和骨代谢研究的新热点，研究表明，其经典通路 Wnt/β2 连环蛋白信号通路在成骨细胞分化及骨形成过程中都起到必要的促进作用。Dickkopf-1（Dkk-1）是 Wnt 信号通路的可溶性抑制剂，在骨生物学多个关键过程中起重要作用。滑膜成纤维细胞通过与 TNF 受体 1 结合、活化丝裂原活化蛋白激酶（mitogen-activated protein kinases）诱导表达 Dkk–1。过度表达的 Dkk–1 在炎症关节中积累，影响骨形成过程中的重要环节，从而阻碍骨破坏的修复过程。作为 Wnt 通路的抑制因子，Dkk–1 表达上调可使成骨细胞数量减少，抑制骨形成；Wnt 信号通路在作用于成骨细胞的基础上可间接调节破骨细胞的功能变化。Wnt/Dkk 在骨改建中对成骨细胞和破骨细胞的双向调节作用，是目前 RA 骨破坏机制研究的核心。

国内相关研究发现，RA 患者血清 Dkk–1 水平显著高于健康对照组以及其他风湿性疾病（如骨关节病、强直性脊柱炎）患者，且与 Sharp 评分和 DAS28 评分成正比。说明血清 Dkk–1 水平与 RA 骨破坏和炎症过程显著相关，并认为血清 Dkk–1 变化可作为一种 RA 疾病活动和骨侵蚀的生物标志物。治疗骨质疏松的中药淫羊藿提取物淫羊藿黄酮通过 Wnt 信号通路诱导骨髓间充质干细胞成骨分化，这一过程中 Dkk–1 对其有抑制作用。然而，中医药对于 Dkk–1 这一 Wnt 信号通路抑制剂的作用及影响，在体及体外研究均未见相关报道。

因此，中医药对于成破骨细胞及相关因子的影响，特别是中医药治疗针对 RA 骨破坏可能的作用靶点，需要深入研究。

二、中医药治疗 RA 基础研究

目前中医药干预 RA 的动物实验/基础研究，研究思路基本处于相关领域分子生物学，已有所进展。如发现 RA 骨破坏机制的一个重要因子/通路等，中医药研究者即设计研究某种中药单体或复方对此因子/通路的作用；研究方法通常是在体和体外实验相结合；而研究结果通常是阳性的。这样的研究虽然缺乏原创性，但是对于锻炼研究团队大有帮助，因为只有培养人才在不断的重复中才能够逐渐寻求突破和超越；同时，在阐释中医药起效机制方面也确有裨益。

RA 相关动物实验多使用佐剂性关节炎（AA）或胶原诱导性关节炎（CIA）大鼠模型，通过测定实验动物关节肿胀度和血清某因子含量来评价疗效，结果显示清热活血方药有调节免疫、抗氧化功能。体外实验以含药血清与类风湿关节炎患者成纤维样滑膜细胞（RA-HFLS）共孵育，采用3-（4,5-二甲基-2-基）-5（3-羧基甲基苯基）-2-（4-磺酸苯基）-2H-四氮唑（MTS）比色法检测细胞增殖活性、ELISA法检测培养液上清中某因子浓度、Western blot法检测细胞中蛋白表达。而这类研究有赖于RA骨破坏机制的研究进展，即有新的关键因子被发现，再研究中医药对其作用。从对RA骨破坏相关因子作用来说，清热活血类方药能够下调骨破坏促进因子，上调保护性因子（表8-3）。

表8-3　清热活血类方药对类风湿关节炎骨破坏相关因子的影响

	临床研究		基础研究
		在体和体外实验均检出	仅在体实验检出
下调	IL-1、IL-6、IL-8、TNF-α、VEGF	γ-INF、MIP-1α、IL-17、TNF-α、RUNKL、IL-1	足爪组织PGE2、血清总补体、MDA
上调	TGF-β1	IL-4、OPG	ANAE⁺细胞百分率、SOD、GSH-PX

注：IL，白细胞介素；TNF，肿瘤坏死因子；VEGF，血清血管内皮生长因子；INF，干扰素；MIP，巨噬细胞趋化因子；RUNKL，细胞核因子κB受体活化因子配基；PGE，前列腺素E；MDA，丙二醛；TGF，转化生长因子；OPG，骨保护素；ANAE⁺，酸性α-醋酸萘酚酯酶染色法阳性；SOD，超氧化物歧化酶；GSH-PX，谷胱甘肽过氧化物酶。

1. 下调骨破坏促进因子，上调保护性因子

曹炜等研究风湿清对Ⅱ型胶原诱发类风湿关节炎大鼠白细胞介素4（IL-4）、γ-干扰素（γ-IFN）及巨噬细胞趋化因子1α（MIP-1α）的影响，用上述在体及体外实验方法，结果显示风湿清能明显上调类风湿关节炎大鼠血清及滑膜局部IL-4含量，对血清及滑膜局部γ-IFN有下调趋势，能明显下调全身和局部滑膜细胞MIP-1α的高表达，从而维持Th1/Th2细胞平衡，抑制滑膜局部的细胞及体液免疫反应，减轻慢性关节滑膜炎及血管炎病变。孔祥英等研究风湿清含药血清对类风湿关节炎患者成纤维样滑膜细胞（RA-HFLS）增殖及骨保护素（OPG）、细胞核因子κB受体活化因子配基（RANKL）、TNF-α及IL-17表达的影响；结果显示风湿清含药

血清能显著抑制 RA-HFLS 的增殖，促进 OPG 分泌，并抑制 RANKL，对抑制由炎症因子诱导的 RA-HFLS 中 IL-17 及 TNF-α 的分泌呈现一定的浓度依赖性。姜泉等观察清热活血方在类风湿关节炎相关动物实验和体外研究中对 IL-17 的影响，结果发现清热活血方药给药组大鼠血清 IL-17 的含量较模型组明显降低（$P < 0.01$），含药血清可显著抑制共培养系统中 IL-17 的分泌，并呈现一定的浓度依赖性（$P < 0.01$）。

郭亚静等进行拆方研究并得到有趣的实验结果，研究者从湿热毒瘀各方面研究痹肿消汤及拆方对 CIA 大鼠滑膜 IL-1 和 TNF 的影响，将 90 只健康雌性 SD 大鼠随机分为正常组、模型组、痹肿消汤组（简称全方组）及清热解毒中药干预组（简称拆方 1 组）、祛湿中药干预组（简称拆方 2 组）、活血中药干预组（简称拆方 3 组）。除正常组之外各组 CIA 造模，检测大鼠足肿胀程度及不同时间点关节滑膜中炎性细胞因子 IL-1 和 TNF 的水平。结果痹肿消汤及拆方在胶原诱导型关节炎模型大鼠中可以下调致炎因子 IL-1 和 TNF 的水平，且全方组、拆方 1 组、拆方 2 组、拆方 3 组作用依次减弱。

2. 调节免疫、抗氧化

郝钰等采用 AA 模型，观察清热燥湿代表方剂二妙散加味（黄柏、苍术、牛膝、秦艽）对大鼠 AA 的治疗作用以及免疫调节机理，结果表明给药组四足爪肿胀度明显低于对照组（$P < 0.01$），且给药组足爪组织中前列腺素（PGE2）以及血清总补体含量明显低于对照组（$P < 0.05$），给药组外周血 ANAE$^+$ 细胞百分率比对照组明显升高（$P < 0.01$）。此研究表明二妙散加味能降低 PGE2 和补体，对缓解局部炎症反应起一定作用；而 AA 大鼠 Ts 细胞功能缺陷在发病中占重要作用，提示加味二妙散能使 AA 大鼠外周血中 ANAE$^+$ 细胞增多，推测可能是 Ts 细胞数量增加，以抑制自身免疫反应，或是参与局部炎症反应的 T 细胞数减少所致。故二妙散加味对大鼠 AA 治疗作用的机理可能是通过免疫调节作用以抑制免疫病理反应。王永萍等研究风湿安冲剂对 AA 大鼠血清总超氧化物歧化酶（SOD）、丙二醛（MDA）、谷胱甘肽过氧化物酶（GSH-PX）含量的影响，结果表明风湿安

冲剂能显著升高佐剂性关节炎大鼠血清中 SOD、GSH-PX 含量，显著降低其血清 MDA 含量，显示出风湿安的抗氧化作用。

中医药尤其是清热活血类方药能够降低促进破骨细胞功能的诸多因子（表 8-3），同时上调保护性因子水平，这可能是其对 RA 有潜在骨保护作用起效机制之一。如清热活血类方药可升高骨保护素（OPG）水平，OPG 是肿瘤坏死因子受体超家族中的一种可溶性蛋白质，主要由成骨细胞合成，是 RANKL 的天然阻滞受体，可竞争性阻断其与 RANK 的结合，从而抑制破骨细胞增殖活化。IL-4 也是可被此类方药上调的因子，但 IL-4 的作用存在争议，一方面有报道称其对实验性 RA 有保护性作用；另一方面，据研究其可能参与 RA 的发病，且在 RA 并发间质性肺疾发生发展中起一定作用。

RA 患者骨和软骨破坏过程涉及众多分子，多靶点多通路起效的中药在 RA 疾病中是否能够起到令人欣喜的作用，目前的研究似乎初见端倪。其作用点是否仅破骨细胞呢？对于和破骨细胞共同影响骨质代谢的成骨细胞一方，如 Dkk-1、Wnt 信号通路方面，清热活血类方药的作用又是如何呢？该类方药对于成骨细胞一方的影响，也是今后一个研究方向。对于阐明其调整成破骨细胞平衡、"多靶点"起效治疗 RA、延缓 RA 骨破坏意义重大。

三、中医药治疗 RA 临床研究

中医药治疗 RA 及其骨破坏的临床研究，多针对活动期 RA 患者，研究方法包含随机对照、前瞻性队列、病例系列等。观察时间为 4～12 周者，多关注临床症状、疾病活动度以及相关炎症因子的变化，且外用法研究均集中于此研究时段；观察时间为 1～2 年者，侧重生活质量和骨破坏进程的改善。亦有研究者在中医药与西药甲氨蝶呤的相互作用和对骨破坏相关因子调控作用方面进行有益尝试。以下将从中药单体和复方角度进行阐释。

1. 雷公藤提取物

雷公藤为卫矛科植物雷公藤属的干燥根及根茎，共 4 种，分别是雷公藤、昆明山海棠、黑蔓和福莱氏雷公藤。我国临床使用的主要是雷公藤（*Tripterygium wilfordii* Hook.f.）及其同种亚种昆明山海棠 [*Tripterygium hypoglaueum*（Levl.）Huteh.] 两种。雷公藤主要分布于长江流域以南的浙、闽、皖、赣、湘及台湾等省，异名有断肠草、黄藤、黄藤根、黄藤草、莽草、水莽、水莽子、水莽草、震龙根、蒸龙草、水莽兜、大茶叶、红柴根、菜虫药、黄药、水脑子根、南蛇根、三棱花、旱禾花、红紫根、黄腊藤、红药、山砒霜、黄藤木等 25 种之多。昆明山海棠主要分布于我国西南的云、贵、川等省，异名有火把花根、六方藤、断踢草、紫金皮、紫金藤、红毛山藤、粉背雷公藤等。

中医学早有对雷公藤属植物的记载。明代兰茂所著《滇南本草》（1476年）中，以"紫金皮"异名描述昆明山海棠为："味辛，性温，有毒。入肝脾十二经，行十二经络，治筋骨疼痛，风寒湿痹，麻木不仁，瘫痪痿软，湿气流痰，吃之良效，用烧酒炒。"清代吴其濬所撰《植物名实图考》（1848年）描述雷公藤为："江西、湖南极多，通呼为水莽子，根尤毒，长至尺余，俗曰水莽兜，亦曰黄藤，浸水如雄黄色，气极臭。园圃中渍以杀虫，用之颇及，其叶亦毒。"

雷公藤全根入药，有大毒。根皮毒性最大，全根次之，根芯木质部毒性较小。其味苦、性寒，具有祛风除湿、活血通络、消肿止痛、杀虫解毒等功效。常用于风湿痹痛、跌打损伤、疔疮疖肿、皮肤瘙痒等症。民间多用作杀虫剂使用，由于其毒性颇大，过去临床应用受限。

这味中药有许多民间故事和传说。相传神农尝遍百草，最后就是死于断肠草。李时珍在《本草纲目》里记载："莽草，又称芒草，鼠草。此物有毒，食之令人迷惘，故名。"生长在滇南者花红，呼为火把花；生长在岳阳者谓之黄藤。如入人畜腹内，即粘肠上，半日黑烂，又名"烂肠草"。

1962年，福建省古田县麻风防治院老中医徐致蜜，根据民间用雷公藤治疗风湿病有效的经验，开始试用植物药雷公藤干根作为内服药治疗麻风反应，获得显著效果，它不但使神经关节疼痛减轻或停止，且发现能使结节性红斑消退，揭开我国雷公藤率先应用于临床治疗的序幕。1969年，福建省三明市第二医院成立雷公藤药物科研小组，在国内最早开展对雷公藤治疗类风湿关节炎的临床研究。1973 年，发表了《雷公藤根（去皮）治疗类风湿关节炎的疗效初步观察》，治疗 155 例，有效率达 89.74%，这一成果获得 1978 年福建省科学大会奖。1973 年，湖北洪湖市人民医院也用雷公藤合剂内服治疗类风湿关节炎取得良好疗效。1977 年南京军区总医院（现东部战区总医院）解放军肾脏病研究所首次证实雷公藤对肾小球肾炎有减少蛋白尿、消除水肿的作用。目前现知雷公藤主要化学成分包括生物碱、卫茅醇、二萜类化合物、三萜类化合物、苷类、倍半萜、氨基等，最主要有效成分有 6 种：雷公藤甲素、雷公藤乙素、雷公藤内酯三醇、16- 羟基内脂醇、雷公藤内酯酮、雷公藤绿内脂醇。临床应用较广的是雷公藤多苷片。

1984 年，中国医学科学院皮肤病研究所与南京药学院（现中国药科大学）、江苏泰州制药厂协作，用雷公藤根（去皮）经提取研制成功雷公藤多苷（总苷）片（每片 10mg），经南京军区总医院、中国医学科学院首都医院（现北京协和医院）等 8 个医院临床验证，率先开发成为国内第一个上市销售的雷公藤制剂。上市后迅速走红大江南北，市销量高达上千万瓶。随着市场容量的扩大，国内逐渐形成以泰州制药厂和浙江新昌制药厂为首的两大雷公藤多苷生产商，此外，国内还有包括湖北、湖南、江西、广东、福建、贵州等省在内的数十家雷公藤多苷生产厂商。雷公藤多苷片已经世界卫生组织认定为治疗关节炎的"中国首创植物新药制剂"，其意义不亚于获得诺贝尔奖的青蒿素。

雷公藤作为疗效确切的抗风湿病药，已引起国际医药界的广泛关注，其作为免疫抑制剂的研究也越来越多。

（1）基础研究　动物实验证实了雷公藤的主要活性成分雷公藤甲素通过 OPG/RANKL/RANK 通路及血管内皮生长因子发挥软骨保护作用和滑膜炎症抑制作用，揭示了其延缓关节骨破坏的机制。这些成果有助于我们理解雷公藤治疗 RA 的机制。雷公藤甲素对携带 TNF-α-318G/G 基因型 RA 患者的 PBMC 有明显的抑制作用，而对携带 TNF-α-318 非 G/G 基因型没有明显的抑制作用，携带 IL-1β-511T/T 基因型者其 PBMC 分泌 IL-1β

的抑制作用较弱，TNF-α-318 及 IL-1β-511 基因多态性的差异性存在可直接影响药物的临床疗效。雷公藤治疗 RA 个体疗效差异与这些基因基因多态性之间存在关联，其对基因相互作用网络的扰动有可能改变生物表型，从而发挥治疗疾病的作用。

（2）临床研究　雷公藤与安慰剂比较，ACR20 方面，雷公藤低剂量组（180mg/d）治疗疗效显著优于安慰剂组，OR9.97（95%CI 1.22～81.60），差异有显著性意义。雷公藤低剂量组 33.3% 的患者达到了 ACR20 缓解率，安慰剂组无一人达到 ACR20 缓解，两种治疗方案的绝对风险差异（risk difference，RD）为 33.3%，达到 1 例 ACR20 所需要治疗的患者数（number needed to treat，NNT）为 3。在 ACR50 方面，雷公藤低剂量组疗效优于安慰剂组，OR 值为 7.39（0.15，372.38），但差异无统计学意义。两组均无一人达到 ACR70 缓解。相比之下，雷公藤高剂量组（360mg/d）在 ACR20、ACR50 方面疗效均显著优于安慰剂组，其 OR 值及 95% 可信区间分别为 21.47（4.00，115.20）和 12.88（1.85，89.61），差异均有统计学意义，NNT 分别为 2 和 3。在 ACR70 方面，雷公藤高剂量组与安慰剂组对比疗效无显著差异，OR 8.09（0.16，409.34），差异无统计学意义。雷公藤与 SSZ 比较，两种干预措施 ACR20、ACR50、ACR70 的相对危险度为 1.98（95%CI 1.32，2.97）、6.78（2.12，21.62）、10.17（1.34，76.99），差异均具有显著性，提示雷公藤组在 ACR20、50、70 方面疗效显著优于 SSZ 组。雷公藤与甲氨蝶呤相比，单用雷公藤多苷效果不亚于甲氨蝶呤，两者联合使用疗效显著优于单用甲氨蝶呤，且经过 2 年的观察，其对骨质破坏的延缓也不亚于雷公藤。一项网状荟萃分析通过对 2015 年以前的多个国内外数据库的免疫抑制剂治疗类风湿的文章进行网状 Meta 分析，疗效的终点指标选用达到 ACR 20、ACR50 和 ACR70 的有效率，共收录了 22 个临床试验（包括 5255 名患者），结果表明，雷公藤治疗类风湿疗效较好，在 ACR20、ACR50 中优于其他免疫抑制剂。

（3）展望　经过几十年的研究，雷公藤已经入国际视野，其免疫抑制作用已得到越来越多的证据，未来应用的前景十分广阔。

2. 其他中药提取物

其他中药提取物如青藤碱、白芍总苷、落新妇苷等在临床应用中，对缓解类风湿关节炎疾病活动度具有一定疗效，需要进一步的临床及基础研究。

3. 中药复方

（1）补肾复方　魏国强研究补肾通络中成药对 RA 骨侵蚀的保护作用，采用中成药补肾通络方治疗后，OPG 的含量较治疗前明显增高，RANKL 的含量明显降低，OPG/RANKL 明显增高。研究表明，补肾通络中药可能通过上调 OPG，下调 RANKL，增高 OPG/RANKL，从而对 RA 骨侵蚀起保护作用。肖鲁伟等研究补肾复方对大鼠成骨细胞 OPG 表达的影响，结果补肾活血方组、补肾健脾方组大鼠成骨细胞 OPG 表达量明显高于氯化钠注射液对照组，表明补肾活血方、补肾健脾方含药血清能增加大鼠成骨细胞 OPG 表达量。黄少慧等取人髂骨松质骨，分离培养人成骨细胞，发现含骨灵片（低、中、高剂量）药液血清处理的大鼠血清均能上调成骨细胞 OPG mRNA 表达，下调 RANKL mRNA 表达，刺激成骨细胞的增殖，增加矿化结节形成的数量，从而促进成骨细胞增殖以及矿化结节形成，抑制骨破坏，维持骨平衡。胡荫奇等认为 RA 骨破坏属于骨痹范畴，选用痹愈汤（由骨碎补、伸筋草、青风藤、莪术、土贝母五味药物组成）治疗，具有补益肝肾、清热除湿、祛瘀通络的作用。通过实验，在 mRNA 水平观察了正常、大剂量中药和 MTX 对破骨细胞代谢调控的影响，发现痹愈汤能上调 OPG 的表达，提高了 OPG/RANKL 的比例，从而竞争性抑制 RANK 和 RANKL 的结合，最终抑制了破骨细胞生成和活化，延缓了骨矿密度丢失，同时也减缓了软骨破坏。

（2）清热活血类复方

①短期内服和 / 或外用，可降低疾病活动度，改善临床症状效优，起效快，更安全。唐晓颇等为期 4 周观察清热利湿活血类方药 / 成药口服 + 熏洗 + 针刺 / 放血综合治疗 212 例湿热瘀阻证型、活动期 RA 患者，观测治疗前后关节症状体征评分、晨僵时间、疾病活动性评分（DAS28 评分）、

健康评价调查表指数（HAQ）、ACR 疾病疗效评价、安全性指标等，结果显示此疗法可迅速改善临床症状体征及生活质量，降低疾病活动度，且安全性较好。王振卿为期 6 周观察活血清热法内外合治 RA 患者疗效，将 RA 患者单盲随机分组，治疗组 202 例予活血清热法治疗，对照组 120 例予芬必得及雷公藤治疗，结果发现治疗组有效率为 89.1%，显著优于对照组 75%（$P < 0.05$）。刘德芳等将 RA 活动期患者随机分为三黄一龙汤（黄芩、黄连、黄柏、地龙等）组和非甾体抗炎药（NSAID）对照组各 45 例，治疗 2、4、8 周观察临床和实验室指标，结果显示治疗组指标改善早于并优于对照组（$P < 0.05$），认为此方药治疗 RA 活动期与 NSAID 类比较，起效时间短、滑膜炎症控制好。焦娟等采用随机多中心平行对照试验设计，将 142 例 RA 湿热瘀阻证患者随机分为清热活血方组和该方联合 MTX 组各 71 例，治疗 12 周，结果显示两组在改善患者临床症状方面，组间差异无统计学意义（$P > 0.05$），但纯清热活血方组安全性较好。

外用清热活血类方药，药物可直达病所，局部组织内药物浓度提高，故发挥作用充分，有局部疗效优势。包括局部离子透入疗法、局部熏洗、局部外用并配合穴位加热器加热、局部熏蒸合并中药内服等对 RA 患者的临床疗效均有一定促进作用。

②与西药甲氨蝶呤有协同作用。母小真等采用单因素重复测量设计的队列研究，评价清热活血法治疗活动期 RA 湿热瘀阻证的临床疗效，对照组服用 MTX，治疗组清热活血方（组成：金银花、土茯苓、黄柏、苍术、生薏苡仁、丹参、莪术、青风藤、蜈蚣、蜂房等）与 MTX 合用，疗程 6 个月。结果显示治疗组在 ACR 疾病疗效及中医证候疗效方面，优于对照组（$P < 0.05$，$P < 0.01$）；改善炎症指标方面，两组差异无统计学意义（$P > 0.05$）。此研究认为清热活血方药与 MTX 有协同作用，疗效优于 MTX 单独应用，显示出中西医结合的优势。姜泉等比较清热活血方和此方联合 MTX 治疗 RA 的临床疗效和安全性，将 142 例湿热瘀阻证 RA 患者随机分为中药组和中药＋MTX 组各 71 例，疗程 6 个月，结果发现单独应用清热活血方可有效控制疾病活动度、改善风湿病情，较之联合 MTX 具有更好

的安全性；治疗早期联用 MTX 可提高疗效。

③中长期口服可改善生活质量，有潜在骨保护作用。姜泉等研究清热活血方药对活动期 RA 患者生活质量的影响，将 78 例 RA 患者随机分为 2 组，各 39 例，中药组给予清热活血方（组成：金银花、土茯苓、黄柏、苍术、生薏苡仁、丹参、莪术、青风藤、蜈蚣、蜂房等），每次 200mL，每日 2 次，中西药组在此基础上加用 MTX 10mg，每周 1 次。治疗前及治疗 26、52、78 及 104 周对 2 组患者进行健康评估问卷（HAQ）及残障相关量表（HAQ-DI）评分。结果发现清热活血方药对于提高活动期 RA 患者生活质量具有长期持久的疗效，可减缓残障的出现。相同治疗方式，收集患者疗前、1 年期、2 年期双手 X 线片，以 Sharp/van der Heijde 方法对 X 线片进行评分，结果显示中药组和中西药组 RA 患者的骨破坏进展程度相似，提示中药治疗 RA 中远期具有潜在的骨保护作用；ACR20 达标率情况与骨破坏进展不一致（$P > 0.05$），与 DAS28 高低基本一致（$P < 0.05$）。结论：清热活血方药联合 MTX 可延缓 RA 骨破坏的进程。

④双向调节骨破坏过程相关因子。韩文霞等以清热解毒、利湿通络兼活血化瘀为法的痹速清合剂（组成：土茯苓、金银花、黄柏、土贝母、北豆根、红藤、蜂房、牡丹皮、赤芍、白芍）为方，以消炎痛为对照组，两组共观察 52 例患者，疗程 4 周，治疗前后对患者血清可溶性白细胞介素（IL）-1、IL-6、IL-8 及肿瘤坏死因子（TNF）水平进行检测。结果显示两组患者以上指标于治疗前水平升高，治疗后下降，治疗组疗效显著优于对照组。周翠英等观察清热解毒法对 RA 炎性细胞因子的影响，将 100 例患者随机分为痹速清治疗组 34 例，双氯酚酸钠对照甲组 33 例，湿热痹冲剂对照乙组 33 例，疗程 4 周，观察对炎性细胞因子 IL-1、IL-6、IL-8、TNF-α 的作用及症状、疾病的疗效。结果显示治疗组血清中升高的 IL-1、IL-6、IL-8、TNF-α 水平显著降低，与患者临床症状、体征等方面的改善平行；治疗组总有效率 94.12%，与对照甲组（81.82%）、对照乙组（78.79%）相比差异无统计学意义。周海蓉等观察清热解毒法对活动性 RA 患者血清血管内皮生长因子（VEGF）和转化生长因子 β（TGF-β1）的

影响，将活动期 RA 患者 60 例随机分为消痹方法治疗组与湿热痹冲剂对照组。结果发现两组治疗均可降低 VEGF 水平，提高 TGF-β1 水平，治疗组疗效更为显著。VEGF 可导致滑膜血管增生，在 RA 形成中起重要作用。TGF-β1 在类风湿活动期以潜在形式入侵到关节滑膜内，定位于局部，从而导致血清水平下降，发挥负面生物学作用；关节局部增多的 TGF-β1 能够趋化、激活单核细胞，导致滑膜衬里层细胞增加；此外，TGF-β1 还可加速血管翳形成，抑制胶原酶合成，通过刺激滑膜细胞分泌 VEGF 而诱导滑膜血管增生。周海蓉等在研究中发现，活动期 RA 患者服用消痹方后，血清异常升高的 VEGF 水平显著降低，异常降低的 TGF-β1 水平升高，且症状、体征、实验检查明显改善，说明消痹方通过调节血清 VEGF、TGF-β1 水平发挥治疗活动性 RA 的作用。

总之，中医药治疗 RA 及其骨破坏，临床研究无论口服和 / 或外用均显示满意的疗效，在所检索到的文献中疗效阳性率甚高。但一些研究还是存在治疗不规范、疗效评价体系不健全以及科研方法局限的问题，今后研究应尽量避免并完善。

4. 展望与思考

（1）活动期 RA 核心病机——湿、热、瘀　RA 属于中医风湿病（痹病、痹证）范畴，《素问·痹论》里有"风寒湿三气杂至，合而为痹也""其热者，阳气多，阴气少，病气胜阳遭阴，故为痹热"的论述，指出痹证发病的重要外感因素，还提出素体阳盛阴虚，虽感偏盛的风寒湿之阴邪，但其邪易从热化而发展为热痹。历代医家通过临床观察，也认识到致痹之因非独风寒湿三邪，且 RA 骨破坏非独责之于肾，这是清热活血类方药治疗 RA 及其骨破坏的理论基础。

①湿热瘀致痹理论形成的古籍文献研究：《内经》认为外邪侵入是 RA 发生的重要条件，而历代医家通过临床观察，认识到致痹之因非独风、寒、湿三邪，热毒瘀血亦为重要因素。

宋金元时期形成"湿热为痹"的理论观点。金代张从正在其著作《儒门事亲》中曰："搏病以湿热为源，风寒为兼，三气合而为痹。"首先提出痹病发病以湿热为源，发前人所未发。元代朱丹溪曰："六气之中，湿热为病，十居八九。"在其著作《丹溪治法心要》中对"痛风"的论述："治肢节肿痛，痛属火，肿属湿，此湿热为病，兼之外受风寒而发动于经络之中，湿热流注肢节之间而无已也……"对四肢关节肿痛的病机从"湿热为病"做了分析，并描述了湿热为痹的主要表现是肢节肿痛，这与活动期的主要表现是完全相符的。

"湿热痹"理论观点兴于清代温病。刘渡舟曾说："吴鞠通治疗湿热痹的贡献，非常之大，实际上对旧说的'三气'为痹，从辛温治疗一跃成为辛凉止疼，乃是一次重大的改革，它的生命力至今未衰。"叶天士《临证指南医案》记载："初病湿热在经，久则瘀热入络。""湿热流著，四肢痹痛。""有湿热伤气，及温热入血络而成痹者。"俞震《古今医案按·卷八·痹》曰："震按：故湿热与风寒，乃痹证两大纲。"可见清代医家对痹证的病因已经从《内经》时代的"风寒湿三气杂至"发展到"湿热与风寒，乃痹证两大纲"，可谓对痹证病因病机理论的一大突破。后世越来越多的医家开始重视痹病"湿热为病"的病机，从而丰富了《内经》的"风寒湿三气杂至，合而为痹也"理论。

②"瘀血为痹"理论观点的形成：随着对痹证研究的不断深入，对于痹证的认识也到了很高的层次。越来越多的医家开始重视瘀血在痹证中的地位，而"瘀血为痹"也日绩完善起来。《医宗金鉴》曰："人之气血周流不息，稍有壅滞，即作肿矣。"沈金鳌《杂病源流犀烛·诸痹源流》中说："痹者，闭也，三气杂至，壅蔽经络，血气不行，不能随时祛散，故久而为痹。"说明气血运行不畅，脉络痹阻是痹证的重要病理环节。尤以王清任为代表的《医林改错·痹症有瘀血说》："凡肩痛、臂痛、腰疼、腿疼，或周身疼痛，总名曰痹症。明知受风寒，有温热发散药不愈，明知有湿热，用利湿降火药无功，久而肌肉消瘦，议论阴亏，遂用滋阴药，又不效。至此便云：病在皮脉，易于为功，病在筋骨，实难见效。因不思风寒湿热入皮肤，何处作痛。入于气管，痛必流走；入于血管，痛不移处。如论虚弱，是因病而致虚，非因虚而致病。总滋阴，外受之邪，归于何处？总逐风寒，

去湿热，已凝之血，更不能活。如水遇风寒，凝结成冰，冰成风寒已散。明此义，治痹症何难。"明确提出了"痹有瘀血说"，这对于痹证理论的贡献不言而喻，书中身痛逐瘀汤现在仍广泛应用于临床，活血化瘀治疗痹证也开拓了后事医家的治疗思路。

③清热利湿活血法治疗 RA 的现代研究：近几年来，许多医家对 RA 的病因病机进行了较为深入的探讨，他们认为风寒湿邪可诱发或加重病情，但关节病变的直接病邪却不仅是风寒湿之气，认为湿热瘀血夹杂既是 RA 的主要发病因素，又可作为 RA 的主要病理机制，同时也是 RA 的基本特征。姜泉等通过对全国 3000 余例 RA 患者的中医证候分布情况与年龄、病程、主要实验室指标、X 线分期进行回顾性分析，发现湿热瘀阻证候占 40% 以上，且其分布与代表活动期的 ESR、CRP 等指标呈正相关，居 6 种常见证型之首。姜泉认为，在类风湿的发病过程中湿热瘀阻为核心病机，活动期患者多属湿热瘀阻型，并认为"痹病必夹瘀"，在治疗上主张以清热利湿活血为法，临床常用清热活血方加减治疗。马存亮将 262 例患者随机分成 2 组，其中治疗组 166 例予自拟清热利湿活血汤，对照组 96 例给予布洛芬，观察 3 个月，结果显示治疗组对关节症状、ESR、RF 等改善方面明显高于对照组，两组有效率分别为 89.77% 和 62.50%（$P < 0.01$）。袁立霞运用当归拈痛汤治疗 53 例湿热阻络型类风湿关节炎，观察 12 周，并对疗效进行评估，总有效率 90.57%。张兆振等运用朱良春经验方加味治疗湿热痹阻型类风湿关节炎 45 例，并对临床疗效观察两个月，观察组予口服朱老经验方加味，每次 200mL，每日两次；对照组予白芍总苷胶囊 0.6g，口服，1 日 3 次。结果显示，治疗组有效率 66.67%，对照组有效率 33.33%（$P < 0.05$）。季为锋等应用龙胆泻肝汤治疗 46 例湿热瘀阻型类风湿关节炎患者，并对疗效进行观察，结果有效率为 84.8%。宋艾云认为，RA 的病理变化与中医瘀血阻络病机非常类似，治疗时在临床辨证的基础上常加活血化瘀药，对于偏热型加牡丹皮、穿山甲凉血化瘀；偏寒型加桃仁、红花、三棱、莪术、乳香、没药等；寒热错杂型选桃姜黄、莪术等；缓解稳定型用丹参、鸡血藤、当归；久病患者加虫类药如全蝎、蜈蚣、地龙等。近年来，

湿热瘀阻被认为是 RA 核心病机之一，被越来越多学者接受。活动期 RA 的主要病因病机为风寒湿邪入侵机体，郁久化热，湿热毒邪久恋，血凝瘀阻经络，病邪深入骨骱，胶着不去，腐蚀筋骨气血，致关节肿痛僵硬，甚导致骨破坏，强调湿热瘀阻是活动期 RA 的重要致病机制及骨破坏的病理关键。

（2）临床研究存在相关问题，应着力解决　RA 治疗不规范，甚至有用青霉素作为 RA 基础治疗联合中药泡洗进行疗效观察，无论结果如何都是"空中楼阁"，因为最基本的 RA 治疗都无法让人信服。另外 MTX 的近远期疗效有益于患者，已成为国际认可的 RA 基础用药，无论联合其他缓解病情药物（DMARDs）或联合生物制剂，MTX 都应作为基础。因此，在 MTX 作为 RA 基础用药这一国际共识达成之后的研究，若未使用者应做说明（如 MTX 治疗无效或 MTX 治疗严重不良反应等），否则有违反医学伦理之嫌。

RA 疗效评价方面，"有效""显效""无效"以及"有效率"等的划定缺乏相关文献支持，ACR20/50/70 及 DAS28 是国际较为公认的评价方法，建议研究者使用。而中医疗效评价方面，基本是所有研究的软肋，增加基于患者报告的 RA 研究结果，可作为以后评价之一。

科研方法学方面，中医药研究应尝试跳出"循证医学"的局限，在"个体化治疗"或者"循例医学"方面开阔思路，这也与中医药以人为本的诊疗理念相一致。例如可根据患者证型动态变化，研究实施相应的中医药序贯疗法。

今后的临床研究，若是定量研究，应在 RA 规范诊疗基础上观察清热活血方药治疗 RA 的疗效，在时间、空间和样本量上都应扩大，并且建立更好的疗效评价体系。如以放射学评价 RA 骨破坏进程时，应将患者双足平片纳入，并统一平片拍摄的技术参数；或加用核磁共振等影像技术，监测 RA 骨破坏更为敏感。同时应大胆尝试定性研究，中医药研究应反思对循证医学高证据级别的一味追求，在个体化诊疗思路与定性研究方法相结合方面有所突破。

（3）中医药基础研究应多靶点、深入研究　湿热瘀阻是 RA 核心病机，清热利湿活血法则是 RA 活动期治疗大法。现代研究表明，清热活血方药可明显改善患者关节肿痛症状，调节免疫紊乱状态，甚至延缓关节骨质破坏。中医药，尤其是清热活血法治疗 RA 活动期患者，局部关节骨质疏松和破坏的程度较其他患者有所延迟，临床结果证明其有一定"护骨"的作用，而这样的"护骨"机制可能为多靶点起效。研究证明清热活血类方药对 CIA 大鼠急性期骨破坏有保护作用，可抑制 IL-17、MIP-1a 表达，从而抑制骨破坏因子 RANKL。而 RANKL 又是破骨细胞分化和功能的重要促进因子，可以说前期基础研究已表明，清热活血方药能够从破骨细胞角度对 RA 骨质产生保护作用。那么，对于和破骨细胞共同影响骨质代谢的成骨细胞一方，其作用可能不仅在于破骨细胞环节，也对成骨细胞相关通路起作用，进而纠正成破骨细胞间功能失衡状态。

因而，从成破骨细胞平衡角度，立足于成骨细胞研究其对 Wnt/Dkk 信号通路的作用。可从多靶点、多角度、全方位阐示中医药，尤其是清热活血方药治疗 RA 护骨机制的科学内涵和分子生物学基础。这样的研究可丰富和完善中医药治疗 RA 方证对应的理论，阐明临床中药优效的科学基础，揭示中医的生命力之所在，具有重要的理论意义和临床应用价值。

参考文献：

[1] 栗占国，张奉春，鲍春德 . 类风湿关节炎 [M]. 北京：人民卫生出版社，2009.

[2] Barrett EM，Scott DG，Wiles NJ，et al. The impact of rheumatoid arthritis on employment status in the early years of disease：a UK community-based study[J].Rheumatology（Oxford），2000，39（12）：1403-1409.

[3] 栗占国 . 类风湿关节炎在我国的低认知度和高致残率不容忽视 [J]. 中华医学杂志，2009，89（27）：1873-5.

[4] Arnett FC. The American Rheumatism Association 1987 revised criteria for the classification of rheumatoid arthritis[J]. Arthritis Rheum, 1988, 31（3）：

315-324.

[5] Bromley M, Woolley D E. Histopathology of the rheumatoid lesion[J]. Arthritis& Rheumatism, 1984, 27（8）: 857-863.

[6] Scott, D. L. The links between joint damage and disability in rheumatoid arthritis[J]. Rheumatology, 2000, 39（2）: 122-132.

[7] Kong Y Y, Feige U, Sarosi I, et al. Activated T cells regulate bone loss and joint destruction in adjuvant arthritis through osteoprotegerin ligand[J]. Nature, 1999, 402（6759）: 304-309.

[8] Pettit A R, Ji H, Stechow D V, et al. TRANCE/RANKL knockout mice are protected from bone erosion in a serum transfer model of arthritis[J]. American Journal Of Pathology, 2001, 159（5）: 1689-1699.

[9] E.William St.Clair, David S.Pisetsky, Barton F.Haynes. *Rheumatoid Arthritis* [M]. 王吉波, 吕振华主译. 北京: 人民卫生出版社, 2008.

[10] Takayanagi, Hiroshi. Osteoimmunology: shared mechanisms and crosstalk between the immune and bone systems[J].Nature Reviews Immunology, 2007, 7（4）: 292-304.

[11] Boyle W J, Simonet W S, Lacey D L. Osteoclast differentiation and activation[J].Nature, 2003, 423（6937）: 337.

[12] Asagiri M, Takayanagi H . The molecular understanding of osteoclast differentiation[J].Bone（New York）, 2007, 40（2）: 260-264.

[13] Nobuyuki U, Naoyuki T, Takuhiko A, et al. The Bone Marrow-Derived Stromal Cell Lines MC3T3-G2/PA6 and ST2 Support Osteoclast-Like Cell Differentiation in Cocultures with Mouse Spleen Cells[J].Endocrinology, 1989, 125（4）: 1805-1813.

[14] Yasuda H, Shima N, Nakagawa N, et al. Osteoclast differentiation factor is a ligand for osteoprotegerin/osteoclastogenesis-inhibitory factor and is identical to TRANCE/RANKL[J]. Proceedings of the National Academy of Sciences, 1998, 95（7）: 3597-3602.

[15] Lacey D L, Timms E, Tan H L, et al. Osteoprotegerin Ligand Is a Cytokine that Regulates Osteoclast Differentiation and Activation[J]. Cell, 1998, 93（2）: 165-176.

[16] Wong B R, Rho J, Arron J, et al. TRANCE Is a Novel Ligand of the Tumor Necrosis Factor Receptor Family That Activates c-Jun N-terminal Kinase in T Cells[J].Journal of Biological Chemistry, 1997, 272（40）: 25190-25194.

[17] Walsh M C, Kim N, Kadono Y, et al. Osteoimmunology: Interplay Between the Immune System and Bone Metabolism[J]. Annual Review of Immunology, 2006, 24（1）: 33-63.

[18] Kotake S, Udagawa N, Takahashi N, et al. IL-17 in synovial fluids from patients with rheumatoid arthritis is a potent stimulator of osteoclastogenesis[J].Journal of Clinical Investigation, 1999, 103（9）: 1345-1352.

[19] Sato K, Suematsu A, Okamoto K, et al. Th17 functions as an osteoclastogenic helper T cell subset that links T cell activation and bone destruction[J].Journal of Experimental Medicine, 2006, 203（12）: 2673-2682.

[20] Harrington L E, Hatton R D, Mangan P R, et al. Interleukin 17–producing CD4[+] effector T cells develop via a lineage distinct from the T helper type 1 and 2 lineages[J]. Nature Immunology, 2005, 6（11）: 1123-1132.

[21] Park H, Li Z, Yang X O, et al. A distinct lineage of CD4 T cells regulates tissue inflammation by producing interleukin 17[J]. Nature Immunology, 2005, 6（11）: 1133-1141.

[22] Mangan P R, Harrington L E, O'Quinn D B, et al. Transforming growth factor-β induces development of the TH17 lineage[J]. Nature, 2006, 441（7090）: 231-234.

[23] Carrier Y，Gao W，Korn T，et al. Reciprocal developmental pathways for the generation of pathogenic effector TH17 and regulatory T cells[J]. Nature（London），2006，441（7090）：235-238.

[24] Sato，Kojiro. Th17 Cells and Rheumatoid Arthritis From the Standpoint of Osteoclast Differentiation [J]. Allergology International，2008，57（2）：109-114.

[25] Hutcheson J，Perlman H . BH3-only proteins in rheumatoid arthritis：potential targets for therapeutic intervention[J]. Oncogene，2008，27：S168-175.

[26] Strze Pa A，Szczepanik M. IL-17-expressing cells as a potential therapeutic target for treatment of immunological disorders[J]. Pharmacological Reports，2011，63（1）：30-44.

[27] Choy，E. Understanding the dynamics：pathways involved in the pathogenesis of rheumatoid arthritis[J]. Rheumatology，2012，51（suppl 5）：v3-v11.

[28] Takayanagi，Hiroshi. Osteoimmunology：shared mechanisms and crosstalk between the immune and bone systems[J]. Nature Reviews Immunology，2007，7（4）：292-304.

[29] Zhao C，Irie N，Takada Y，et al. Bidirectional ephrinB2-EphB4 signaling controls bone homeostasis[J]. Cell Metabolism，2006，126（3）：435-439.

[30] Choi Y，Arron J R，Townsend M J. Promising bone-related therapeutic targets for rheumatoid arthritis.[J]. Nature Reviews Rheumatology，2009，5（10）：543-548.

[31] Swanson C D，Paniagua R T，Lindstrom T M，et al. Tyrosine kinases as targets for the treatment of rheumatoid arthritis[J]. Nature Reviews Rheumatology，2009，5（6）：317-324.

[32] 许连静，秦明群 . Wnt/Dkk 在骨改建中对成骨细胞和破骨细胞的

双向调节作用 [J]. 江苏医药，2010，36：1933-1935.

[33] Issack PS, Helfet DL, Lane JM. Role of wnt signaling in bone remodeling and repair [J]. HSS J, 2008, 4（1）: 66270.

[34] Shi YC, Worton L. Effect s of continuous activation of vitamin D and Wnt response pat hways on osteoblastic proliferation and differentiation[J]. Bone, 2007, 41（1）: 87296.

[35] Kawano Y . Secreted antagonists of the Wnt signalling pathway[J]. J Cell Sci, 2003, 116（Pt 13）: 2627-2634.

[36] Daoussis D, Andonopoulos A P, Liossis S N C . Wnt Pathway and IL-17: Novel Regulators of Joint Remodeling in Rheumatic Diseases. Looking Beyond the RANK-RANKL-OPG Axis[J]. Seminars in Arthritis and Rheumatism, 2010, 39（5）: 369-383.

[37] Schett G, Sieper J. Inflammation and repair mechanisms[J].Clinical and experimental rheumatology, 2009, 27（4 Suppl 55）: S33-S35.

[38] Wang S Y, Liu Y Y, Ye H, et al. Circulating Dickkopf-1 Is Correlated with Bone Erosion and Inflammation in Rheumatoid Arthritis[J]. Journal of Rheumatology, 2011, 38（5）: 821-827.

[39] Yan-Ying L, Li L, Shi-Yao W, et al. Circulating Dickkopf-1 and osteoprotegerin in patients with early and longstanding rheumatoid arthritis[J]. 中华医学杂志（英文版），2010，123（11）: 1407-1412.

[40] 张锦芳，谢伟东，张雅鸥，等 . 淫羊藿黄酮诱导的骨髓间充质干细胞成骨分化中 WNT 信号通路的研究 [J]. 现代生物医学进展，2010，6: 1006-1008.

[41] 曹炜，姜泉，吴振宇，等 . 风湿清对Ⅱ型胶原诱发类风湿关节炎大鼠白细胞介素 -4、γ- 干扰素及趋化因子的影响 [J]. 中国中西医结合杂志，2009，29（12）: 1114-1116.

[42] 孔祥英，吴文斌，苏晓慧，等 . 风湿清对成纤维样滑膜细胞 OPG，RANKL，TNF-α 及 IL-17 表达的影响 [J]. 中国实验方剂学杂志，2012，18

（22）：287-290.

[43] 姜泉，周新尧，唐晓颇，等.清热活血方在类风湿关节炎相关动物实验和体外研究中对白介素 17 的影响 [J]. 中国中医基础医学杂志，2013，19（8）：907-909.

[44] 郭亚静，陈疆，熊新贵，等.痹肿消汤及湿热毒瘀各拆方对胶原诱导型关节炎大鼠滑膜 IL-1 和 TNF 的影响 [J]. 中国现代医学杂志，2012，22（3）：6-10.

[45] 郝钰.清热燥湿法对类风湿性关节炎治疗作用的实验研究 [J]. 中国中医基础医学杂志，1997，3（1）：32-34.

[46] 王永萍，李扬林，蔡小青，等.风湿安冲剂的抗氧化作用对类风湿性关节炎影响的实验研究 [J]. 药物分析杂志，2010，30（1）：149-151.

[47] 周新尧，姜泉，曹炜.破骨细胞在类风湿关节炎骨破坏机制中作用的研究进展 [J]. 国际免疫学杂志，2010，33（4）：269-272.

[48] 聂瑛洁，周晓泉，袁军，等.IL-4/IL-10 诱导的树突细胞对类风湿性关节炎的作用 [J]. 中国免疫学杂志，2011，27：1104-1107.

[49] 杨春萍，李晓琳，林填田，等.类风湿关节炎患者血清白细胞介素 -4 水平与间质性肺疾病的关系 [J]. 中华临床免疫和变态反应杂志，2012，6（3）：173-176.

[50] 许连静，秦明群.Wnt/Dkk 在骨改建中对成骨细胞和破骨细胞的双向调节作用 [J]. 江苏医药，2010，36：1933-1935.

[51] Daoussis D，Andonopoulos AP，Liossis SN. Wnt pathway and IL-17：novel regulators of joint remodeling in rheumatic diseases. Looking beyond the RANK-RANKL-OPG axis[J].Semin Arthritis Rheum，2010，39：369-383.

[52] 罗波，胡永红，张明敏，等.雷公藤多苷对佐剂性关节炎模型大鼠关节中核因子 κB 受体激活剂配基表达的影响 [J]. 医药导报,2006,25(5)：395-397.

[53] 胡永红，罗波，张明敏，等.雷公藤甲素对佐剂性关节炎大鼠核因子 κB 受体激活剂配基表达的影响 [J]. 中华风湿病学杂志,2005,9（12）：

714-717.

[54] 罗波, 胡永红, 涂胜豪, 等. 雷公藤甲素对佐剂性关节炎大鼠外周血单个核细胞核因子 κ B 受体激活剂配基表达的影响 [J]. 华中科技大学学报: 医学版, 2006, 35 (2): 265-267.

[55] 胡彬, 吴翠环, 陈璐璐. 蛇床子素对大鼠成骨细胞中 OPG 和 RANKL 基因 mRNA 表达的影响 [J]. 中国骨质疏松杂志, 2004, 10 (4): 415.

[56] 张秀珍, 杨黎娟. 淫羊藿苷对大鼠成骨细胞护骨素、RANKL 表达的影响 [J]. 中华内分泌代谢杂志, 2006, 22 (3): 222-225.

[57] 魏国强, 李钊, 吴卓, 等. 补肾通络中药在类风湿性关节炎骨侵蚀中的保护效应 [J]. 中药材, 2007, 30 (7): 894-896.

[58] 肖鲁伟, 王伟东, 童培建, 等. 补肾复方含药血清对大鼠成骨细胞 OPG、ODF 表达的影响 [J]. 中医正骨, 2006, 18 (9): 1-3.

[59] 黄少慧, 李娟, 赵毅, 等. 补肾中药骨灵片对人成骨细胞功能和 p38 活化原蛋白激酶通路的影响 [J]. 热带医学杂志, 2007, 7 (5): 418-420, 425.

[60] 董宏生. 胡荫奇. 中药痹愈汤治疗类风湿关节炎骨破坏和骨修复的研究 [D]. 北京: 中国中医科学院, 2006.

[61] 唐晓颇, 姜泉, 刘维, 等. 清热利湿活血综合疗法治疗活动期类风湿关节炎患者 212 例疗效分析 [J]. 世界中西医结合杂志, 2012, 7 (11): 978-981.

[62] 王振卿. 活血清热法治疗类风湿性关节炎 202 例临床研究 [J]. 中医杂志, 2002, 43 (7): 511-513.

[63] 刘德芳, 郭明阳, 张俊, 等. 三黄一龙汤治疗类风湿关节炎活动期的临床观察 [J]. 中国中西医结合杂志, 2008, 28 (8): 743-746.

[64] 焦娟, 姜泉, 曹炜, 等. 清热活血方药改善活动期类风湿关节炎湿热瘀阻证临床症状的研究 [J]. 国际中医中药杂志, 2011, 33 (10): 872-875.

[65]姜泉，焦娟.清热活血法外治类风湿关节炎疗效观察[J].中医正骨，2006，18（3）：21-22.

[66]敖雪仁，陈春雪，曾慧妍，等.清痹洗方熏洗对类风湿性关节炎热痹证临床疗效的影响[J].广州中医药大学学报，2005，22（6）：436-439.

[67]李琴.中药外用治疗类风湿性关节炎60例[J].陕西中医，2004，25（6）：526-527.

[68]胡永芳，程清琳.中药熏蒸治疗类风湿关节炎的护理[J].河北中医，2006，28（11）：863，871.

[69]母小真，姜泉，史群，等.应用重复测量分析评价清热活血法治疗活动期类风湿关节炎的临床研究[J].河北医药，2010，32（24）：3478-3480.

[70]姜泉，冯兴华，王承德，等.清热活血方治疗类风湿关节炎患者71例临床观察[J].中医杂志，2012，53（6）：488-491.

[71]姜泉，李纪川，焦娟，等.清热活血方药对活动期类风湿关节炎患者生活质量的影响[J].中国康复，2012，27（2）：119-120.

[72]周新尧，王雷，余卫，等.清热活血方药治疗类风湿关节炎1年后双手X线变化临床观察[J].中国骨伤，2011，24（12）：992-996.

[73]姜泉，殷海波，罗成贵，等.清热活血方药治疗类风湿关节炎骨破坏2年期放射学研究[J].世界中西医结合杂志，2012，7（4）：343-347.

[74]韩文霞，周翠英.痹速清合剂对类风湿性关节炎炎性细胞因子作用的临床研究[J].山东中医药大学学报，2000，24（5）：381-384.

[75]周翠英，樊冰，孙素平，等.清热解毒法对类风湿关节炎炎性细胞因子作用的临床研究[J].山东中医杂志，2004，23（3）：137-139.

[76]周海蓉，李大可，刘江.清热解毒法对活动性类风湿关节炎的疗效观察[J].四川中医，2005，23（11）：46-48.

[77]姜泉，蒋红，曹炜，等.475例类风湿关节炎患者中医临床证候分析[J].中医杂志，2007，48（3）：253-255.

[78]王秀静.类风湿关节炎的中药外敷治疗的效果及护理[J].时珍国医国药，2012，23（10）：2661-2662.

[79] 高惠英.2009 年欧洲风湿病联盟关于类风湿关节炎治疗的指南 [J].中华临床免疫和变态反应杂志，2009，3（4）：316-317.

[80] American College of Rheumatology Subcommittee on Rheumatoid Arthritis Guidelines. Guidelines for the management of rheumatoid arthritis: 2002 Update[J]. Arthritis Rheum，2002，46（2）：328-346.

[81] Fransen J，van Riel PL. The Disease Activity Score ans the EULAR response criteria[J]. Clin Exp Rheumatology，2005，23（5 Suppl 39）：93-99.

[82] Paul P. Tak. A personalized medicine approach to biologic treatment of rheumatoid arthritis: a preliminary treatment algorithm[J]. Rheumatology（Oxford），2012，51（4）：600-609.

[83] Tessa Therkleson. Ginger compress therapy for adults with osteoarthritis[J]. J Adv Nurs，2010，66（10）：2225-2233.

（周新尧　王海隆　王建　姜泉）